藏医健康知识百科

༄༅། །བོད་ཀྱི་གསོ་བ་རིག་པའི་བདེ་ཐང་ཤེས་བྱ་ཀུན་བཏུས།

Encyclopedia of Tibetan Medicine Health Knowledge

西藏自治区藏医院
བོད་རང་སྐྱོང་ལྗོངས་སྨན་རྩིས་ཁང་།
Men Tsee Khang, Tibetan Hospital of Xizang Autonomous Region

བོད་ལྗོངས་མི་དམངས་དཔེ་སྐྲུན་ཁང་།
西藏人民出版社
Xizang People's Publishing House

图书在版编目（CIP）数据

藏医健康知识百科：汉文、英文、藏文 / 西藏自治区藏医院编著 . -- 拉萨：西藏人民出版社，2023. 12
ISBN 978-7-223-07606-7

Ⅰ . ①藏… Ⅱ . ①西… Ⅲ . ①藏医—普及读物—汉、英、藏 Ⅳ . ① R291. 4-49

中国国家版本馆 CIP 数据核字（2024）第 023184 号

藏医健康知识百科

编　　著　西藏自治区藏医院
责任编辑　白 希 竹　　措　吉
封面设计　格　　次
责任印制　拉姆曲珍
出版发行　西藏人民出版社（拉萨市林廓北路 20 号）
印　　刷　西藏福利印刷厂
开　　本　787×1092　1/16
印　　张　24. 25
字　　数　150 千
版　　次　2024 年 6 月第 1 版
印　　次　2024 年 6 月第 1 次印刷
印　　数　01-4,500
书　　号　ISBN 978-7-223-07606-7
定　　价　218. 00 元

发行部联系电话（传真）：0891-6826115

དེབ་འདིའི་རྩོམ་སྒྲིག་ཚོགས་ཆུང་།

本书编委会

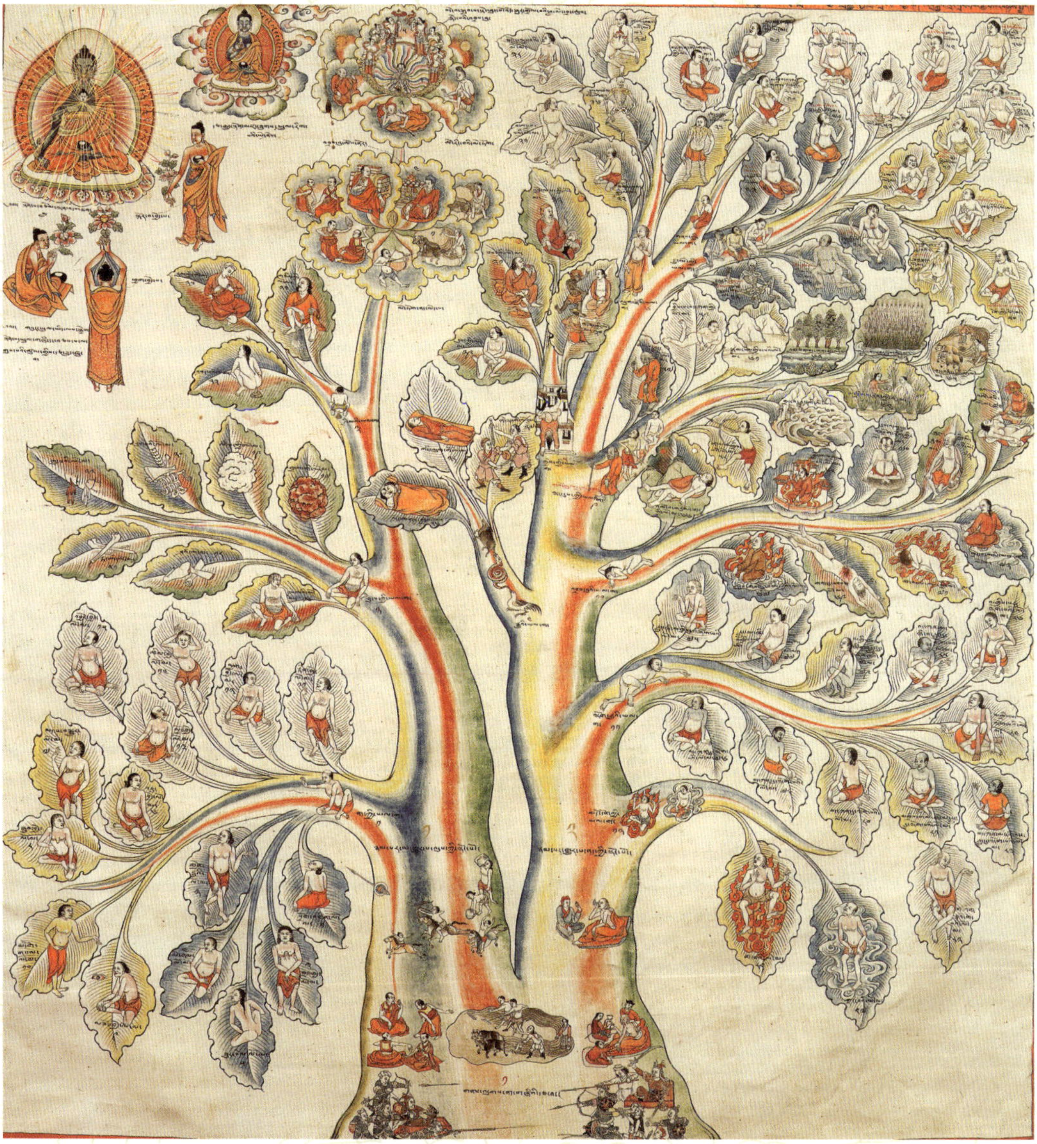

གནས་ལུགས་ནད་གཞིའི་སྡོང་པོ།

生理病理之树

The root of physiology and pathology

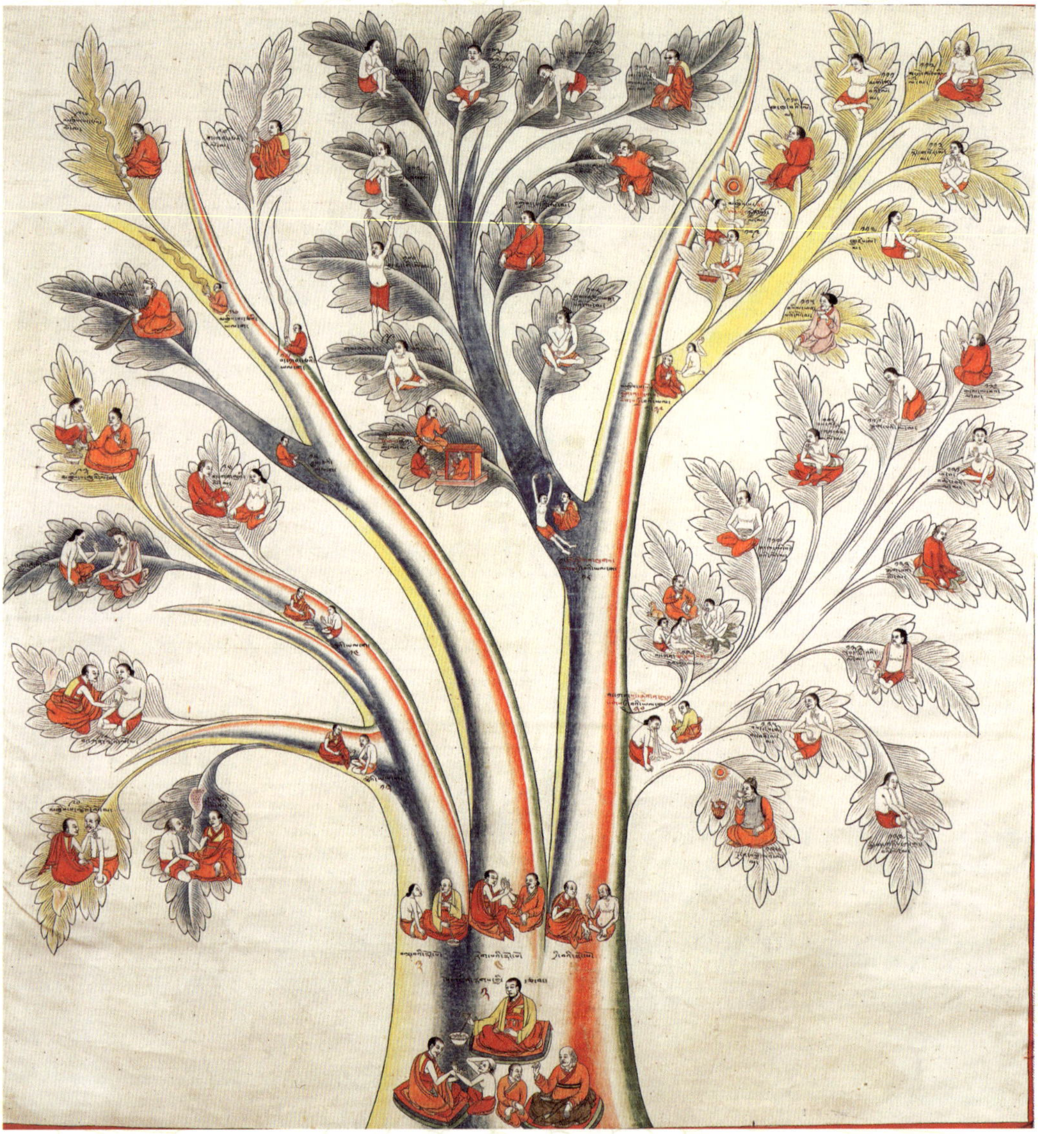

ངོས་བཟུང་རྟགས་ཀྱི་རྩ་བ།

辨识诊断之树

The root of diagnosis

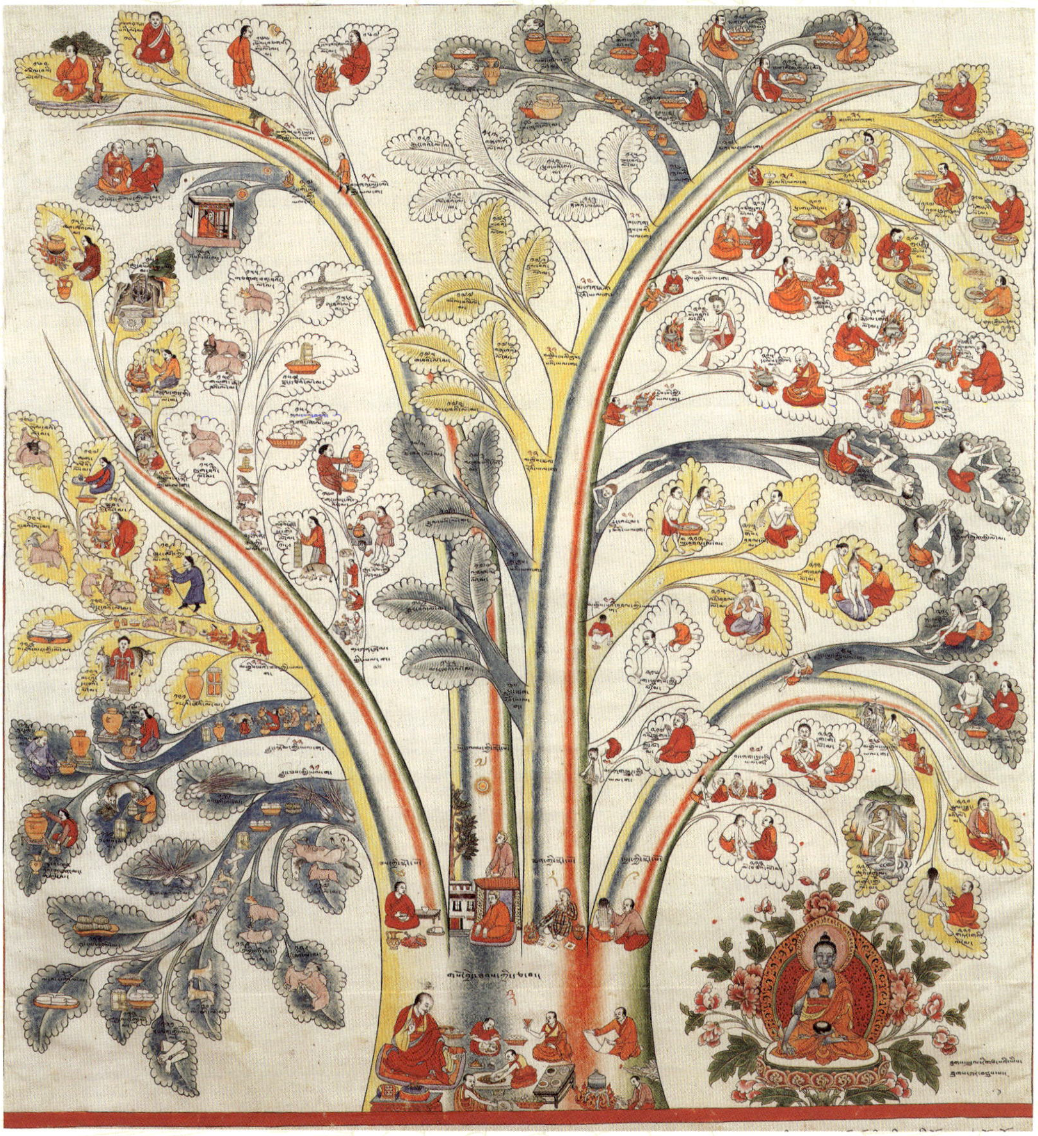

གསོ་བྱེད་ཐབས་ཀྱི་རྩ་བ།

治疗措施之树

The root of treatment

དཀར་ཆག

目 录

CONTENTS

དང་པོ། གསོ་རིག་རྨང་གཞིའི་ཤེས་བྱའི་སྐོར།

一、藏医基础知识

I Basic Theories of Tibetan Medicine

མེ་ཏོག་གཉིས་དང་འབྲས་བུ་གསུམ།

两花三果

Two Flowers and Three Fruits

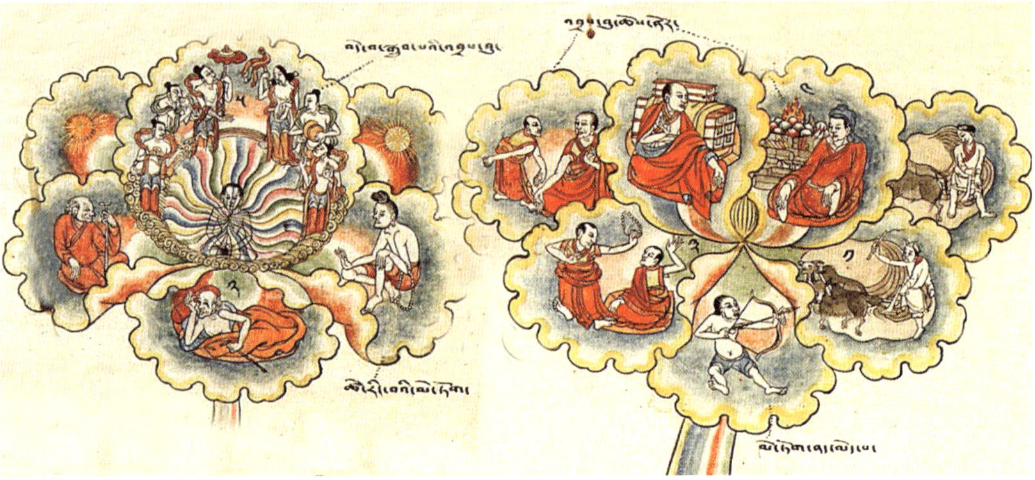

རྩ་རྒྱུད་སྡོང་འགྲེམས་ལས་བསྟན་པའི་གསོ་བ་རིག་པའི་ཉིང་དགོས་ནི། མེ་ཏོག་གཉིས་དང་འབྲས་བུ་གསུམ་གྱིས་མཚོན་པ་སྟེ། ནད་མེད་པའི་མེ་ཏོག་དང་ཚེ་རིང་བའི་མེ་ཏོག་གཉིས་ལ། འབྲས་བུ་ཆོས་(དམ་པ་ལྷ་ཆོས་དང་འཇིག་རྟེན་མི་ཆོས་)དང་ནོར་(ཟང་ཟིང་གི་ནོར་དང་འཕགས་པའི་ནོར་)དང་བདེ་བ་(བླ་མེད་བྱང་ཆུབ་ཐོབ་པ་)གསུམ་དུ་སྨིན་པའོ།།

《四部医典》的树喻理论将藏医的最终目标归结为两花三果，即盛开无病长寿花，结出法财乐三果。两花是指健康和长寿之花，三果是指法、财、安乐之果，两花三果是人类的终极目标。

The allegorical tree of the root tantra elucidates the ultimate goal of Tibetan medicine with two flowers and three fruits: the two flowers of health and longevity blossom and three fruits of dharma (sublime dharma and secular etiquette), wealth (material and sublime wealth) and happiness (attaining unsurpassable enlightment) ripen.

གནས་ལུགས་ནད་གཞིའི་སྡོང་པོ།

生理病理之树

The Root of Physiology and Pathology

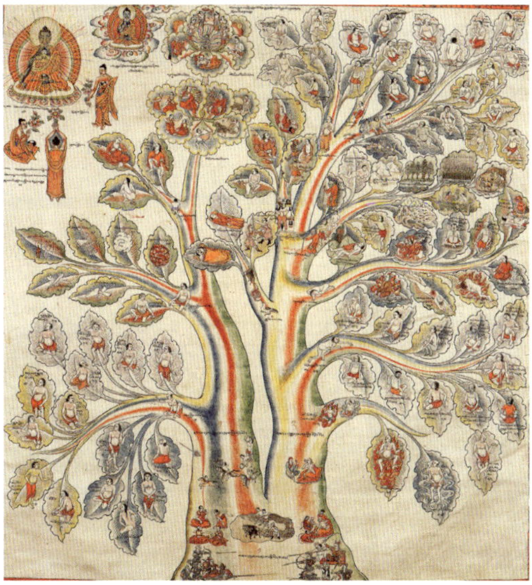

གནས་ལུགས་ནད་གཞི་མཚོན་པའི་རྩ་བ་ལས་སྡོང་པོ་གཉིས་སུ་གྱེས་པ་སྟེ། རྣམ་པར་མ་གྱུར་པ་ལུས་ཀྱི་སྡོང་པོར་ཡལ་ག་ནད་ཟུངས་དྲི་མ་གསུམ་ནད་མེད་ཐ་མལ་དུ་གནས་པ་དང་། རྣམ་གྱུར་ནད་ཀྱི་སྡོང་པོར་ཡལ་ག་ནད་གྱི་རྒྱུ་རྐྱེན་སོགས་དགུ་རུ་གྱེས་ཤིང་། ལོ་འདབ་བརྒྱད་ཅུ་རྩ་བརྒྱད་རྒྱས་པའོ།།

生理病理之树的 2 根树干分别代表无病之体和有病之体。无病之体有 3 根树枝，分别表示疾病、人体的基质和排泄物。有病之体有 9 根树枝，分别代表病因等。共有 88 片树叶。

The two trunks of the root represent the health and disease, the trunk pertaining to the condition of health has three branches which includes diseases, bodily constituents and waste products. The trunk of disease has nine branches, comprising causes of disease, etc. There are 88 leaves in total.

ངོས་བཟུང་རྟགས་ཀྱི་རྩ་བ།
辨识诊断之树
The Root of Diagnosis

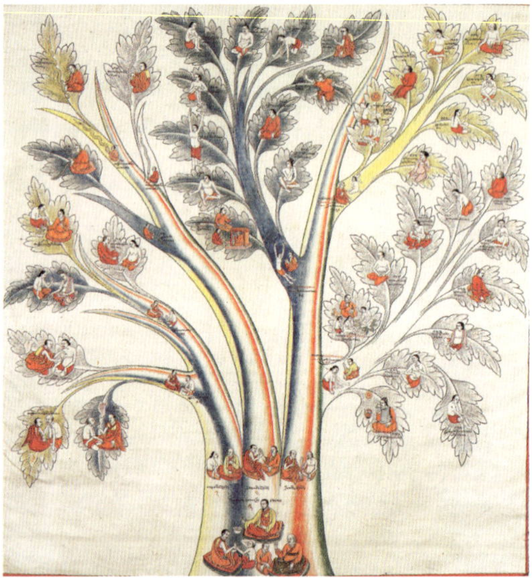

ངོས་བཟུང་རྟགས་མཚོན་པའི་རྩ་བ་ལས་སྡོང་པོ་ལྟ་རེག་དྲི་གསུམ་གྱིས་ཞིང་། དེ་དག་ལས་ལྕེ་ཆུ་རྩ་དང་དྲི་བ་སོགས་ཉེས་པ་གསུམ་སོ་སོའི་རྟགས་ཀྱི་ཡལ་ག་བརྒྱད། ལོ་འདབ་སུམ་ཅུ་རྩ་བརྒྱད་དུ་རྒྱས་པའོ།།

辨识诊断之树的 3 根树干分别代表望、切和问。望诊有 2 根树枝，分别代表舌诊和尿诊；切诊和问诊各有 3 根树枝，分别代表隆、赤巴和培根。共有 38 片树叶。

The root on the basis of diagnosis comprising three trunks each on visual examination, palpation and interrogation. The eight branches are tongue analysis, urine analysis, pulse reading and examination by interrogation, etc. The total number of 38 leaves grow on the root of diagnosis.

གསོ་བྱེད་ཐབས་ཀྱི་སྡོ་བ།
治疗措施之树
The Root of Treatment

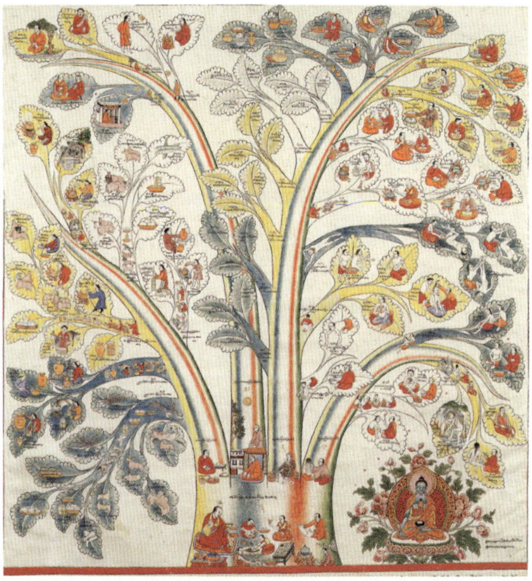

གསོ་བྱེད་ཐབས་ཀྱི་སྡོ་བ་ལས་སྡོང་པོ་ཟས་སྤྱོད་སྨན་དཔྱད་བཞིར་གྱེས་ཤིང་། དེ་དག་ལས་ཉེས་གསུམ་སོ་སོའི་ཟས་སྐོམ་དང་སྤྱོད་ལམ། སྨན་གྱི་རོ་ནུས་ཞི་སྦྱོང་། དཔྱད་བཅས་ཡལ་ག་ཉེར་བདུན། ལོ་འདབ་དགུ་བཅུ་རྩ་བརྒྱད་རྒྱས་པའོ།།

治疗措施之树的 4 根树干分别代表饮食、起居、药物和外治疗法。其中，饮食有 6 根树枝，分别代表适宜隆、赤巴和培根的饮食。起居有 3 根树枝，分别代表隆、赤巴和培根。药物有 15 根树枝，分别代表药味、药性和各种药剂。外治疗法分为隆、赤巴和培根 3 根树枝。共有 98 片树叶。

The root on the basis of treatment includes four trunks of diet, lifestyle, medicine and external therapy. 27 branches of food and drink, lifestyle, taste and potency, pacification, evacuation on the method of compounding, and external therapy grow on each of the trunks associated with the *rlung, mkhris pa* and *badkan*. This brings the total number of leaves to 98.

ཉེས་པ་གསུམ་གྱི་ཡལ་ག

人体的三因

Branches of The Three Principal Energies

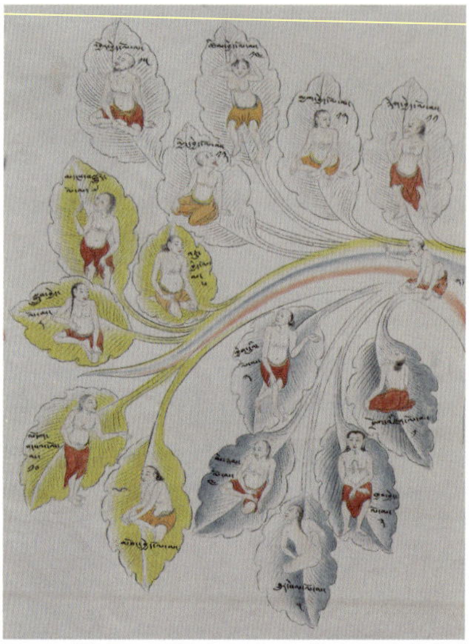

ཉེས་པ་གསུམ་མམ་འདུ་བ་རྣམ་གསུམ་ཞེས་པ་ནི། རླུང་དང་། མཁྲིས་པ། བད་ཀན་གསུམ་མོ།།

人体的三因是指隆、赤巴和培根。

The three principal energies or three gatherings refer to *rlung, mkhris pa* and *badkan*.

ལུས་ཟུངས་བདུན་གྱི་ཡལ་ག
人体的七种基质
Branches of The Seven Bodily Constituents

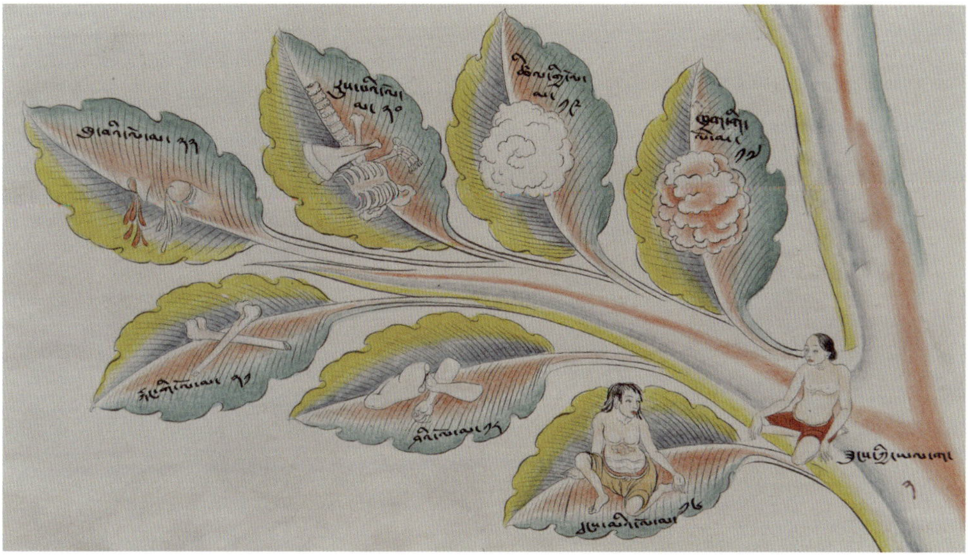

ལུས་ཟུངས་བདུན་ནི། དྭངས་མ་དང་། ཁྲག ཤ ཚིལ། རུས་པ། རྐང་། ཁུ་བ་བཅས་བདུན་ནོ།།

人体的七种基质是指饮食精华、血、肉、脂肪、骨、髓和精血。

The seven bodily constituents refer to nutritional essences from diet, blood, flesh, fat, bone, marrow and regenerative fluids.

དྲི་མ་གསུམ་གྱི་ཡལ་ག

人体的三种排泄物

Branches of The Three Excreta

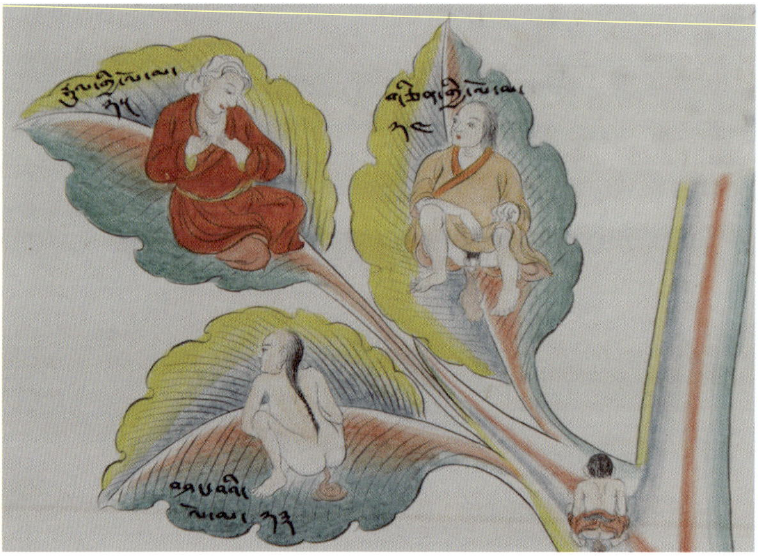

དྲི་མ་གསུམ་ནི། བཤང་བ་དང་། དྲི་ཆུ། རྔུལ་གསུམ་མོ།།

人体的三种排泄物是指粪便、尿液和汗。

The three excreta of the human body refer to feces, urine and perspiration.

ནད་མེད་དང་ནད་ཅན།

无病与患病

Healthy and Unhealthy

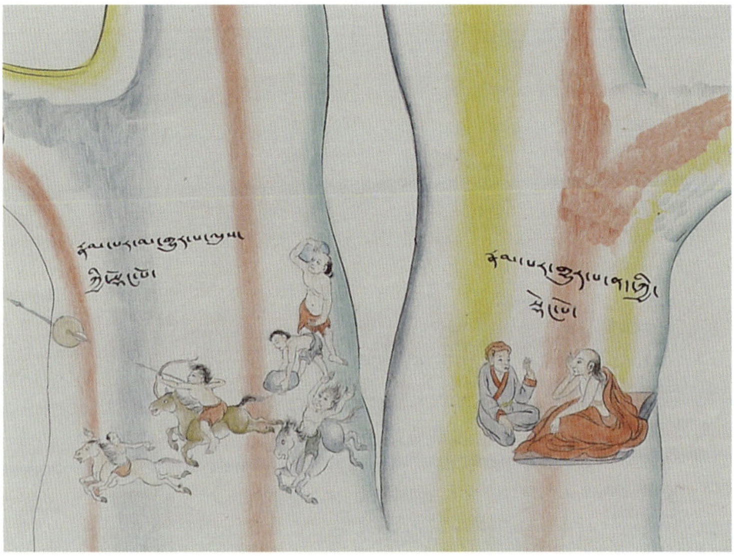

ནད་མེད་དང་ནད་ཅན་ནི། ཉེས་པ་རླུང་མཁྲིས་བད་ཀན་གསུམ་དང་ལུས་ཟུངས་བདུན་དྲི་མ་གསུམ་ཚད་དང་ལྡན་ནས་རྣམ་པར་མ་གྱུར་ན་ནད་མེད་དང་། དེ་དག་འཕེལ་ཟད་འཁྲུགས་པར་གྱུར་ནས་རྣམ་པར་གྱུར་ན་ནད་ཅན་ཡིན་ནོ།།

所谓无病与患病，是指人体的三因、七种基质及三种排泄物处于各自固有的量时，称之为无病；反之，超出常量、少于常量或发生紊乱，则称之为患病。

Body in good health means the three principal energies (*rlung, mkhris pa* and *badkan*), seven bodily constituents and the three excreta are in their equilibrium status, whereas disequilibrium result in unhealthy body.

ཉེས་པ་རླུང་།
三因之“隆”
rLung

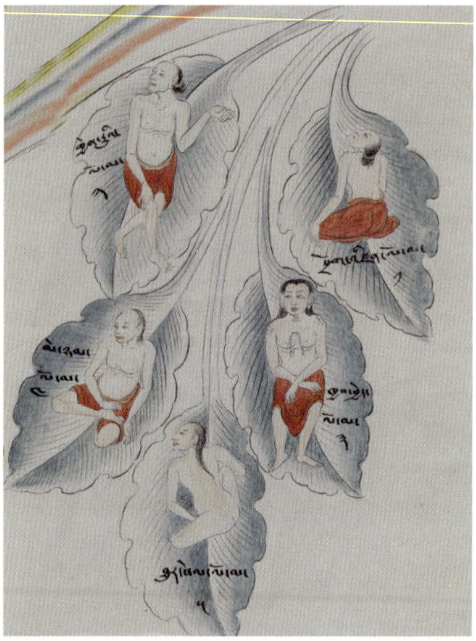

ཉེས་པ་རླུང་ཞེས་པ་ནི། གཡོ་བའི་དོན་ཏེ་ལུས་ཀྱི་རླུང་ཁམས་ཀྱི་མིང་ངོ་།། རྣམ་པར་མ་གྱུར་སྐབས་དབུགས་འབྱིན་རྔུབ་དང་། འགུལ་བསྐྱོད་བྱེད་པ། དབང་པོ་གསལ་བ་སོགས་ཀྱི་ལས་བྱེད་ཅིང་། རྣམ་པར་གྱུར་ན་ཟུངས་འཛད་པ་སོགས་རླུང་ནད་རྣམས་བསྐྱེད་དོ།།

三因之“隆”，意为气，是体内风的总称。其正常时，呼吸正常、身体活动自如、五官功能正常等；异常时可导致人体元气损耗等隆病。

rLung means flowing, it refers to the air element present in body. In its balanced state, the functions of *rlung* energy are the regulation of respiration, movement and the sharpening of all sensory organs, whereas in an imbalanced state, it generates *rlung* diseases such as the loss of energy.

ཉེས་པ་མཁྲིས་པ།

三因之“赤巴”

mKhris Pa

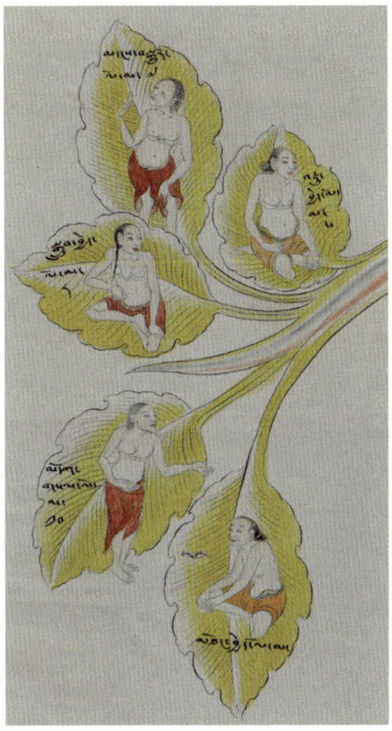

ཉེས་པ་མཁྲིས་པ་ཞེས་པ་ནི། འབར་བའི་དོན་ཏེ་ལུས་ཀྱི་མེའམ་དྲོད་ཁམས་ཀྱི་མིང་ངོ་།། རྣམ་པར་མ་འགྱུར་སྐབས་ལུས་ཀྱི་དྲོད་བསྐྱེད་པ་དང་། ཟས་འཇུ་བ། མདངས་གསལ་བ་སོགས་ཀྱི་ལས་བྱེད་ཅིང་། རྣམ་པར་འགྱུར་ན་ཚ་བའི་ནད་རིགས་རྣམས་བསྐྱེད་དོ།།

三因之“赤巴”，是人体火性的总称。正常时可以产生热量并维持体温，具有助升胃火、助消化、提升气色等功能；发生异常时，可导致多种热症。

mKhris pa means burning, it refers to the fire element or heat energy present in body. In its balanced state, it carries the functions such as generation of heat energy, proper digestion of food, whereas in imbalanced state, it generates various heat diseases.

ཉེས་པ་བད་ཀན།
三因之“培根”
Badkan

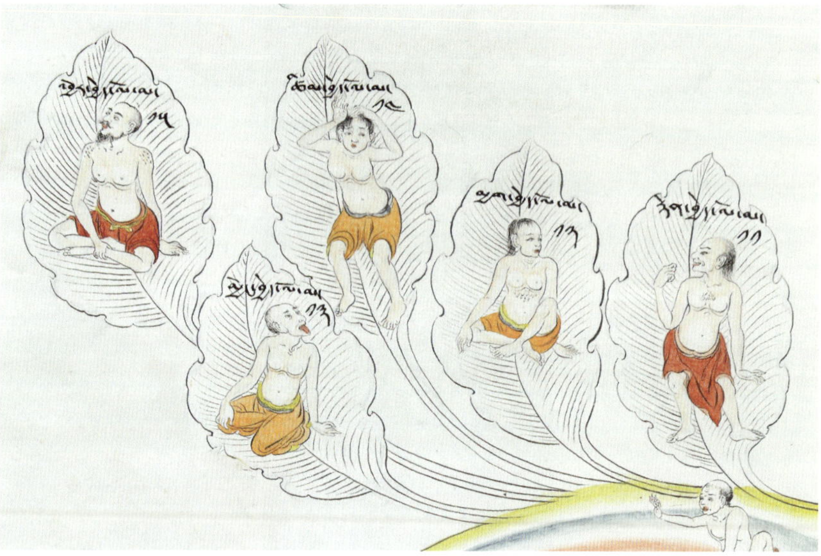

ཉེས་པ་བད་ཀན་ཞེས་པ་ནི། ལུས་ཀྱི་ས་ཆུའི་ཁམས་ཀྱི་མིང་ངོ་།། རྣམ་པར་མ་གྱུར་སྐབས་ལུས་སེམས་བརྟན་པ་དང་། ཟས་སྨྱུག་པ། ལུས་འཇམ་ཞིང་སྣུམ་པ། ཚིགས་འགྲོར་བ་སོགས་ཀྱི་ལས་བྱེད་ཅིང་། རྣམ་པ་གྱུར་ན་མ་ཞུ་གྲང་ནད་རིགས་ཏེ་ཁོང་ནད་ཕལ་ཆེ་བ་རྣམས་བསྐྱེད་དོ།།

三因之“培根”，是人体水和土性的总称。正常时具有助消化、固身心、牢固关节和润泽皮肤等功能；失常时可导致消化不良、寒症等一般的内科疾病。

Badkan refers to the combination of water and earth element present in the body. In its balanced state, it is responsible for giving stability of the body and mind, helping food digestion, smoothing the body, connecting and lubricating the joints, whereas in its imbalanced state, it generates many internal diseases such as indigestion and cold disease.

མིའི་རང་བཞིན་མི་འདྲ་བ་བྱུང་ཚུལ།

人不同体质的形成

Formation of Different Constitutions of the Human Body

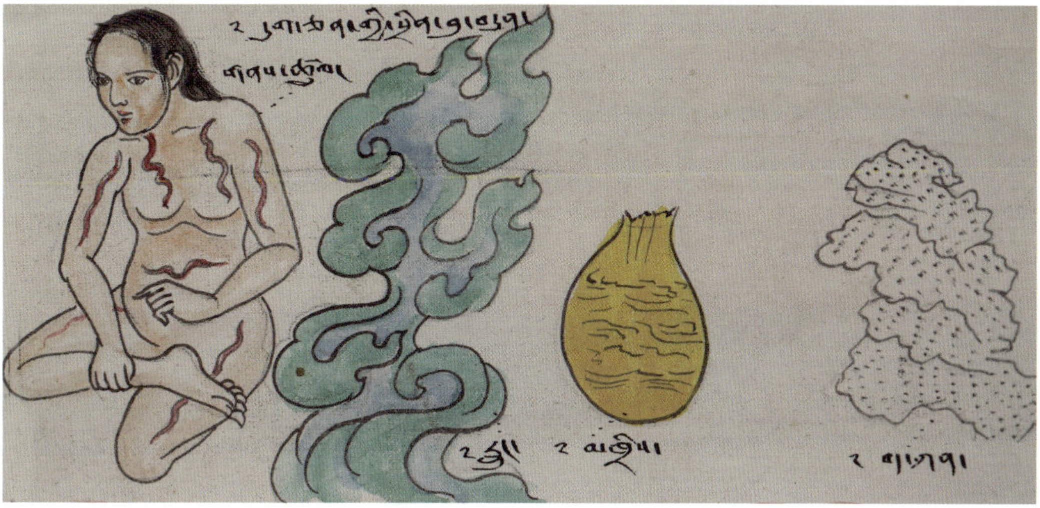

མིའི་རང་བཞིན་མི་འདྲ་བ་ནི། ཁྲིས་པ་མངལ་དུ་སྦྲུམ་པའི་སྐབས་ནས་ཕ་མའི་རང་བཞིན་དང་མཐུན་པའི་ཁུ་ཁྲག་དང་། གནས་སྐབས་དེའི་མའི་ཟས་དང་སྤྱོད་ལམ་གྱི་དབང་གིས་མི་ལ་ལྷན་སྐྱེས་སུ་མེད་ཐབས་མེད་པའི་ཉེས་པ་རླུང་མཁྲིས་བད་ཀན་གསུམ་ཤས་ཆེ་ཆུང་དང་དེ་དག་ཕན་ཚུན་འདྲེས་པའི་དབང་གིས་འབྱུང་བ་ཡིན།

人的不同体质是父亲精子和母亲卵子的属性、妊娠期孕妇的饮食起居引起的隆、赤巴和培根等三因偏盛或偏衰，以及相互作用和混合的结果。

Different constitutions of body are determined by the semen and ovum from both parents during its conception, as well as the diet and lifestyle of the mother during pregnancy, which cause excess or deficiencies of *rlung, mkhris pa* and *badkan*, and interactions and combinations between one another.

མིའི་རང་བཞིན་མི་འདྲ་བ་བདུན།

人的七种体质类型

Seven Types of Constitutions of the Human Body

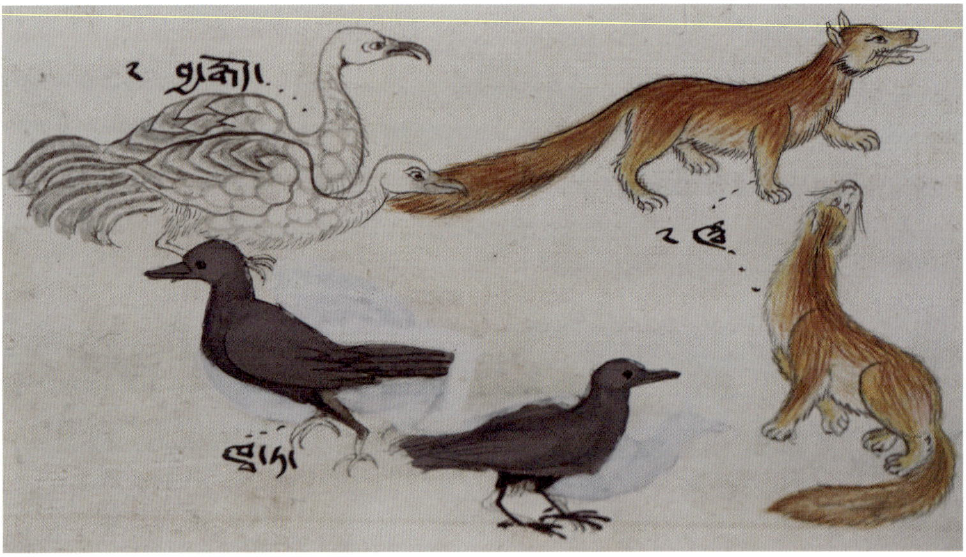

མིའི་རང་བཞིན་མི་འདྲ་བ་བདུན་ནི། རླུང་མཁྲིས་བད་ཀན་ཏེ་རྐྱང་པའི་རང་བཞིན་གསུམ་དང་། རླུང་མཁྲིས། བད་རླུང་། བད་མཁྲིས་ཏེ་ལྡན་པའི་རང་བཞིན་གསུམ། གསུམ་ཀ་འདུས་པའི་རང་བཞིན་བཅས་སོ།།

人的体质按三因属性可分为隆型、赤巴型和培根型等三种单一型，隆和赤巴混合型、培根和隆混合型、培根和赤巴混合型，以及隆、赤巴、培根三者聚合型等共计七种。

The constitution of body is classified into seven types in terms of the dominance of a single (*rlung, mkhris pa* and *badkan*), combination of two (*rlung-mkhris, bad-rlung,* and *bad-mkhris*) and combination of all three.

རླུང་གི་རང་བཞིན་ཅན་གྱི་ཁྱད་ཆོས།

隆型体质的特征

Features of *rLung* -Type People

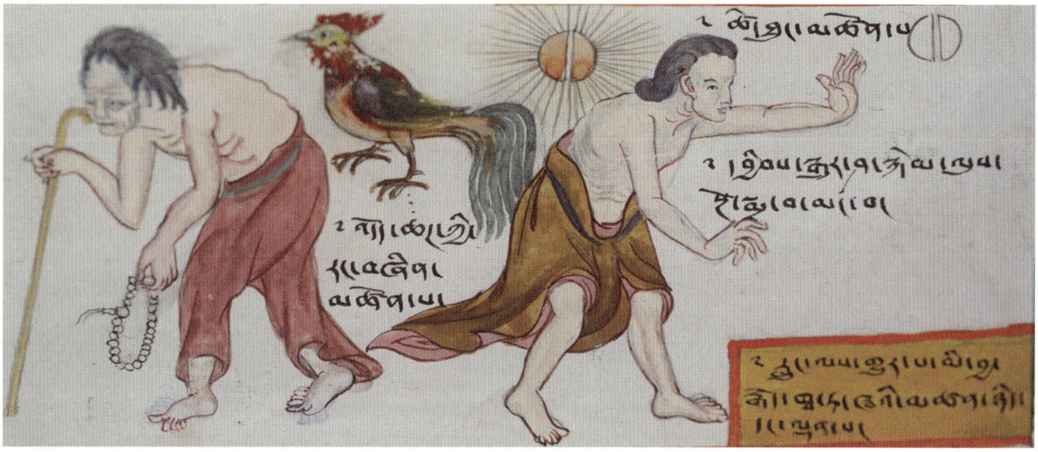

（༡） ལུས་དབྱིབས་གུག་ཤ་སྐེམ། མདོག་སྔོ། སྨྲ་བ་མང་། གྲང་ལྷགས་མི་བཟོད་པ། འགྲོ་ཚེ་ཚིགས་ནས་སྒྲ་འབྱིན་པ། ནོར་ཆུང་། ཚེ་ཐུང་། གཉིད་སྲབ། ལུས་བོངས་ཆུང་བའོ།།

① 体型矮小微驼且干瘦、脸色呈灰色、多语、怕冷、行走时关节作响、财运不佳、寿命短和睡眠浅等。

（1） The features of people having *rlung* constitution possesses stooped and thin physique, a bluish tinged complexion, talkative, sensitive to cold and wind, and joints that make cracking sounds while walking, poor, short-lived, light sleeper, and short in stature.

རླུང་གི་རང་བཞིན་ཅན་གྱི་ཁྱད་ཆོས།

隆型体质的特征

Other Features of *rLung*-Type People

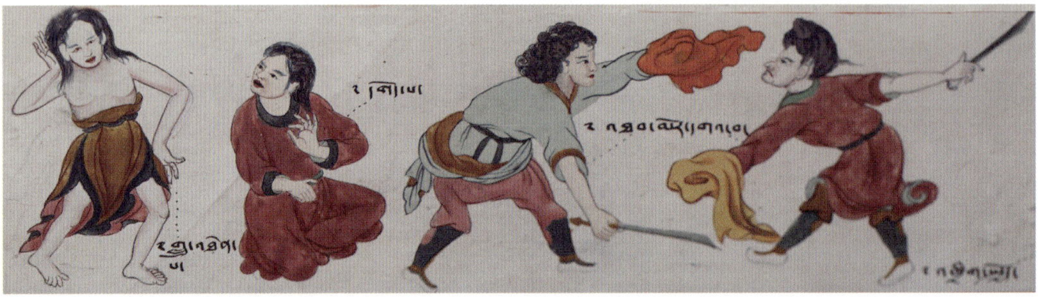

(༢) གླུ་དང་དགོད་པ། འཐབ་མོ། མདའ་བཅས་ལ་དགའ་བ། རོ་མངར་སྐྱུར་ཁ་ཚའི་ཟས་སྐོམ་ལ་སྤྱོད་པ། བྱ་རྒོད་དང་། ཁྭ་ཏ། ཝ་མོ་བཅས་ཀྱི་མཚན་ཉིད་དང་མཐུན་པ་ཡིན།

② 喜嬉戏、爱争吵、善射箭，嗜甘、酸、苦和辛辣等味的饮食，具有秃鹫、乌鸦和狐狸等动物的性格特征。

(2) They are fond of singing, laughing, fighting and archery. They have strong desire for sweet, sour, bitter and pungent food. They have characteristic features resembling vultures, crows and foxes.

མཁྲིས་པའི་རང་བཞིན་ཅན་གྱི་ཁྱད་ཆོས།

赤巴型体质的特征

Features of *mKhris Pa* -Type People

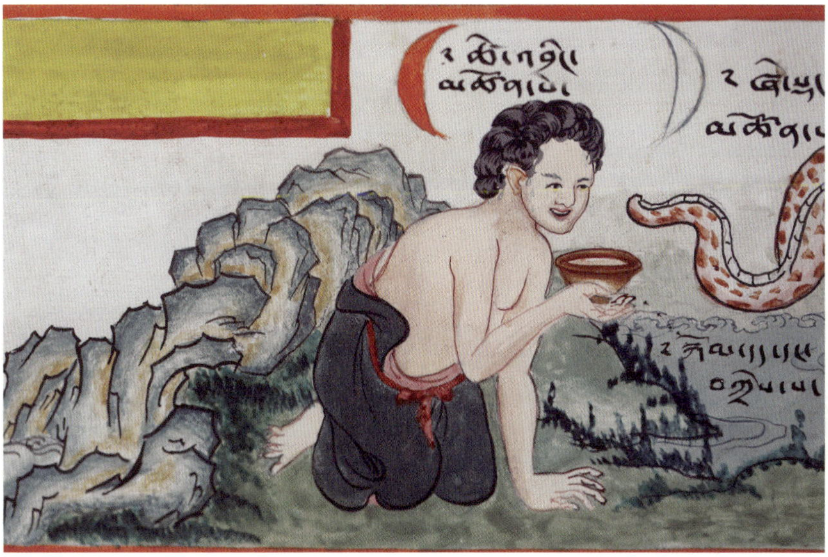

(༡) སྐོམ་དད་ཆེ་བ་དང་། ལྟོགས་འདོད་ཆེ། སྐྲ་མདོག་དང་ལུས་མདོག་སེར། བློ་སྣོ། ང་རྒྱལ་ཆེ། རྔུལ་ཆེ་ཞིང་ལུས་ལས་དྲི་ང་བའོ།།

① 易渴易饥、头发与肤色发黄、聪明伶俐、骄傲自大、多汗、身上有异味等。

（1） The features of people having *mKhris pa* constitution have excessive thirst and hunger, with yellowish hair and complexion, intelligent, arrogant, perspire a lot and have strong body odor.

མཁྲིས་པའི་རང་བཞིན་ཅན་གྱི་ཁྱད་ཆོས།

赤巴型体质的特征

Other Features of *mKhris Pa*-type People

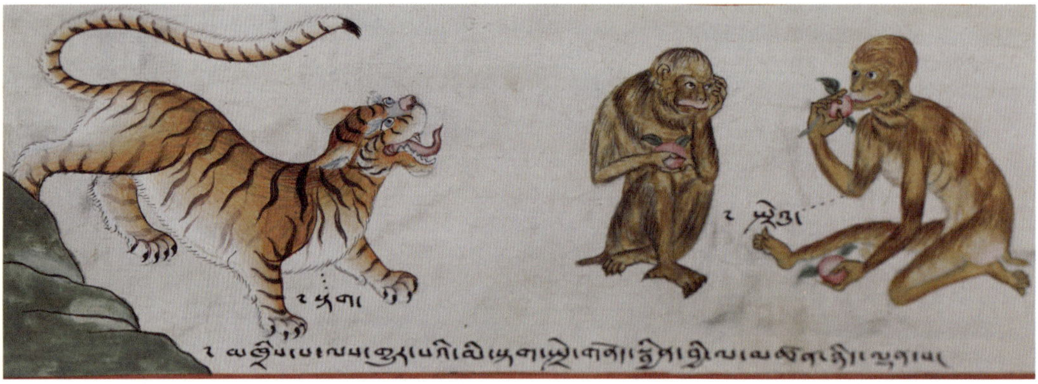

(༢) ཚེ་ནོར་ལུས་ཐོངས་འབྲིང་ཙམ། རོ་མངར་ཁ་བསྐ་བ་དང་ནུས་པ་བསིལ་བའི་ཟས་སྐོམ་ལ་སྤྱོད་པ་སྟེ། སྟག་དང་། སྤྲེའུ། གནོད་སྦྱིན་གྱི་མཚན་ཉིད་དང་མཐུན་པ།

② 寿、身、财均为中等，嗜甘、苦、涩等味及凉性的饮食，具备老虎、猴子、夜叉等的性格特征。

（2） They have moderate lifespan, wealth and stature. They love sweet, bitter, puckery, cold food and beverage. Their characteristic features are resembling those of tigers, monkeys and yakshas.

བད་ཀན་རང་བཞིན་ཅན་གྱི་ཁྱད་ཆོས།

培根型体质的特征

Features of *Badkan*-type people

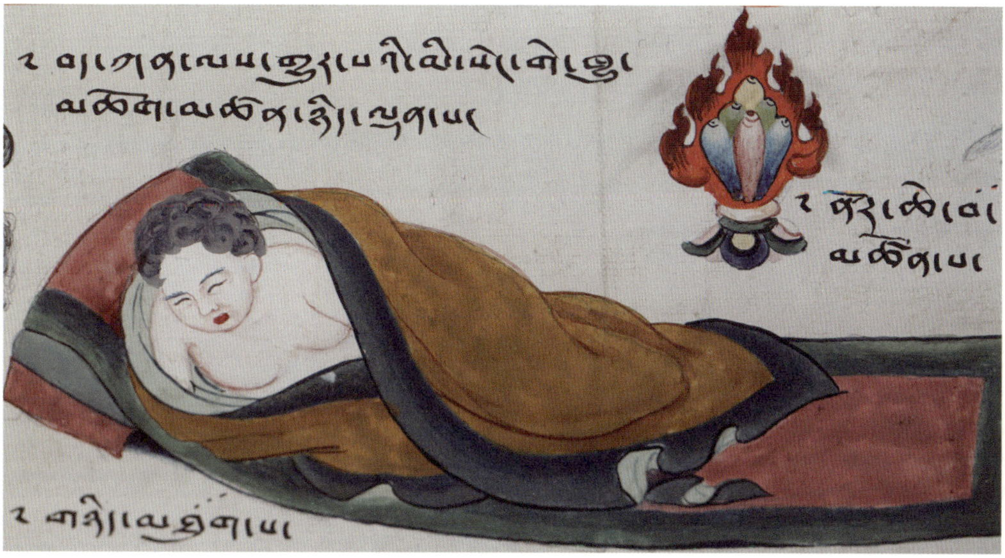

(༡) ལུས་བསིལ་ཞིང་ཤ་རྒྱགས་པས་རུས་ཚིགས་མི་མངོན་པ། ཁ་དོག་དཀར། དབྱིབས་དྲང་བ། བཀྲེས་སྐོམ་དང་ཉོན་མོངས་ཐན་པ་བཅས་བཟོད་ནུས་ཆེ་བ། ཚེ་རིང་བ། ནོར་མང་བ། གཉིད་མཐུག་པ། ཞེ་སྡང་འདམ་རིང་བ། རང་བཞིན་དང་དང་རྒྱུད་བཟང་བ་ཡིན།

① 体温低、因肥胖骨关节不显露、肤色白、体型直、耐渴耐饥耐热、长寿、多财、睡眠深、外柔内刚、喜怒不显于色、性情温良。

（1） The features of people having *Badkan* constitution have relatively low body temperature, hidden joints due to obesity, fair complexion, strait body posture, exhibit great endurance of hunger, thirst, mental sufferings and drought. They are long-lived, wealthy, sound sleepers, have great sense of tolerance and are kind and generous.

བད་ཀན་རང་བཞིན་ཅན་གྱི་ཁྱད་ཆོས།

培根型体质的特征

Other Features of *Badkan*-type People

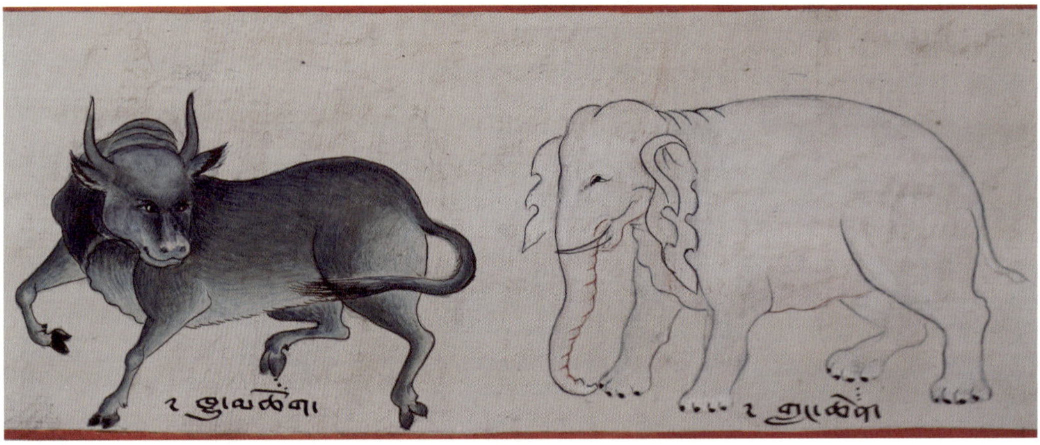

（༢） རོ་ཚ་སྐྱུར་བསྐ་བ་དང་རྣུས་པ་རྩུབ་པའི་ཟས་སྐོམ་ལ་སྤྱོད་པ་དང་། སེང་གེ་དང་ཁྱུ་མཆོག་གི་མཚན་ཉིད་དང་མཐུན་པ་ཡིན།

② 喜欢辛辣、酸和涩性的饮食，具备狮子和水牛的性格特征。

（2） They love spicy, sour, puckery and rough food. Their characteristic features resemble those of lions and bulls.

ལྡན་འདུས་རང་བཞིན་ཅན་གྱི་མི།

混合型体质者

People With Combined Types

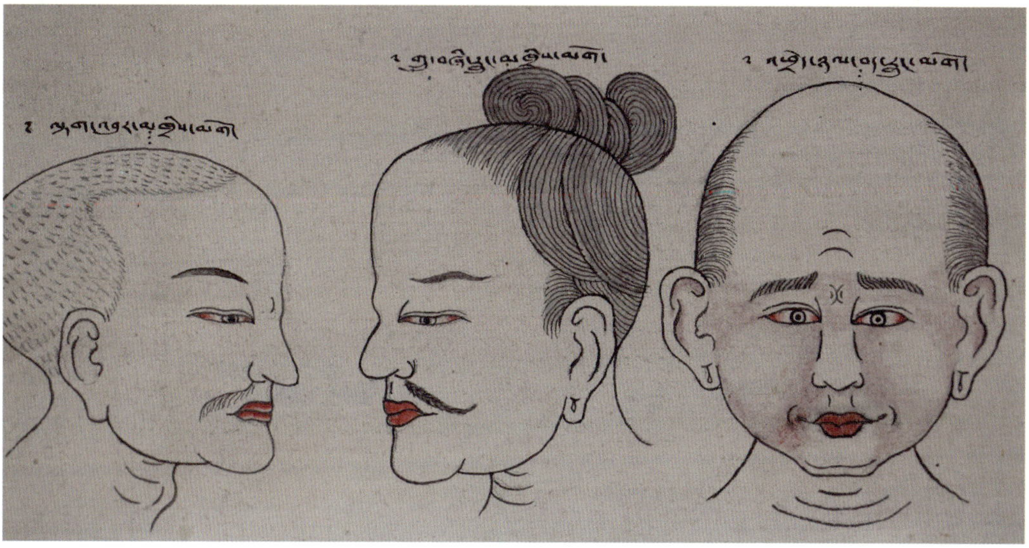

ལྡན་འདུས་རང་བཞིན་ཅན་གྱི་མི་ནི། རླུང་མཁྲིས་བད་ཀན་གྱི་རང་བཞིན་ཕན་ཚུན་འདྲེས་པ་ལས་རླུང་མཁྲིས་ལྡན་པ་དང་། བད་རླུང་ལྡན་པ། བད་མཁྲིས་ལྡན་པ་བཅས་ལྡན་པ་གསུམ་དང་། གསུམ་ཀ་འདུས་པ་གཅིག་བཅས་ཀྱི་ཁྱད་ཆོས་ཅི་རིགས་པ་འདྲེས་པར་འགྱུར་བའོ།།

混合型体质者，是指隆、赤巴和培根两两混合或三者混合型的人，具体是隆和赤巴混合型、培根和隆混合型、培根和赤巴混合型以及三者混合型。

People with combined constitution of two or three afflictive factors can be evaluated by the combination of *rlung-mkhris, bad-rlung, bad-mkhris* and combination of *rlung-mkhris-bad.*

རང་བཞིན་བདུན་གྱི་གོ་རིམ།

七种体质的优劣

The Sequence of the Seven Constitutions

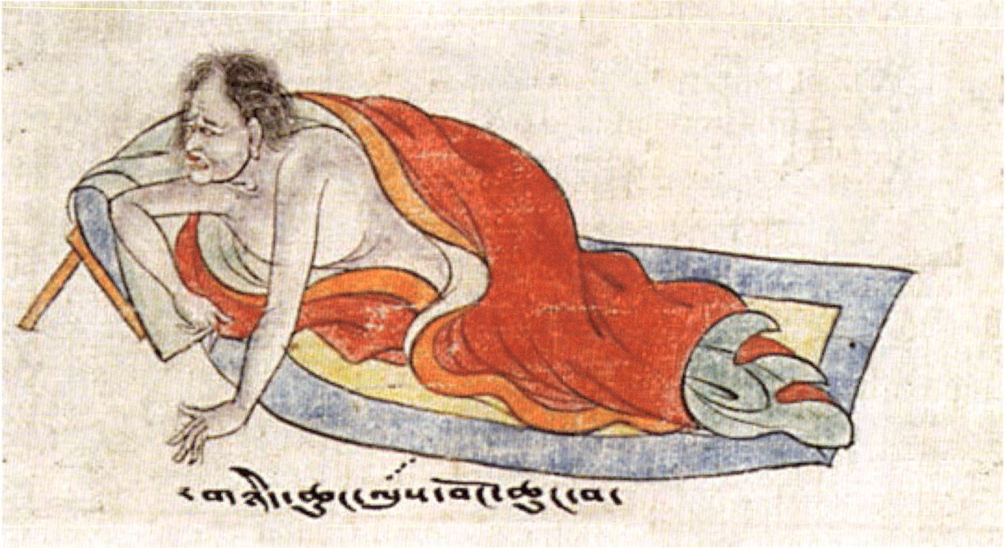

མིའི་རང་བཞིན་བདུན་གྱི་མཆོག་དམན་གོ་རིམ་ནི། རིམ་བཞིན་རླུང་། མཁྲིས་པ། བད་ཀན་བཅས་རྐྱང་པ་གསུམ་དང་དེ་ནས་རླུང་མཁྲིས། བད་རླུང་། བད་མཁྲིས་བཅས་ལྡན་པའི་རང་བཞིན་གསུམ། དེ་ནས་འདུས་པ་གཅིག་བཅས་གོ་རིམ་བཞིན་ཕྱི་མ་ཕྱི་མ་མཆོག་ཡིན།

三因及混合型体质从优到劣依次为隆型、赤巴型、培根型、隆赤巴型、隆培根型、培根赤巴型和三因混合型。

The sequence of the seven constitutions from good to bad: *rlung, mkhris pa, badkan, rlung-mkhris pa, rlung-badkan, badkan-mkhris pa,* and *rlung-mkhris pa-badkan*.

སྨན་པའི་སྔོ་ནས་ནད་གསོ་སླ་བའི་ཡན་ལག་བཞི།

医生应具备的四条件

Requirements of Physicians for Easier Recuperate

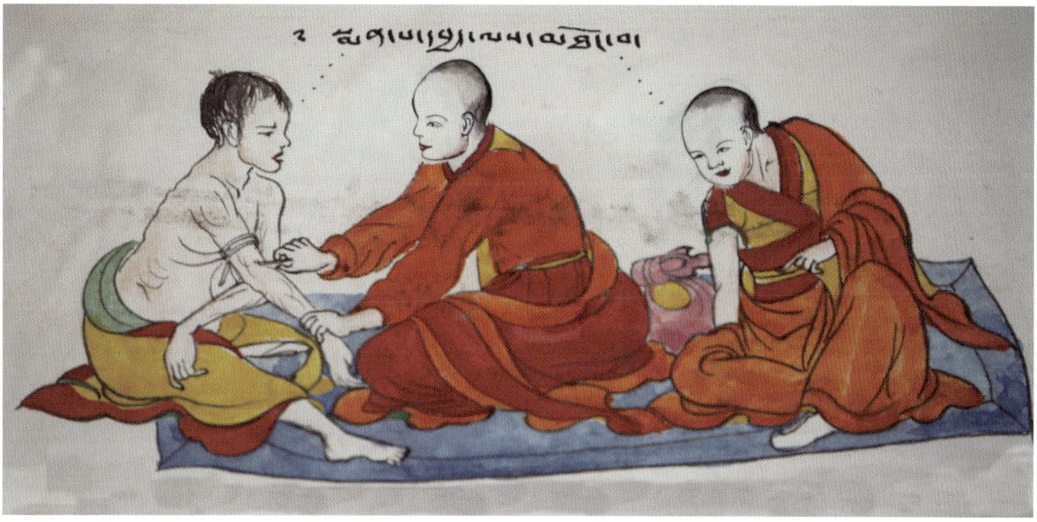

སྨན་པའི་སྔོ་ནས་ནད་གསོ་སླ་བའི་ཡན་ལག་བཞི་ནི། སྨན་པ་མཁས་པའི་སྐྱེགས་ལ་འཇོགས་པ་དང་། གསོ་རིག་གཞུང་དོན་ལ་མཁས་པ། སྨན་བཅོས་ཀྱི་ལས་རྣམས་མཐོང་ཞིང་ལག་ལེན་ལ་མཁས་པ། སྒོ་གསུམ་གྱི་ཀུན་སྤྱོད་གཙང་བའོ།།

医生应具备的四条件：学识渊博，精通医理，系统掌握各种医疗技术，为人正直有医德。

For easier recuperate, a physician must have profound knowledge and superb skills, be proficient in fundamental medicinal theory and all kinds of therapeutic and diagnostic methods after learning and practicing, have flawless character of body, speech and mind.

སྨན་གྱི་སྒོ་ནས་ནད་གསོ་སླ་བའི་ཡན་ལག་བཞི།
施治药物应具备的四条件
Requirements of Medication for Easier Recuperate

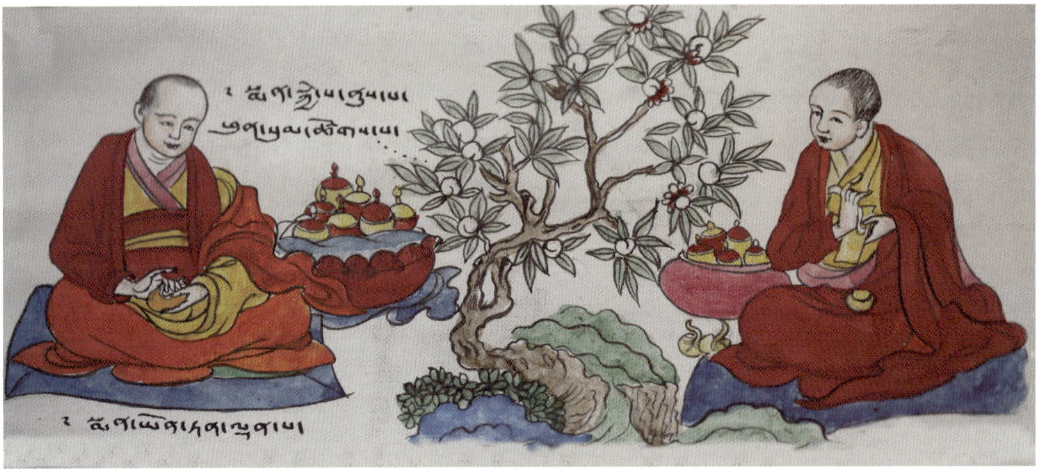

སྨན་གྱི་སྒོ་ནས་ནད་གསོ་སླ་བའི་ཡན་ལག་བཞི་ནི། ཐང་ཕྱེ་སོགས་ཚོ་ག་མང་དུ་ལྡན་པ་དང་། ལྕི་སྣུམ་སོགས་ཕན་ཡོན་མང་དུ་ལྡན་པ། སྨན་གྱི་རང་བཞིན་ཕུན་སུམ་ཚོགས་པ། རོ་ནུས་སོགས་འཕྲོད་པར་སྦྱར་བའོ། །

施治药物应具备的四条件: 汤、散等药物剂型多样, 重、润等药效多样, 药性丰富, 药味药性等配伍得当。

For easier recuperate, a medicine should be available in various forms including decoction, powder and so forth; endow with rich effects of heavy and oily nature, etc.; possess essential features and compound the tastes of medicine suitably.

ནད་གཡོག་སྨོ་ནས་གསོ་སླ་བའི་ཡན་ལག་བཞི།

陪护应具备的四条件

Requirements of Attendant for Easier Recuperate

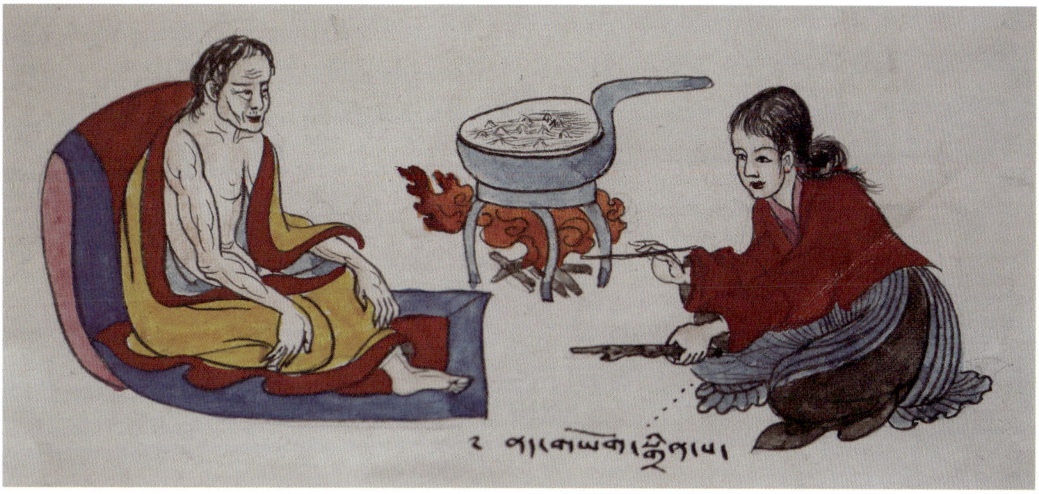

ནད་གཡོག་སྨོ་ནས་གསོ་སླ་བའི་ཡན་ལག་བཞི་ནི། ལས་གང་ལའང་སྒྲིན་པ། ནད་པར་བརྩེ་བ། གཙང་སྦྲ་དང་ལྡན་པ། བློ་དང་ལྡན་པའོ།།

陪护应具备的四条件：勤劳、责任心强，对待病人亲切体贴，讲究卫生，聪慧。

For easier recuperate, an attendant to the patient should be diligent and responsible, compassionate, hygienic and intelligent.

ནད་པའི་སྒོ་ནས་གསོ་སླ་བའི་ཡན་ལག

患者应具备的条件

Requirements of Patients for Easier Recuperate

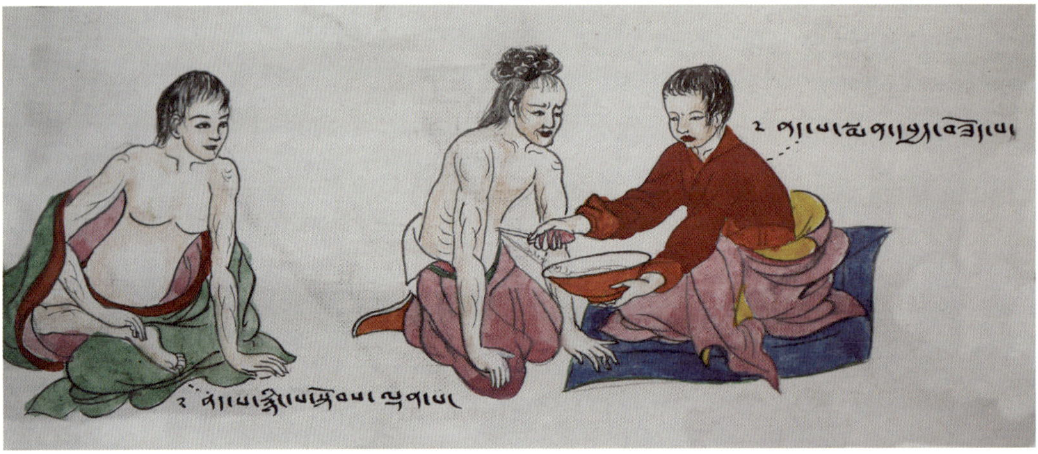

གང་ཟག་ནད་པའི་སྒོ་ནས་གསོ་སླ་བ་ནི། སྐྱེས་བུ་གཞོན་ཞིང་དུལ་བ། སྙིང་སྟོབས་ལྡན་པ། སྨན་སྤྱོད་བཟོད་ཐུབ་པའི་ལུས་སྟོབས་བཟང་བ། རྫས་ཀྱིས་ཕྱུག་པ། སྨན་པའི་མངག་བྱར་ཉན་པ་དང་ཤེས་ནུས་པ། ནད་རྟགས་སོགས་དྲིས་ལན་འདེབས་མཁས་པ་སོགས་སོ།།

有利于施治的患者应具备的条件：年轻温顺、勇敢，体质好、能够经受各种治疗，经济宽裕，理解并遵照医嘱，能够回答医生的病情询问。

For easier recuperate, a patient should be young, well-mannered, courageous, excellent physical strength with capable of tolerating all types of treatment, can afford the medical expenses, obedient, capable to understanding the related aspects of the illness and prescriptions, also proficient in answering questions related with the symptoms of illness.

ལུས་ནད་གཉེན་པོ་བདག་ཉིད་གཅིག་ཏུ་འབྲེལ་བ།
人体、疾病和药物本性相同
Human Bodies, Diseases and Medication are Similar in Nature

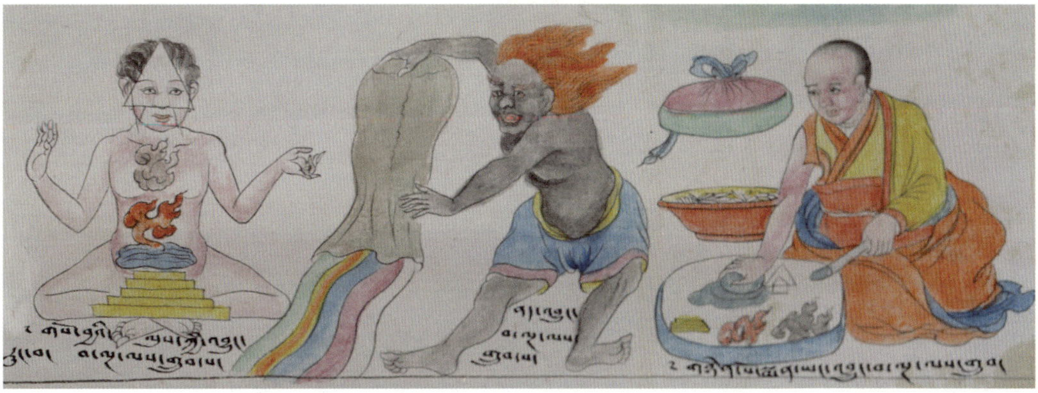

འགྲོ་བའི་ལུས་འདི་འབྱུང་བ་བཞི་ལས་གྲུབ་པ་དང་། གསོ་བྱའི་ནད་ཀྱང་འབྱུང་བ་བཞི་ཡིས་བསྐྱེད་པ། གཉེན་པོའི་སྨན་ཡང་འབྱུང་བ་བཞིའི་ངོ་བོ་ཉིད་དུ་གྲུབ་པས་ལུས་ནད་གཉེན་པོ་གསུམ་བདག་ཉིད་གཅིག་ཏུ་འབྲེལ་བའོ།།

众生的躯体由四源构成，一切疾病皆由四源产生。同样，药物的生长发育也与四源有着密切的关系，故人体、疾病、药物三者均为同一本质体。

The bodies of all beings are composed of four elements, disease is generated from four elements and medications are also comprised of four elements. The nature of the body, disease and medication are all fundamentally similar.

རྣམ་པར་མ་གྱུར་བའམ་ནད་མེད་པ།

无病健康

Health

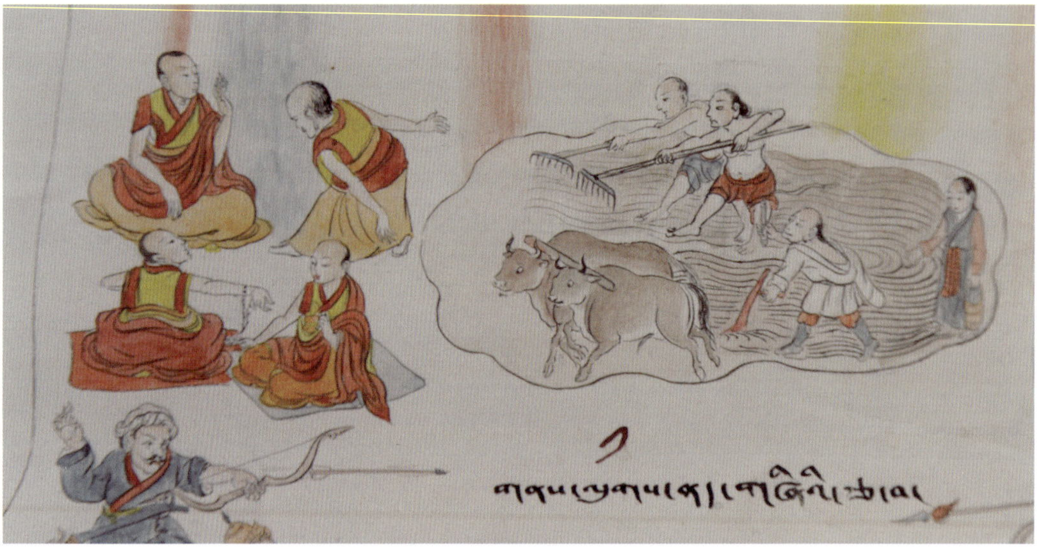

ནད་མེད་པ་ནི་བདེ་བ་དང་འཚོ་བ་ཐམས་ཅད་ཀྱི་རྩ་བ་ཡིན།

无病健康是一切安乐和生活的基础。

Health is the root of all happiness and livelihood.

ཟས་སྤྱོད་སྨན་གསུམ།

饮食、起居与药物

Diet, Lifestyle and Medication

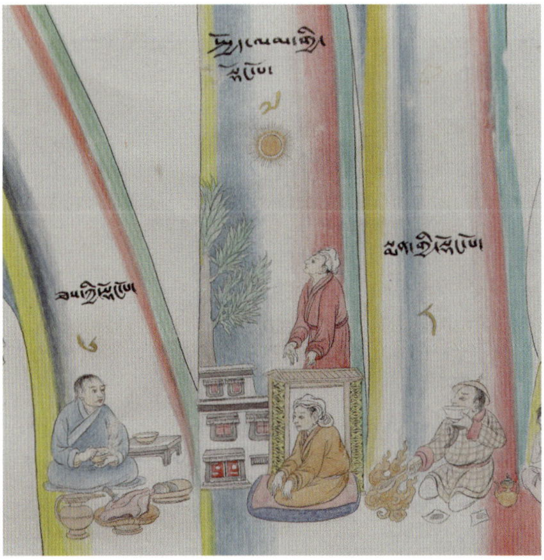

ཟས་དང་སྨན། སྤྱོད་ལམ་གསུམ་པོ་དམན་ལྷག་ལོག་པའི་སྐྱོན་མེད་པར་རན་ཞིང་འཚམ་པ་ཡང་དག་པར་བསྟེན་ན་ནད་མེད་བདེ་བར་གནས་ཐུབ།

饮食、起居和药物等三者，应避免不及、过甚和颠倒，若处于适度状态，则可保证无病健康。

One must avoid causing inadequate, excess and adverse effects of diet, medication and lifestyle, whereas an appropriate observance of diet, medication and lifestyle can bring about absolute health and happiness.

སྤྱོད་ལམ་ཡང་དག
合理的起居
Proper Lifestyle

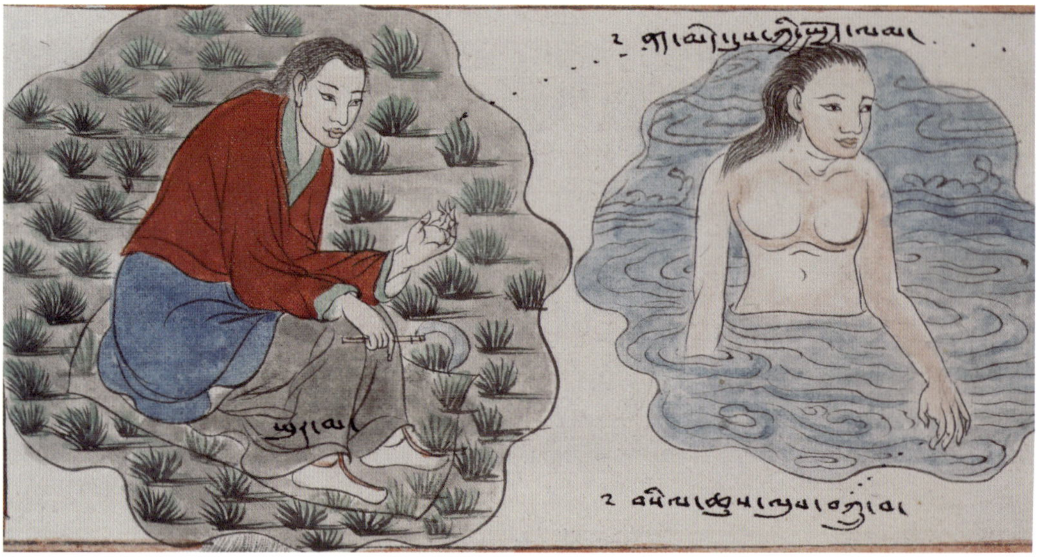

ལུས་ཀྱི་ལས་འགྲོ་བ་དང་། ངག་གི་ལས་སྨྲ་བ། ཡིད་ཀྱི་ལས་བསམ་པ་གསུམ་པོ་ངལ་ཞིང་དུབ་པ་ཡོངས་སུ་སྤང་ཞིང་། ལས་དེ་ལྟ་བུས་ཇི་སྲིད་མི་ངལ་ཙམ་ནི་ཡང་དག་པར་བསྟེན་པར་བྱའོ།།

不能因过度身（活动）、语（言语）、意（思维）而致疲劳，应适度为宜。

Excessive physical activity, talking and thinking should be avoided and appropriate acts should be adopted.

སྨན་རྟ།
引药
Vehicle in which Medicine is Taken

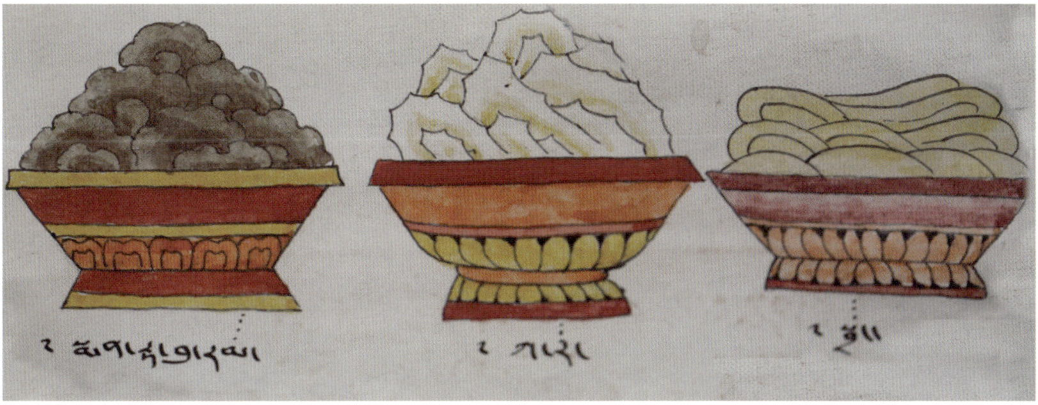

སྨན་རྟ་ཞེས་པ་ནི་སྨན་ལོང་དུ་འཕུལ་བར་བྱེད་པའི་ཆུ་ཁོལ་སོགས་དང་། སྨན་ནུས་རྩར་ཁྲིད་པའི་རྟ་མངར་གསུམ་ལ་གོ་བ་བཅས་གཉིས་སུ་འདུག་གོ།།

引药具有双重含义，既指冲服药物的开水等，亦指把药效引入脉道的冰糖、红糖和蜂蜜等“三甘”。

Vehicle in which medicine is taken refers to both the boiled water patients take with medicine as well as crystal sugar, brown sugar and honey that can help to lead medicinal effects into veins.

ཟས་སྤྱོད་ཀྱི་མཆོག
最佳饮食起居
The Best Diet and Lifestyle

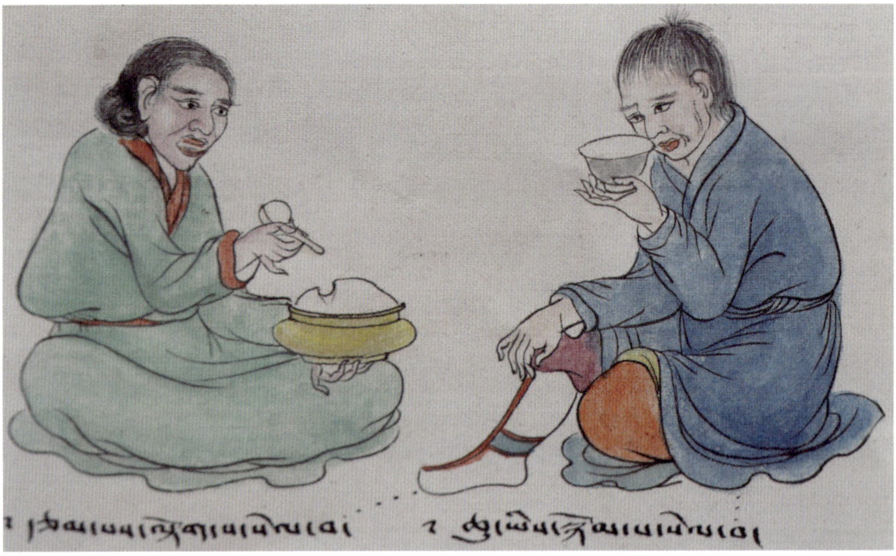

ཟས་ཀྱི་མཆོག་ནི་ནས་རྙིང་གི་རྩམ་པ་ཡིན་ཞིང་། སྐོམ་གྱི་མཆོག་ནི་ཤོང་དཀར་རྩེ་མོ་དང་། སྤྱོད་ལམ་གྱི་མཆོག་ནི་མི་རྔུལ་ཙམ་དུ་བཅག་པའོ།།

最佳的食物为陈年青稞磨成的糌粑；最上等的饮料为清茶；最合理的运动为微出汗。

The best food is *tsampa* made of aged barley. The best drink is the tea made from the tips of tea plants and the best lifestyle is sweat slightly through exercises.

སྐས་གདང་མས་འཛེག་ལྟར་བཅོས་པ།

登梯式疗法

The Ascending Treatments

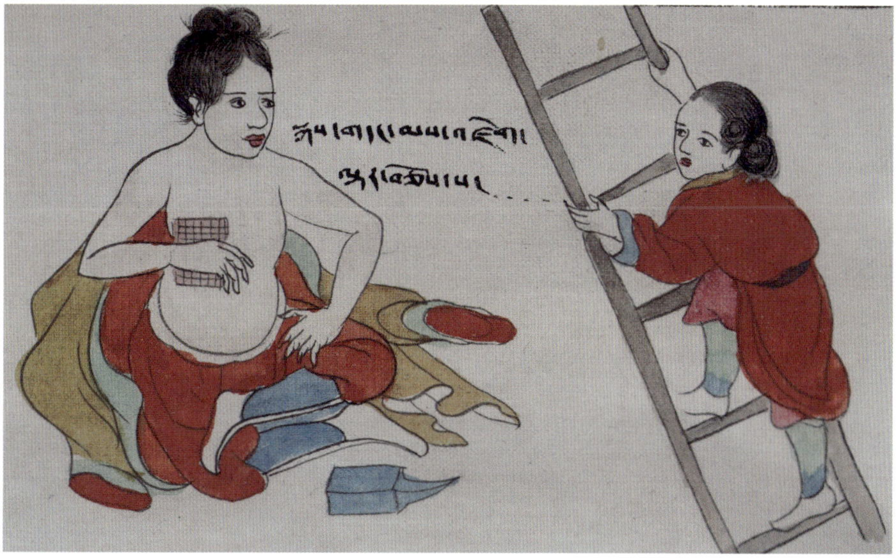

སྤྱིར་ནད་སྟོབས་ཆུང་བ་དག་ལ་དང་པོ་སྤྱོད་ལམ་གཟབ། དེས་མ་ཞི་ན་ཟས་ཀྱི་སྒོ་ནས་བཅོས། དེས་མ་ཞི་ན་སྨན་གྱིས་བཅོས། དེས་ཀྱང་མ་ཞི་ན་དཔྱད་ཀྱིས་བཅོས་དགོས་སོ།།

对于不严重的疾病，注意起居即可；若无效，应予以饮食治疗；若仍无效，则要进行药物治疗；若再无效，须考虑使用外治疗法。

Generally, to treat a mild disease, the first measure is the cautious observation of an appropriate lifestyle. If it doesn't work, treat with an alteration of diet. If it fails too, then the disease should be treated by medicines. If all these don’t work, means of proper external therapy should be applied.

གཉིས་པ། མི་ཚོས་སྤྱོད་བཟང་སྐྱོར།

二、品德培养

II　Social Ethics and Moral

ཡ་རབས་ཀུན་སྤྱོད།

高尚品德

High Morality

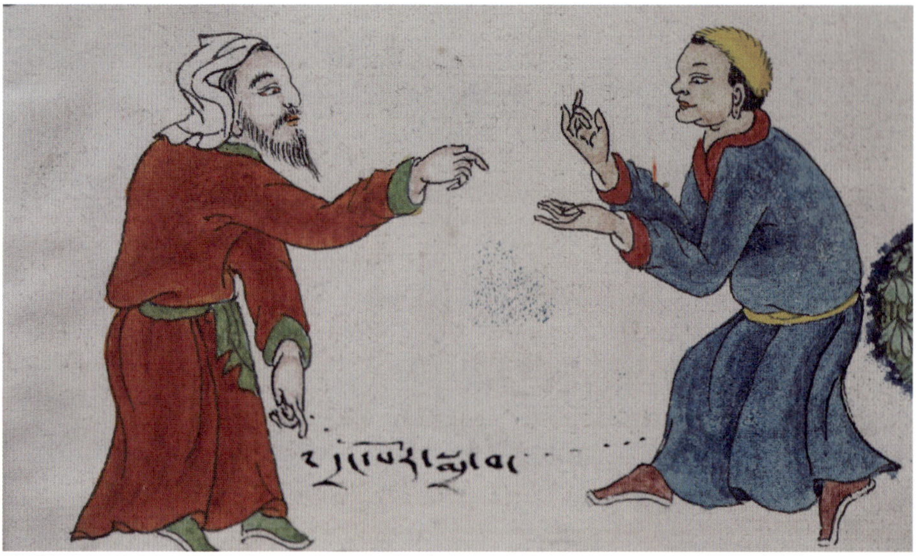

འཇིག་རྟེན་མི་ཆོས་ལེགས་པར་སྤྱོད་པར་འདོད་པ་རྣམས་ཀྱིས་ཕན་ཚུན་གང་དང་གཏམ་གྱི་མདོ་དོན་ཆད་ཅིང་ཁས་བླངས་པ་དེ་ཉིད་རྡོ་ལ་རི་མོ་བྲིས་པ་ལྟར་བྱ་ཞིང༌། སྔོན་སླས་ཚིག་གི་རྗེས་ཀྱང་དོན་གྱིས་བསབ་པར་བྱའོ།།

诚信是人类一切行为起居的基础，因此要言而有信，要用实际行动来证实自己的誓言。

Integrity is the foundation of all virtuous worldly behaviors, be true to one’s word and fulfill all the commitments as carvings on stone.

བཟང་ངན་སྤང་བླང་།

弃恶扬善

Adopt the Goodness and Renounce the Evil

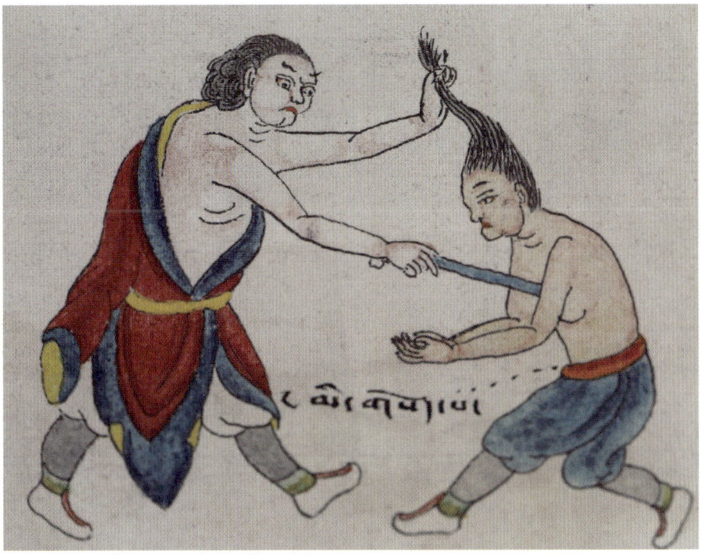

ངན་པའི་ལས་ཏེ་འཇིག་རྟེན་དུ་སྨད་པར་འོས་པའི་བྱ་བ་ནི་བྱེད་པར་ཆད་ཟིན་ཡང་ཐབས་ཀྱིས་ཟློག་པར་བྱེད་ཅིང་། བཟང་པོའི་ལས་བསྟོགས་པར་འོས་པ་རྣམས་གཞན་གྱིས་མ་བྱེད་ཅེས་བཤོལ་བར་བྱེད་ན་ཡང་འབད་པས་བརྩམ་པར་བྱའོ།།

勿以恶小而为之。恶事，即使承诺过也要竭尽所能弃之。勿以善小而不为，好事善事，既使别人百般劝阻也要尽力去做。

Evil actions which are encouraged by others, should be avoided. Good actions, though discouraged by others, should be undertaken.

གཞིག་པ་སྔོན་ལ་གཏོང་བ།

三思而后行

Thinking Twice Before Taking Actions

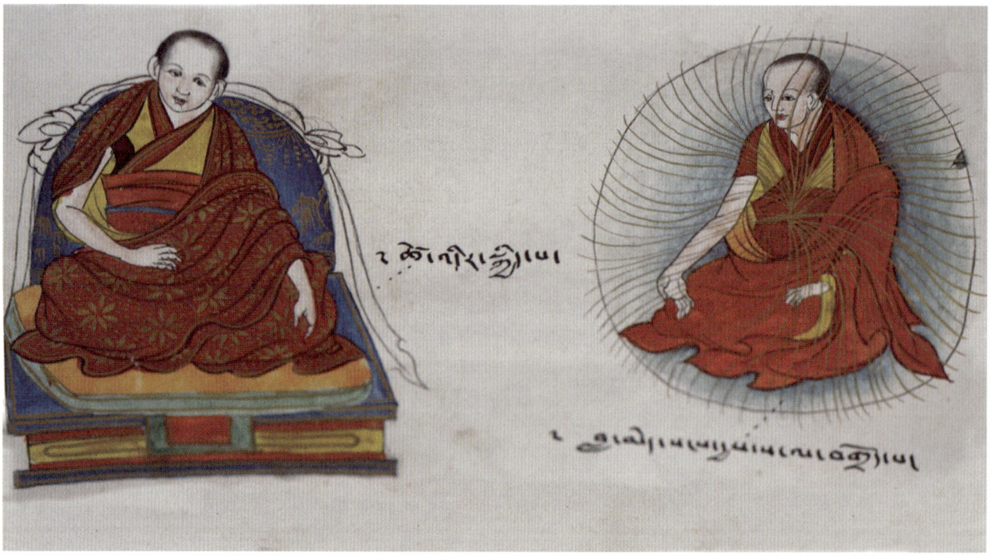

གཞན་ཡང་འཇིག་རྟེན་ལ་གྲགས་པའི་བྱ་བ་གང་རྩོམ་ཡང་གཞིག་པ་ཞིབ་མོ་སྔོན་ལ་བཏང་ཞིང་ཕྱིས་ཀྱི་ལེགས་འཕེན་ཉིད་བཅའ་བར་བྱའོ།།

做任何事之前都要慎重思考，要认真考虑其后果，为长远着想。

Moreover, think carefully in advance and seek for long-term benefits before starting any work that renown to the world.

སྐྱེས་བུ་དམ་པ།
圣贤
Holy Being

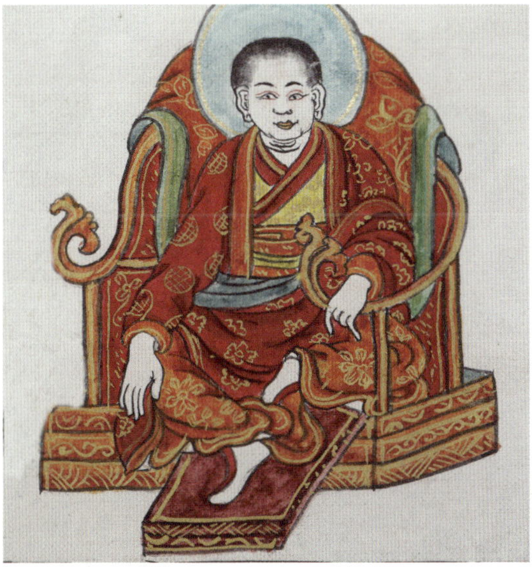

(༡) གཞན་གྱིས་ཟེར་རོ་ཅོག་ལ་བདེན་པར་མི་བཟུང་བར་ལེགས་པར་བརྟགས་ཤིང་དཔྱད་དེ་བདེན་པའི་ངེས་པ་ཐོབ་ནས་དོན་དུ་བཟུང་ཞིང་། རང་ཉིད་ཀྱིས་ཀྱང་སྨྲ་རྒྱུ་རེ་རེ་ནས་བསམས་ལ་སྨྲ་ཞིང་། དེ་ཡང་རང་གི་མདོ་དོན་ཉིན་གཙོ་བོར་བསྲུམ་པར་བྱའོ།།

① 别人说的不能全部信以为真，要认真辨别其真伪；自己想到的不能立即讲出来，必须三思而后言。

（1） Don’t take every statement to be true, accept them only after thorough analysis. Contemplate wisely before talking, and never expose the main issues of yourself.

སྐྱེས་བུ་དམ་པ།

圣贤

Holy Being

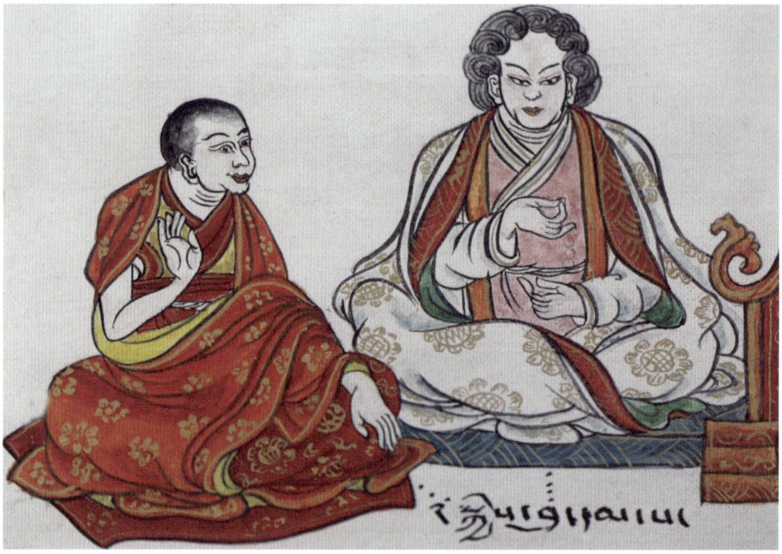

(༢) རང་ཉིད་མི་བདེན་པའི་ཚ་མཐོང་ན་ཕམ་ངོས་བླངས་ཤིང་། རྒྱལ་བར་ཤེས་ན་དེ་ཙམ་གྱིས་ཚོག་ཚོད་ཟིན་པར་བྱ་འོ།།

② 理亏时要服输，在理时也不可得理不饶人。

（2） Admit when you are in the wrong, and be humble when you achieve victories.

གཤིས་ཀ་བརླིང་ཞིང་ཟབ་པ།

性格沉稳

A Stable Personality

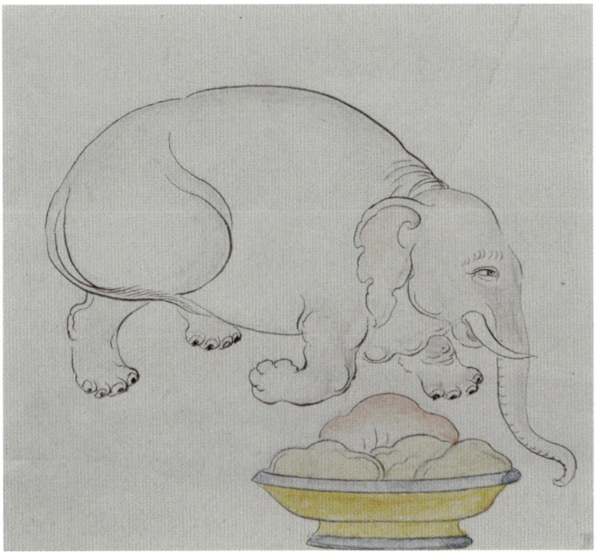

ལུས་ངག་ཡིད་གསུམ་ག་བརླིང་ཞིང་ཟབ་པ་དང་། གཏམ་ཉིད་ཀྱང་རྟད་ཁ་ལྷི་བར་བྱ་ཞིང་། འཕྲལ་ལ་ཀུན་དང་འགྲོགས་པ་བདེ་བར་བྱའོ།།

要谨言慎行，与所有人和睦相处。

Be prudent with actions, words and thoughts. Be discreet in words and deeds, and get along well with everyone.

བྱམས་ལྟོས་མི་ལ་དྲང་པོར་སྨྲ་བ།

以诚相待

Be Honest to those who care for you

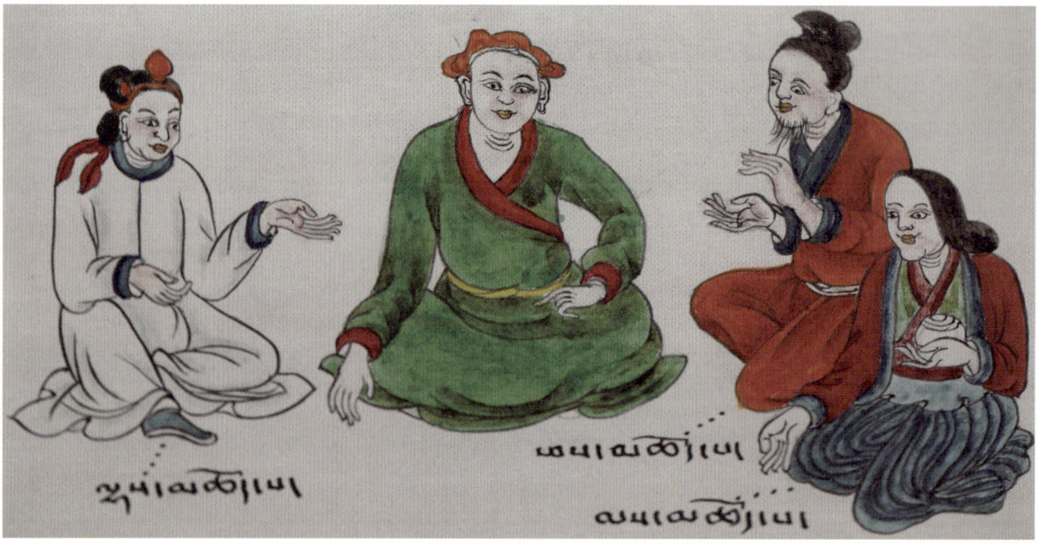

རང་ལ་ལྷག་པར་བྱམས་ཤིང་སྐྱོང་བ་དང་རེ་ལྟོས་བཅའ་བའི་མི་ལ་ཚིག་གི་དོན་མི་གཞུག་པར་གཏམ་གང་ཡང་ལྷུག་པར་སྨྲོ།།

对自己施以仁慈和报以厚望的人，不能以怨报德，要以诚相待。

Be honest and polite to those who treat you with loving care and have expectations of you.

དགྲ་བོ་ཐམ་པ།

克敌制胜

Defeat Enemies

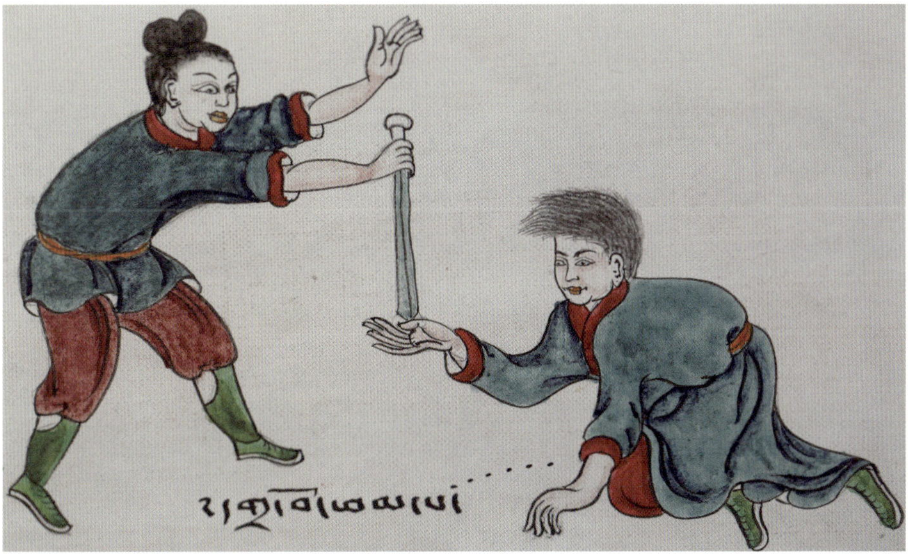

རང་ལ་གནོད་པར་བྱེད་པའི་དགྲ་བོ་དག་ཡན་པ་གཉའ་རེངས་སུ་མི་བཏང་སྟེ། འདམ་རིང་ཞེས་ཡིད་ལ་གཉིང་རིང་པོར་བཞག་སྟེ་ཐབས་མཁས་ཀྱི་སྒོ་ནས་འདུལ་དགོས།

对于伤害自己的人，不能放任自流，要用巧妙的方法将其降服。

For the enemies who harm us, don't let them overpower you, subdue them patiently with skillful means.

དྲིན་ལན་གཟོ་བ།
知恩图报
Reciprocate Gratitude

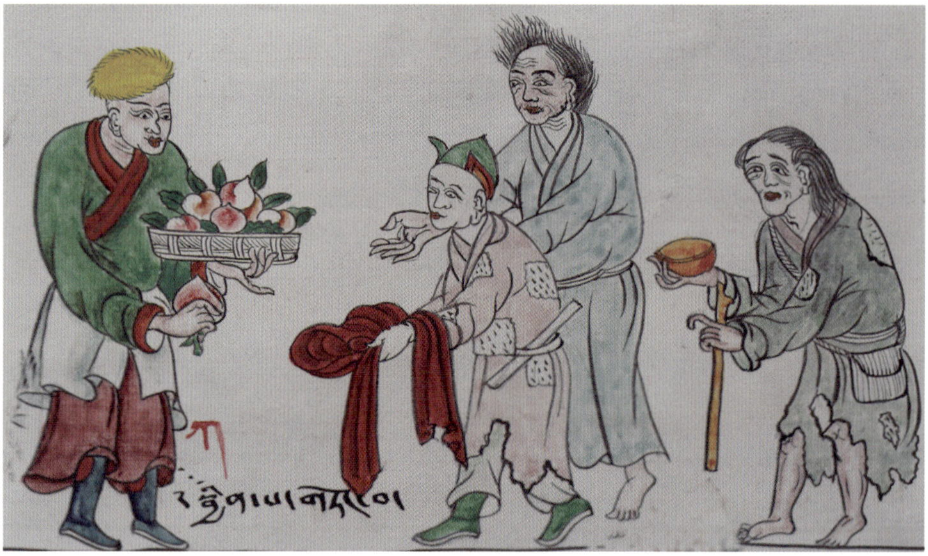

ཤ་རྡུས་ཀྱི་ཉེ་བ་དང་འཁོར་བྲན་གཡོག་རྣམས་ནི་ཤ་ཚས་ལེགས་པར་བསྐྱང་ཞིང་། རང་ལ་ཕྱུར་དྲིན་ཡོད་པའི་མི་ལ་གུས་པ་དང་བཅས་པའི་སྐྲོ་ནས་མིག་རྒྱང་རིང་དུ་བལྟས་ཏེ་དྲིན་མི་བརྗེད་པར་གཟོ་བར་བྱའོ།།

关心爱护亲友及下属，恩人要铭记于心，知恩图报。

Take care of relatives and attendants with affection, and reciprocate the kindness of the people who have helped you with gratitude.

རྒན་རིམ་བཀུར་བ།

尊敬长辈

Respect Seniors

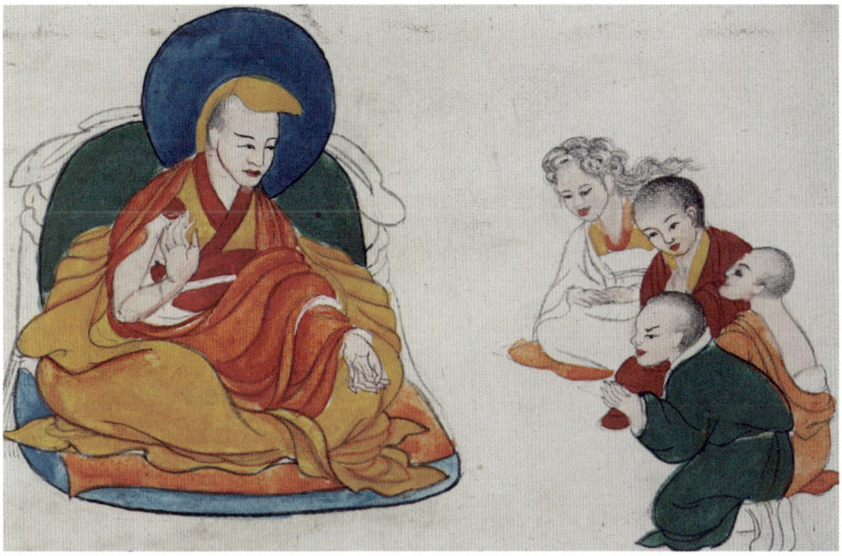

སློབ་དཔོན་དང་ཕ་ཁུ་སོགས་བཀུར་བར་འོས་པའི་རྒན་རིམ་རྣམས་གུས་པས་བཀུར་ཞིང་། ཡུལ་མི་དང་རང་གི་མཛའ་བཤེས་སམ་རྟག་ཏུ་འགྲོགས་དགོས་རྣམས་དང་བློ་སེམས་ལྷག་པར་བསྟུན་པར་བྱའོ།།

尊师敬长，与邻为善，同心同德。

One's teachers, parents, relatives and elders should be treated with respect, stay friendly with locals of your place and friends.

ཆོག་ཤེས་པ།

知足

Be Content

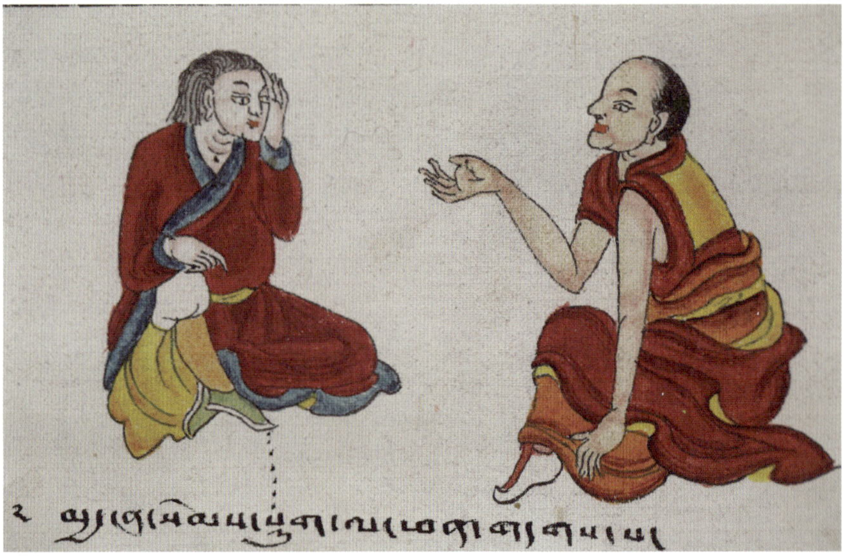

མཁས་པའི་བློ་གྲོས་དང་ལྡན་ན་ང་རྒྱལ་དང་དྲེགས་པ་བསྐྱུང་ཞིང་། ལོངས་སྤྱོད་ཀྱིས་ཕྱུག་པར་གྱུར་ན་དེ་ཙམ་གྱིས་ཆོག་ཤེས་པར་བྱའོ།།

富有智慧时戒骄，富裕腾达时知足。

Don't be arrogant when you have wisdom. Be content when you find good fortune and become wealthy.

ཀུན་དང་མཐུན་པ།
和睦相处
Get Along with All

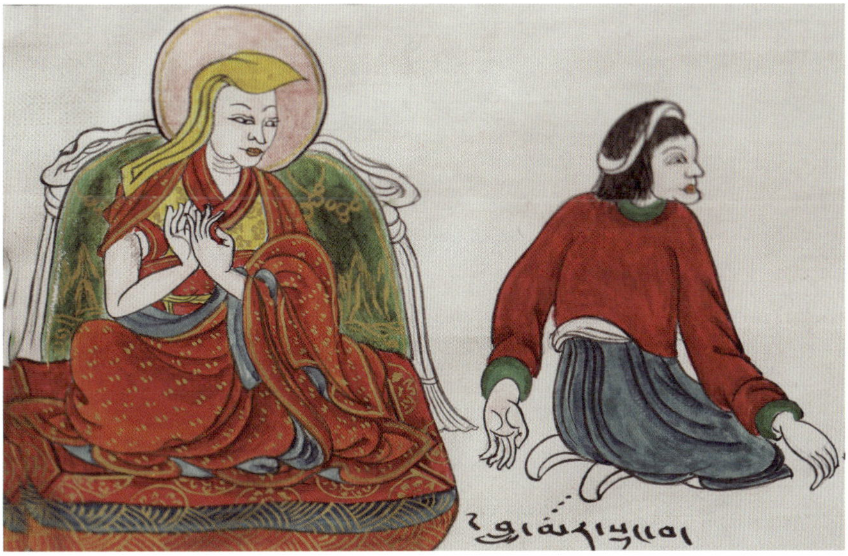

རང་ལས་དམན་པའི་མི་བྲན་རྣམས་ཁྱད་དུ་མི་གསོད་ཅིང་མཐོ་བ་རྣམས་ལ་ཕྲག་དོག་སྐྱང་བ་དང་། དེ་བཞིན་དུ་མི་ངན་པར་གྲགས་པའམ་མ་བརྟགས་པའི་མི་རྣམས་འཁོར་དུ་བསྟེན་རྒྱ་མི་བྱའོ།།

不鄙视比自己地位低的人，不嫉妒比自己地位高的人。不与恶人和不熟悉者深交。

Do not underestimate your subordinates and avoid being jealous of your superiors. Never associate with infamous people or strangers.

བརྣབ་སེམས།

贪婪

Covetousness

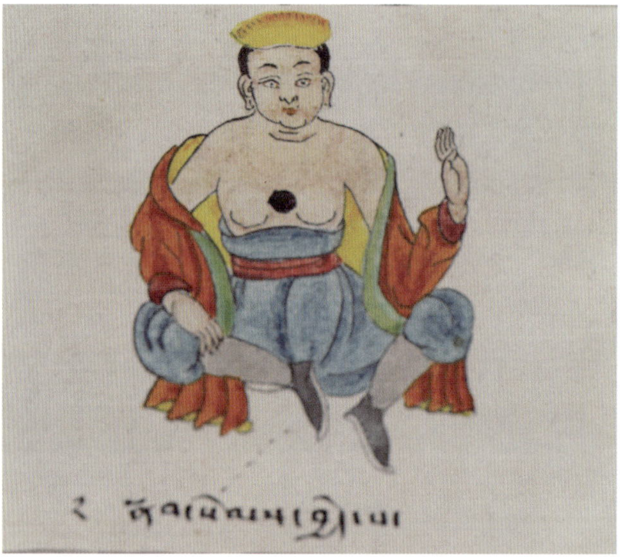

རང་ཉིད་དབུལ་བར་གྱུར་ཡང་གཞན་གྱི་ནོར་ལ་མི་རློམ་ཞིང་མི་འབགས་པར་བྱའོ།།

即使贫困，也不可贪恋别人的财富，更不可染指。

Do not covet or defile others' wealth even if you are very poor.

ངན་སྤྱོད་སྤོང་བ།

摒弃恶行

Give Up Bad Deeds

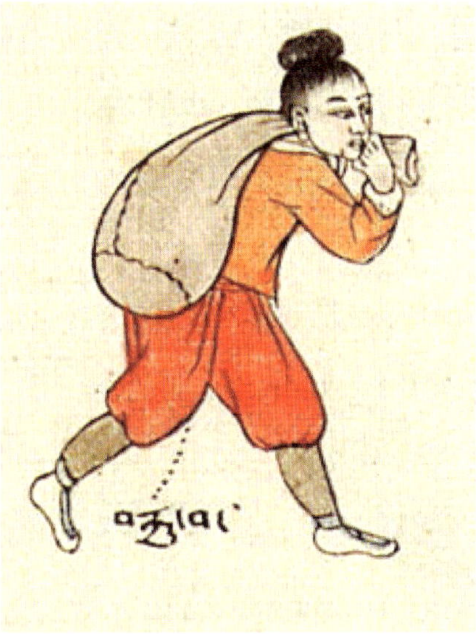

གཞན་ལ་གནོད་པའི་ལ་ཡོགས་དང་གནའ་སྐྱེལ་བསྒྲག་སོགས་ལ་འབད་པས་འཛེམ་པར་བྱའོ།།

不可为伤害别人、冤枉好人而盟誓。

Be cautious of retribution and swearing.

ཀུན་ལ་རང་འདྲར་བལྟ་བ།

待众生如待己

View All Beings Like We View Ourselves

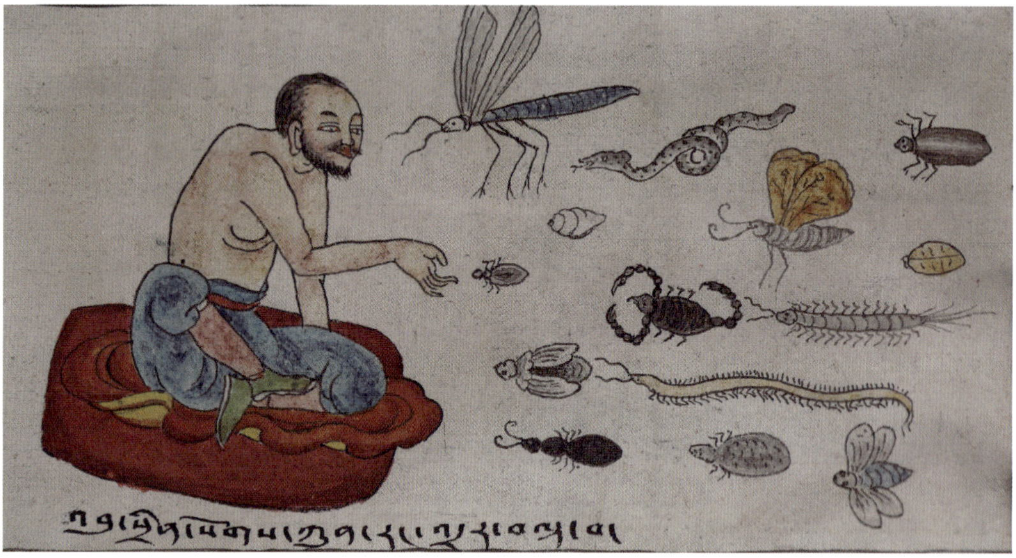

རང་ཉིད་ཀྱིས་སྲོག་ལ་གཅེས་པར་འཛིན་ཞིང་བདེ་བ་འདོད། སྡུག་བསྔལ་མི་འདོད་པ་ལྟར། འབུ་སྲིན་གྲོག་སྦུར་སོགས་སྲོག་ཆགས་ཕྲ་མོ་རྣམས་ཀྱང་དེ་བཞིན་ཡིན་ཕྱིར། ཀུན་ལ་ཡང་དུས་རྟག་ཏུ་རང་ཉིད་དང་འདྲ་བར་བལྟ་བར་བྱའོ།།

人人都爱惜自己的生命、喜乐厌苦，动物亦如此。因此我们要像对待自己一样地对其加以爱护。

We all cherish our lives, want to achieve happiness and avoid pains. Even the tiniest insects are the same, we should look upon all beings as we see ourselves.

གཞན་ལ་ཕན་འདོགས་པ།
利益他人
Altruism

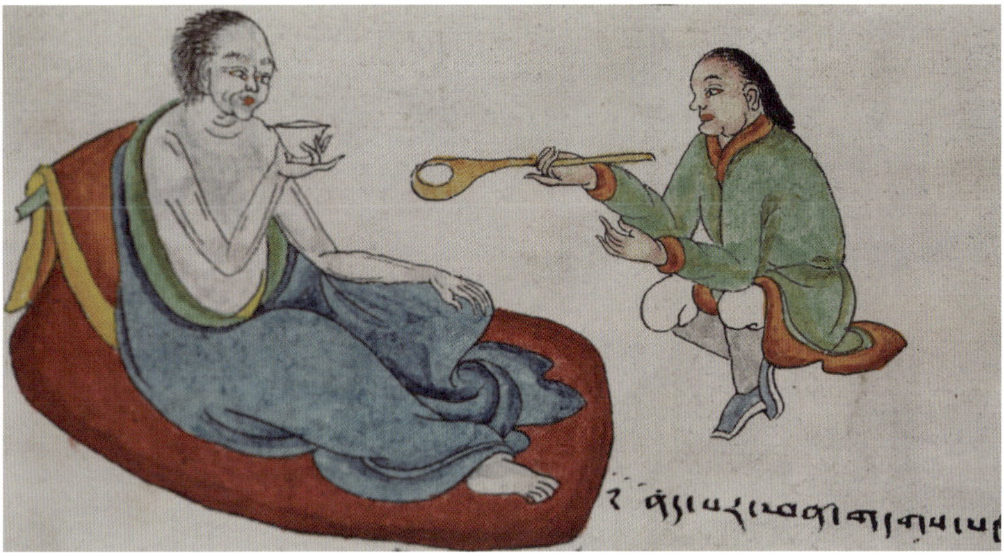

（༡） དམ་པའི་ལྷ་ཆོས་ལ་བརྟེན་ནས་མི་རྣམས་ཀྱི་སེམས་རྒྱུད་ལ་གཞན་ཕན་གྱི་ཀུན་སློང་བཟང་པོ་བསྐྱེད་པར་བྱས་ཏེ་ཕན་ཚུན་སྙིང་རྗེ་དང་། བཟོད་བསྲན། སེམས་ཁུར། ལྟ་སྐྱོང་སོགས་མདོར་ན་གཞན་ལ་ཕན་གདགས་པའི་ལས་ལ་བརྩོན་དགོས།

① 要通过修习正法生起利他之心，这样才能做到尊重、慈悲、容忍、关心和爱护他人。总之要致力于利益他人之事。

（1） Through the spiritual practices, one generates the good morals of helping others. Only in this way, we can strive to help each other with sympathy, tolerance, concern and care.

གཞན་ལ་ཕན་འདོགས་པ།

利益他人

Altruism

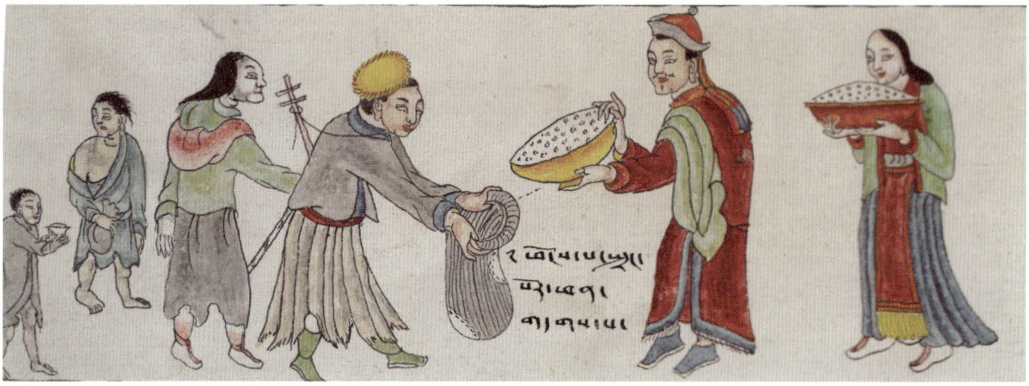

(༢) འགྲོ་བ་གང་ལུས་སེམས་སྡུག་རྔན་གྱིས་གཟིར་བ་དང་། ཟུག་རྔུས་གཙེས་པའི་ནད་པ། ཟས་གོས་དང་བྲལ་བས་ཕོངས་པར་གྱུར་པ་སོགས་སྡུག་བསྔལ་དང་ལྡན་པ་དེ་རྣམས་ལ། སྡུག་རྔན་སེལ་བ་དང་། གསོ་དཔྱད། སྦྱིན་པ་བཅས་ཅི་ནུས་སྒོ་ནས་འབད་པས་ཕན་གདགས་པར་བྱའོ།།

② 对饱受贫穷、疾病和痛苦折磨的人，要竭尽所能予以施舍和治疗，以消除其痛苦。

（2） By all means of relieving, curing and offering, we provide help to those who suffer from misery, disease and poverty.

གསུམ་པ། དུས་དང་ནད་གཞིར་བསྟུན་པའི་ཟས་སྤྱོད་སྐོར།

三、四季之行为起居

III Diet and Lifestyle for Different Seasons and Diseases

དཔྱིད་དུས་ཀྱི་ཟས་སྐོམ།

春季饮食

Diet in Spring

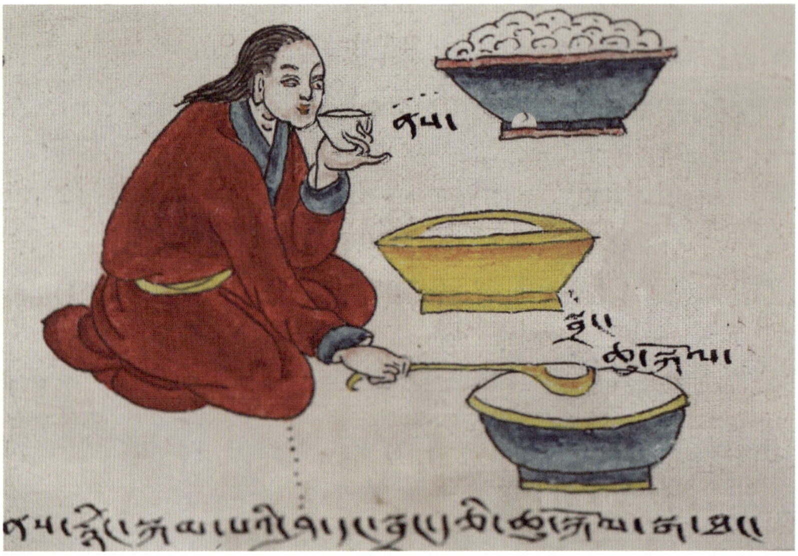

དཔྱིད་དུས་ཕྱི་རོལ་དུ་ཉི་འོད་དྲོ་བས་ནང་གི་མེ་དྲོད་ཉམས་ནས་བད་ཀན་ལྡང་བས། ཁ་ཟས་རོ་ཁ་ཚ་བསྐ་བའི་རིགས་དང་། ནས་རྙིང་དང་སྐམ་སའི་ཤ སྦྲང་རྩི། ཆུ་ཁོལ། སྒ་ཐང་སོགས་ནུས་པ་རྩུབ་པའི་རིགས་བསྟེན་པར་བྱའོ།།

春季因太阳暖和，胃火减弱，培根随之上升，因此要适量食用具有苦、辛和涩等三味的陈旧青稞、产于陆地的动物肉、蜂蜜、开水及姜汤等饮食。

In Spring, due to the warmth of the season, the digestive heat impairs and *badkan* diseases appear. The diet for a person suffering from a *badkan* disease consists of bitter, spicy and puckery food, aged barley, meat from terrestrial animals, honey, hot water and ginger soup.

དཔྱིད་དུས་ཀྱི་སྤྱོད་ལམ།
春季起居
Lifestyle in Spring

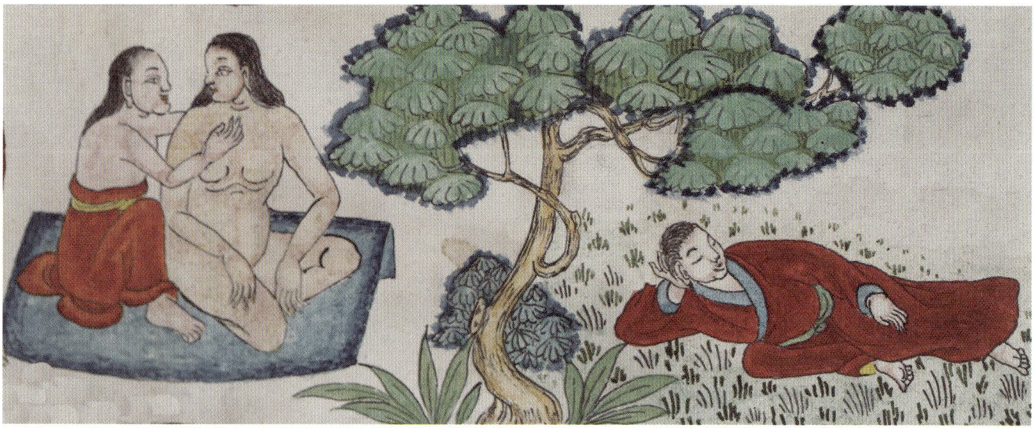

དཔྱིད་དུས་སུ་སྤྱོད་ལམ་རྩོལ་བཅག་རན་པར་བྱ་ཞིང་། དྲིལ་ཕྱིས་བྱེད་པ། དེ་ཞིམ་སྐྱེད་མོས་ཚལ་གྱི་ཉི་གྲིབ་ལ་སྤྲོ་གསེང་བྱེད་པ་སོགས་ལེགས།

春季应适量活动，可用芝麻油涂身并按摩，后用豆粉擦拭；应在花草芬芳的公园阴凉处散心。

Moderate exercise and scrubbing with powdered grains are recommended to pacify *badkan* disease in Spring. It is good to relax under the shade of a fragrant garden for pleasure.

སོ་ཀའི་ཟས་སྐོམ།

季春饮食

Diet in Late Spring

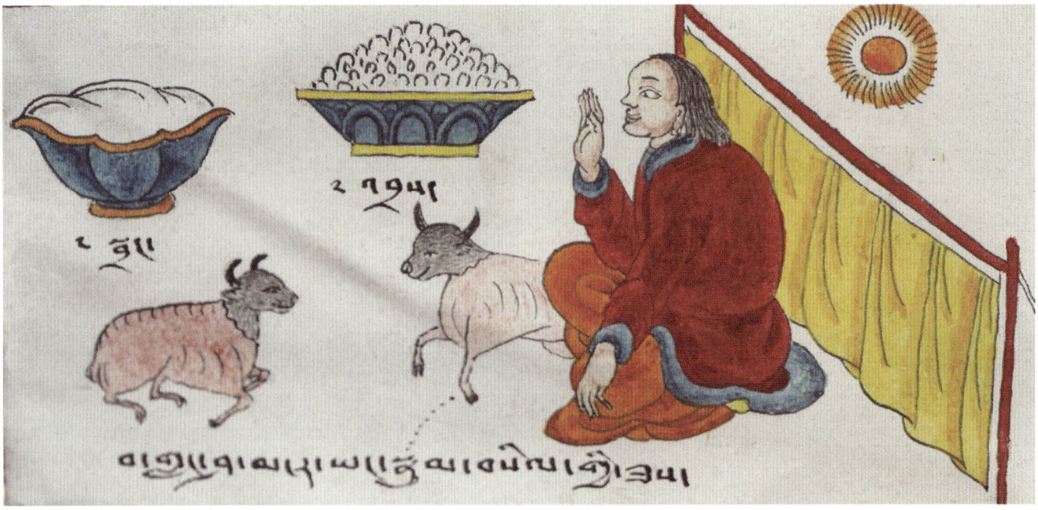

སོ་ཀ་ཉི་འོད་ཚ་དྲགས་པས་ལུས་ཀྱི་སྟོབས་འཕྲོག་ཕྱིར། ཁ་ཟས་རོ་ནུས་མངར་ཡང་སྣུམ་བསིལ་ཅན། འབྲས་ཐུག་དང་། ཆང་ཆུ་བསྲེས་པ་སོགས་བསྟེན་པར་བྱའོ།།

季春时节，太阳较热，体力消耗大，宜食用功能轻、油、凉性而味甘的饮食，如米粥、淡青稞酒等。

The intense heat of late Spring depletes physical strength, it is good to have a sweet taste and light, oily and cool food. Eating rice porridge and drinking barley liquid mixed with cold water are recommended.

སོ་གའི་སྤྱོད་ལམ།

季春起居

Lifestyle in Late Spring

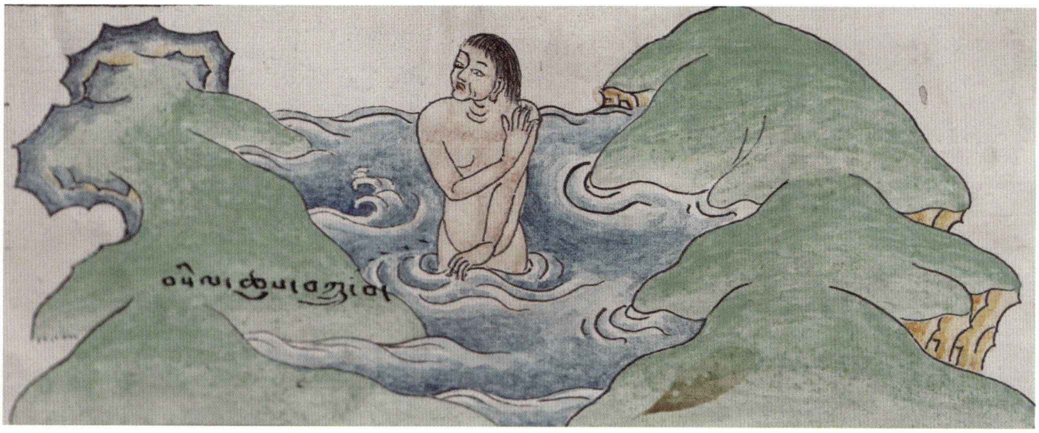

སོ་གའི་དུས་སུ་སྤྱོད་ལམ་རྩོལ་བ་ཆེན་པོ་དང་ཉི་འོད་སོགས་སྤང་། ཆུ་བསིལ་གྱིས་ལུས་བཀྲུ་བ་དང་། གོས་སྲབ་མོ་གྱོན་ཞིང་བསིལ་ཁང་དུ་དྲི་བཟང་བསྟེན་པ་དང་། ཤིང་གྲིབ་དང་ཟི་ཆར། བསེར་བུའི་ངད་དང་ལྡན་པར་བྱའོ།།

季春时节，应避免剧烈活动，不可在太阳下久晒；可用凉水洗浴，着薄衣在清凉的房间、树荫下、清风细雨以及通风佳等处活动。

One must avoid physical exertion and basking in the sun during late spring, instead, taking a cool shower, wearing thin clothes, living in a cool and fragrant house, relaxing under a shady tree with a cool breeze and light drizzle.

དབྱར་དུས་ཀྱི་ཟས་སྐོམ།

夏季饮食

Diet in Summer

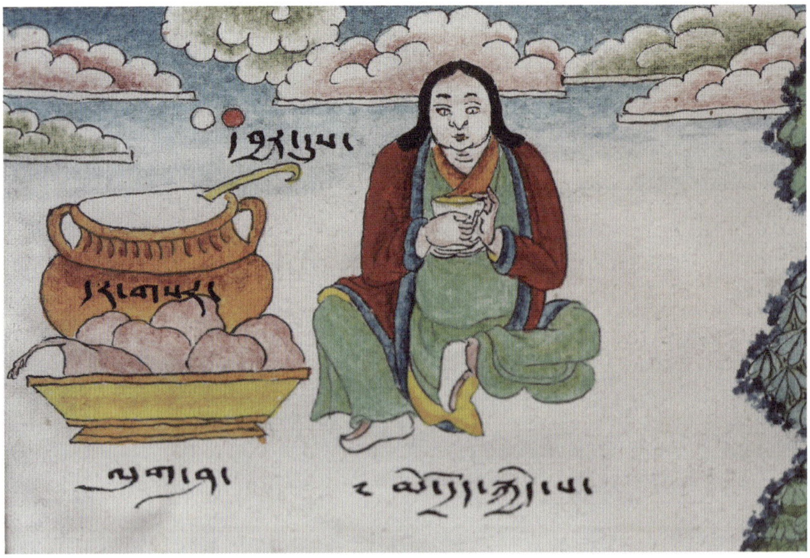

དབྱར་དུས་ཆར་ཆུའི་རླན་གྱིས་མེ་དྲོད་ཉམས་པས་མེ་དྲོད་བསྐྱེད་ཐབས་བྱེད་དགོས་པ་སྟེ། རོ་མངར་སྐྱུར་ལན་ཚ་བ་དང་། ནུས་པ་ཡང་དྲོ་སྣུམ་པའི་ཟས་སྐོམ་དཔེར་ན་དར་བ་གསར་པ་དང་། སྐམ་སའི་འབྲུ་དང་དེ་ལས་བཟོས་པའི་ཆང་སོགས་བསྟེན་པར་བྱའོ།།

夏季，因气候湿润，导致胃火不足，因此要食用甘、酸、咸等味和轻、温、油性的饮食以增加胃火，如新鲜的酪浆、产于旱地的谷物以及用其酿制的青稞酒等。

The humidity caused by rain harms the digestive heat in summer. Thus, any means that generate digestive heat should be undertaken. Diet in summer includes sweet, sour, salty and spicy food. Light, warm and oily food are recommended too, such as fresh butter milk and barley wine brewed from wheat.

དབྱར་དུས་ཀྱི་སྤྱོད་ལམ།
夏季起居
Lifestyle in Summer

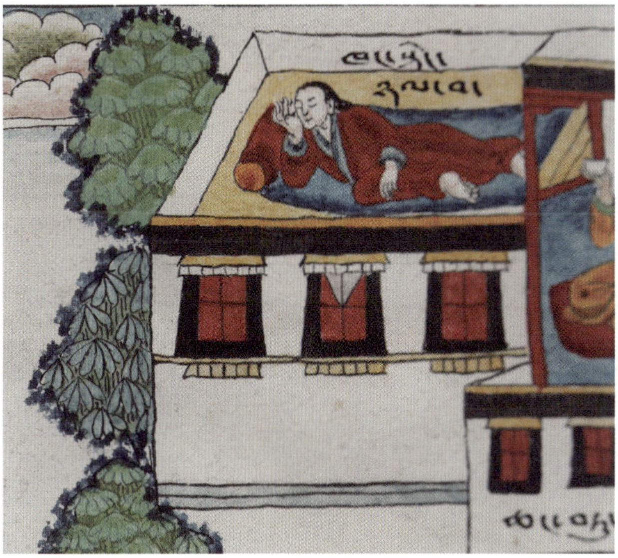

དབྱར་དུས་སྤྱོད་ལམ་བསྟུན་མེད་ཁང་སྟེང་དུ་མ་བསིལ་བར་དལ་བར་སྡོད་དགོས་པའོ།།

夏季，宜在干燥的房顶上乘凉，但不可着凉。

In summer, it is good to stay in the upper floor of a dry house and be cautious of not being too cool.

སྟོན་དུས་ཀྱི་ཟས་སྐོམ།
秋季饮食
Diet in Autumn

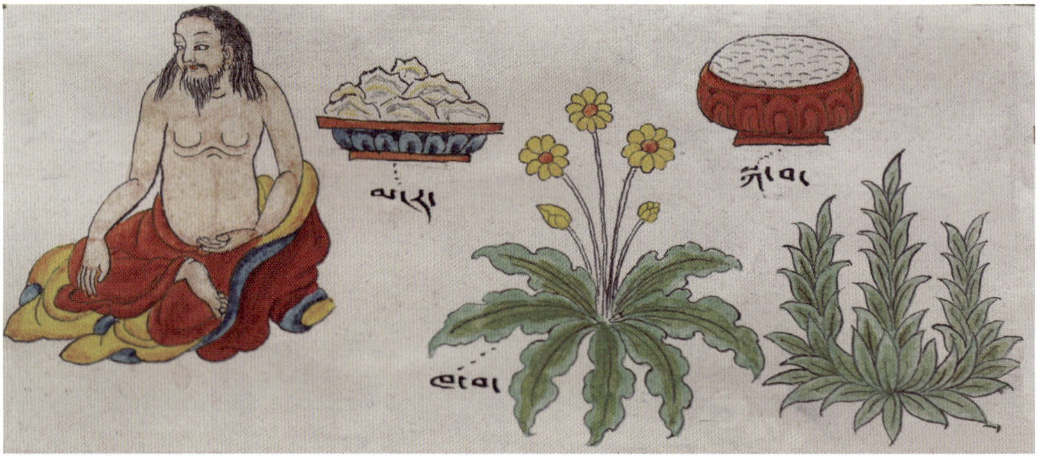

སྟོན་དུས་སུ་དབྱར་དུས་བསགས་པའི་མཁྲིས་ནད་ལྡང་བས། རོ་མངར་ཁ་བསྐ་བའི་ཟས་སྐོམ་བསྟེན་པར་བྱའོ།།

夏季积蓄的赤巴会在秋季发作，因此需食用甘、苦和涩味的饮食。

mKhris pa that accumulates during summer will manifest in Autumn. Thus, one should take a diet with sweet, bitter and puckery tastes.

སྟོན་དུས་ཀྱི་སྤྱོད་ལམ།
秋季起居
Lifestyle in Autumn

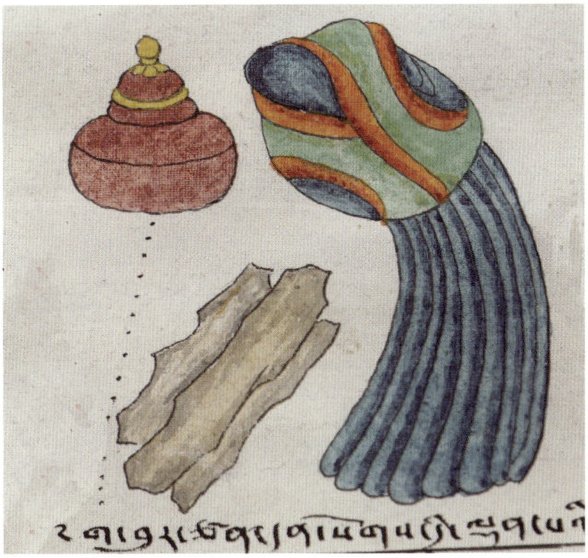

སྟོན་དུས་ག་བུར་དང་། ཙནྡན། ཕུ་ཤེལ་ཙེ་སོགས་ཀྱི་སྤོས་ཆུའི་དྲི་བཟང་དང་ལྡན་པའི་གོས་གྱོན་པའམ་སྤོས་ཆུ་དེ་དག་གིས་ཆག་ཆག་བཏབ་པའི་ཁང་པར་འདུག་པར་བྱའོ།།

秋季，宜着喷洒有冰片、檀香和石斛等香水的衣服，或在喷洒有以上香水的屋子里居住。

In autumn, it is better to wear clothes sprayed with cold water and scented with camphor, sandalwood and dendrobium, or stay in a room filled with these scents.

དགུན་དུས་ཀྱི་ཟས་སྐོམ།
冬季饮食
Diet in Winter

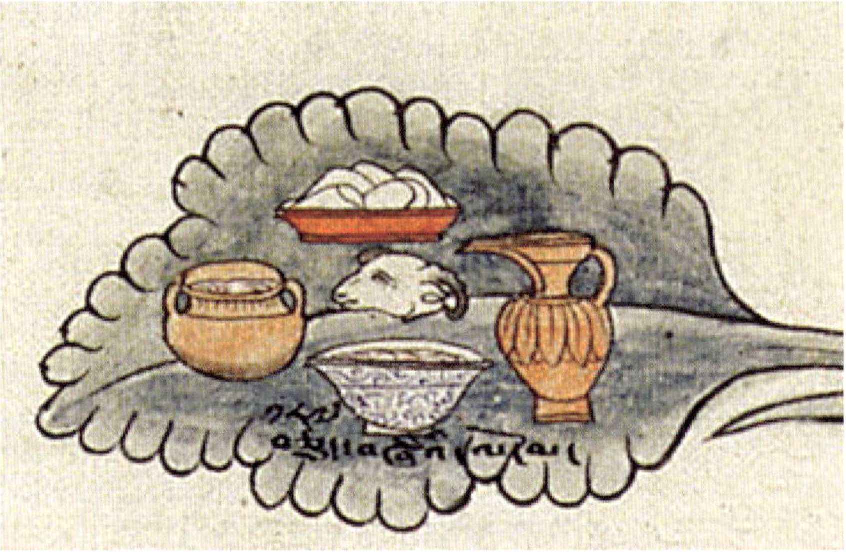

དགུན་དུས་ཕྱི་རོལ་གྲང་བས་བ་སྤུའི་སྒོ་བཀག་སྟེ་ནང་དུ་མེ་དྲོད་འབར་བས་ཟུངས་མི་ཉམས་པའི་ཆེད། རོ་མངར་སྐྱུར་ལན་ཚ་ཞས་ཆེ་ཅན་ཤ་ཁུ་འོ་མ་སོགས་སྣུམ་བཅུད་ཀྱི་ཟས་སྐོམ་རིགས་བསྟེན་པར་བྱའོ།།

冬季，室外气候寒冷，身体毛孔闭塞，体内胃火较旺。为保持元气，应该食用一些酸、咸和甘等味的油性营养的食物，如肉汤奶制品等。

During winter, due to the severe cold, the body pore closes which results in an elevation of digestive heat. To maintain the physical strength, one should take a diet consisting of sweet, sour and salty tastes, meat broth, milk and oily foods.

དགུན་དུས་ཀྱི་སྤྱོད་ལམ།
冬季起居
Lifestyle in Winter

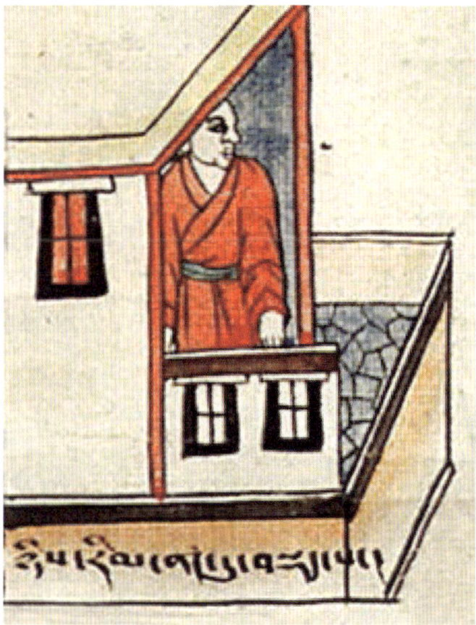

དགུན་དུས་པགས་པའི་གོས་ལྷམ་གྱོན་ཞིང་། མེ་དང་ཉི་མར་རན་པར་བསྲོ། ཉིས་རིམ་ཅན་གྱི་ཁང་པར་འདུག་སྐྱེ་ཏིལ་མར་གྱིས་ལུས་ལ་བསྐུ་མཉེ་བྱེད་པ་དང་སྨུམ་ཚུགས་སོགས་བྱའོ།།

冬季，宜穿皮衣皮鞋，适当晒太阳或烤火取暖；宜住在内外两层的暖室里，用芝麻油涂身并进行按摩。

In winter, people should wear leather clothes and shoes, sit close to the fire, expose in the sun, stay in a house with two layers and massage with sesame oil.

དུས་དང་བསྟུན་པའི་ཟས་སྐོམ་གྱི་རོ།
因时饮食之味
Tastes of the Diet During Four Seasons

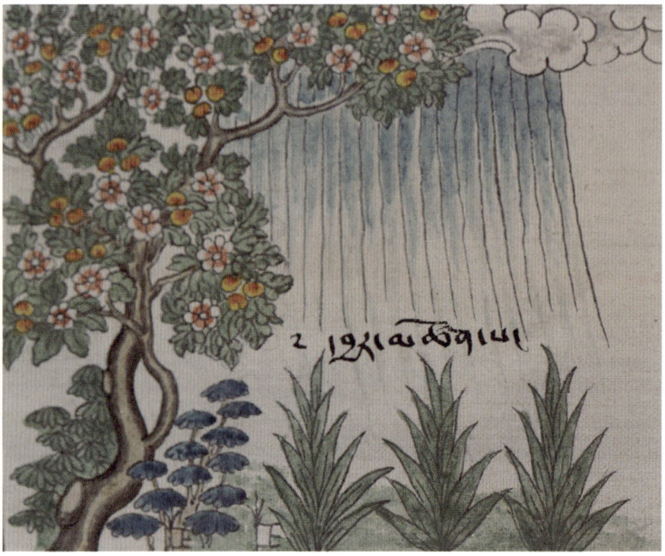

མདོར་ན། དབྱར་དགུན་ཟས་སྐོམ་རོ་མངར་སྐྱུར་ལན་ཚ་གསུམ་དང་། དཔྱིད་ཀར་ཁ་ཚ་བསྐ་གསུམ། སོ་ག་མངར་བ། སྟོན་ཀ་མངར་ཁ་བསྐ་གསུམ་བསྟེན་པར་བྱའོ།།

原则上，冬夏宜选用甘、酸和咸味的饮食，春季选用苦、辛和涩味的饮食，季春时节选用甘味饮食，秋季则选用甘、苦和涩味的饮食。

In brief, the sweet, sour and salty tastes should be consumed during winter and summer, whereas the bitter, spicy and puckery tastes should be consumed in spring, and sweet tastes should be taken during late spring, while sweet, bitter and puckery tastes are recommended in autumn.

དུས་དང་བསྟུན་པའི་ཟས་སྐོམ་གྱི་ནུས་པ།

因时饮食之性

Efficacies of the Diet During Four Seasons

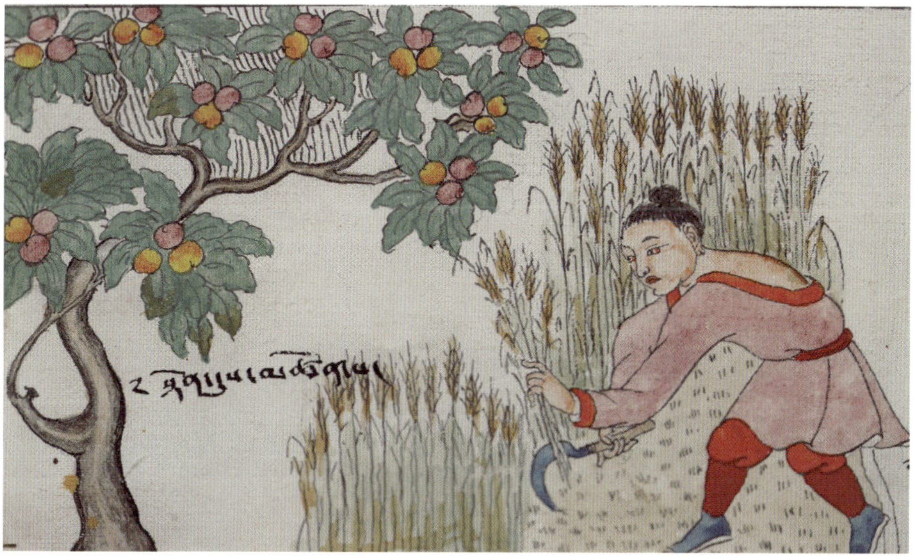

དབྱར་དུས་དང་དགུན་དུས་ཟས་སྐོམ་ནུས་པ་དྲོ་བ་དང་། དཔྱིད་དུས་རྩུབ་པ། སོ་ག་དང་སྟོན་ཀར་བསིལ་བ་བསྟེན་པར་བྱའོ།།

选择饮食时，冬夏两季要以温热为主，春季以温性饮食，季春和秋季则以凉性为主。

Food and drink with warm quality should be taken during the winter and summer, while those with rough qualities should be taken in spring, and those with cool qualities should be taken during late spring and autumn.

དབྱར་དགུན་སོ་སོར་གཟབ་དགོས་པའི་སྤྱོད་ལམ།

夏冬两季注意事项

Be Cautious of the Lifestyle During Summer and Winter.

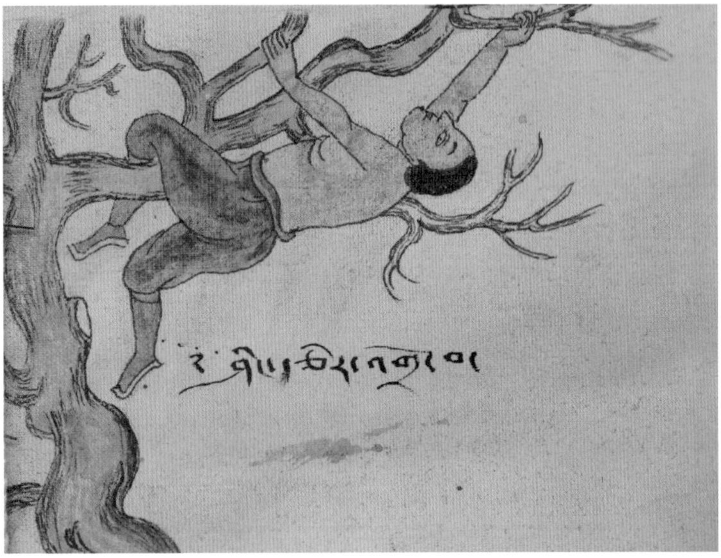

དབྱར་ཁ་གད་སྟེང་དུ་འགྲོ་བ་དང་དགུན་ཁ་ཤིང་སྟེར་འཛེག་མི་རུང་། གང་ལགས་ཤེ་ན། དབྱར་ཁ་ཆར་རྒྱུས་ས་སོབ་ཆགས་ནས་གད་པ་ཉིལ་སླ་བ་དང་། དགུན་ཁ་གནམ་གཤིས་སྐམ་ཤས་ཆེ་བས་ཤིང་གི་ཡལ་ག་ཕྲོབ་པོར་གྱུར་ནས་འཆག་སླ་བས་སོ།།

夏季不可攀登断岸、断岩，因为夏季经常下雨使土地变得松软，容易断塌；冬季不可攀爬树木，因为冬季比较干燥，树枝脆而不坚容易折断跌伤。

One must avoid climbing on a precipice in summer owning to the loose earth and easily collapsed cliff caused by rain. One must avoid climbing to the top of the tree in winter because they are relatively dry and their branches are easily fractured.

ཉི་མ་ལྷོ་བགྲོད་སྐབས་ཀྱི་སྤྱོད་ལམ།

太阳南行时的起居

Lifestyle When the Sun Moves Southward

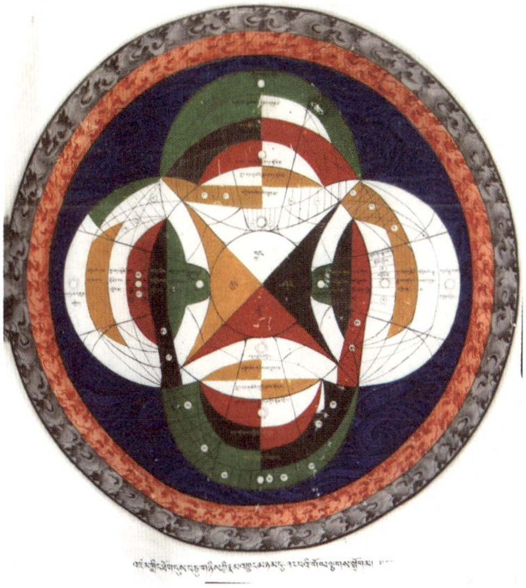

ཉི་མ་ལྷོ་བགྲོད་རིང་། བསིལ་བའི་སྟོབས་ཀྱིས་ཚ་བ་ཞི་སྐྱེ་ཟུངས་སྟོབས་འཕེལ། ཆར་ཆུའི་བརླན་གྱིས་མེ་དྲོད་ཉམས་པས་མེ་དྲོད་སྐྱེད་པའི་ཟས་སྤྱོད་དང་སེ་འབྲུ་དྭངས་གནས་སོགས་བདེ་སྲུང་སྨན་བསྟེན་དགོས།

夏至起太阳始南行，太阴之力增加，太阳之力减弱，雨水浸润大地，热能和胃火逐渐变弱，应多食用助升胃火的饮食，服用石榴健胃散等保健药。

Starting from the summer solstice, the sun begins to move southward. The heat is pacified due to the coolness, and the physical strength increases, digestive heat is impaired by moisture of rain. One should rely on food that helps to increase digestive heat and take supplemental medicines such as *Se dru dang ney*.

ཉི་མ་བྱང་བགྲོད་སྐབས་ཀྱི་སྤྱོད་ལམ།

太阳北行时的起居

Lifestyle When the Sun Moves Northward

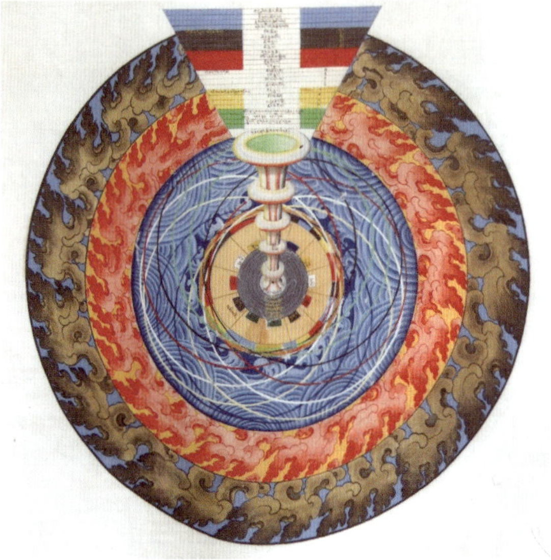

ཉི་མ་བྱང་བགྲོད་རིང་། ཕྱི་སྣོད་དང་ནང་བཅུད་ཀུན་རིམ་བཞིན་རྣོ་ཚ་རྩུབ་པའི་ངོ་བོར་འགྱུར་བས་ཟུངས་སྟོབས་གསོ་བའི་ཟས་སྤྱོད་སྣུམ་བཅུད་རིགས་བསྟེན་དགོས།

冬至起太阳始北行，万物之锐、热和涩等性逐渐增长，应多食具备油性营养的饮食以增加元气。

Starting from the winter solstice, when the sun begins to move northward, the cosmic energy becomes sharp, hot and rough. One should take oily and nutritious diet to sustain the physical strength.

རླུང་ནད་ཅན་གྱི་སྤྱོད་ལམ།
隆病患者的起居
Lifestyle of Patients with *rLung* Diseases

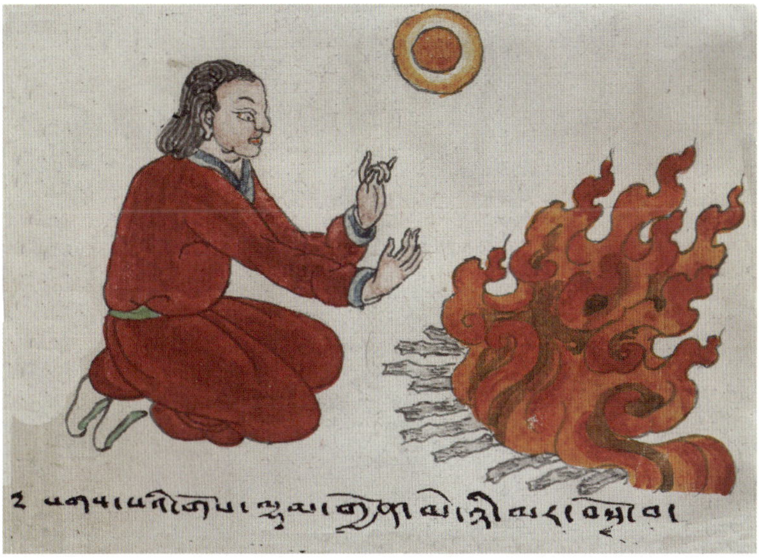

རླུང་ནད་ཅན་གྱི་སྤྱོད་ལམ་ལ་མུན་ཁུང་དྲོ་བའི་གནས་སུ་བསྡད་དེ། ཡིད་འོང་གྲོགས་དང་འགྲོགས་ཤིང་ཚིག་སྙན་པ་ཉན་པ། གཉིད་ལོག་པ། གོས་དྲོན་གྱོན་པར་བྱའོ།།

隆病患者，宜在光线较弱的温暖环境中休息或跟情投意合的朋友促膝交谈，衣着应暖和。

For patients with *rlung* diseases, lifestyle such as staying in a dim and warm place, enjoying the companionship of loved ones, listening to pleasant words, sleeping comfortably and wearing warm clothes are recommended.

མཁྲིས་ནད་ཅན་གྱི་སྤྱོད་ལམ།

赤巴患者的起居

Lifestyle of Patients with *mKhris Pa* Diseases

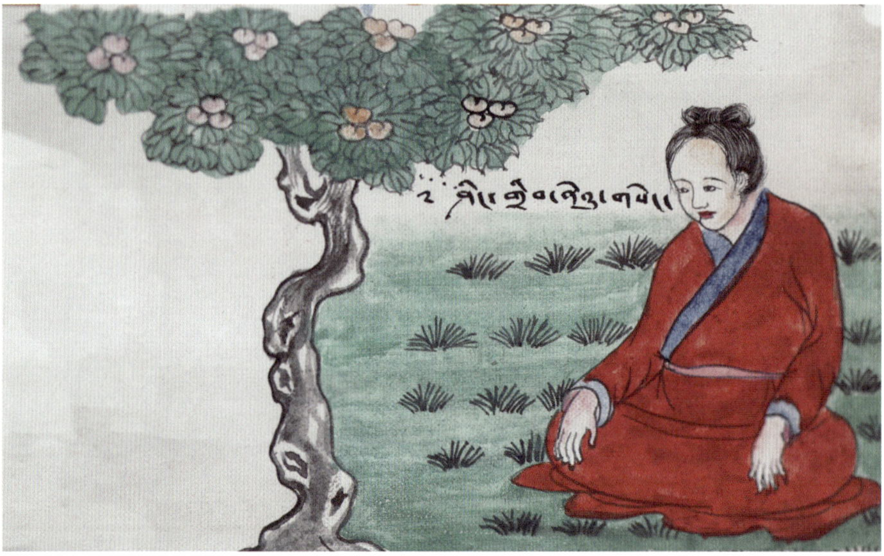

མཁྲིས་ནད་ཅན་གྱི་སྤྱོད་ལམ་ལ་རླུང་བསིར་བུ་ཡོག་ས་དང་། ཤིང་གྲིབ་དང་ནེའུ་གསིང་བསྟེན་ཞིང་། ཡང་ན་ཆུ་འགྲམ་སོགས་བསིལ་བའི་གནས་སུ་ལུས་མ་འཁྲུགས་པར་དལ་བར་སྡོད་དགོས།

赤巴病患者，宜在通风、树荫、草坪或水边等阴凉处休养。

For the patients with *mkhris pa* diseases, lifestyle such as staying in a place where there is cool breeze, shade and a lush green meadow or relaxing in a cool place like on the bank of river or lake are recommended.

བད་ཀན་ནད་ཅན་གྱི་སྤྱོད་ལམ།
培根病患者的起居
Lifestyle of Patients with *Badkan* Diseases

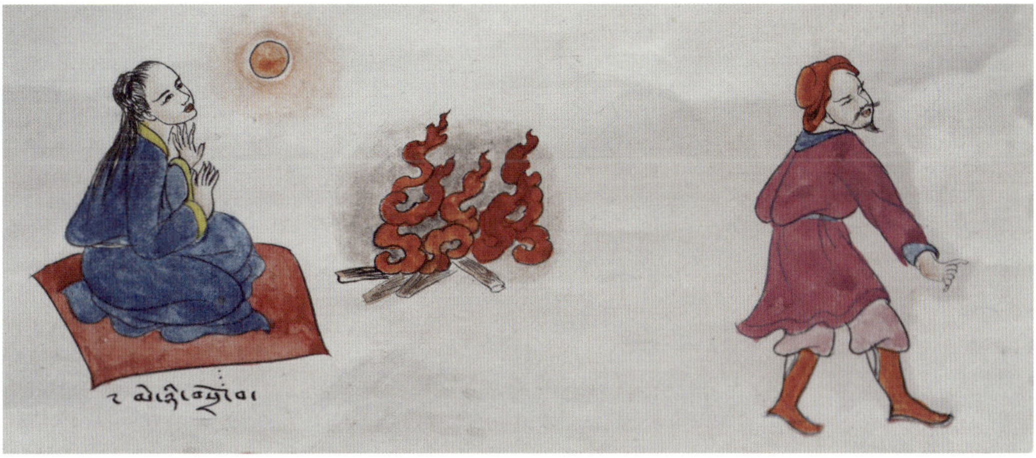

བད་ཀན་ནད་ཅན་གྱི་སྤྱོད་ལམ་ལ་མེ་དང་ཉི་མར་བསྲོ་ཞིང་གོས་དྲོན་གྱོན་པ། སྐམ་སར་ལུས་སེམས་གཉིས་ཀ་རྩོལ་སྦྱོང་བྱ་ཞིང་། ཉིན་པར་གཉིད་མི་ལོག་གོ།

培根病患者，宜多烤火或晒太阳，衣着暖和；在干燥的地方锻炼，白天不宜入睡。

For the patients with *badkan* diseases, lifestyle such as keeping warm with a fire or basking in the sun, wearing warm clothes, doing physical and mental exercises in dry places are recommended. Avoid sleeping during the day time.

བཞི་པ། དབང་པོའི་བདེ་སྲུང་སྐོར།

四、五官保健

Ⅳ Care of Sensory Organs

དབང་པོའི་སྤྱོད་ལམ།

五官的注意事项

Tips For the Five Sensory Organs

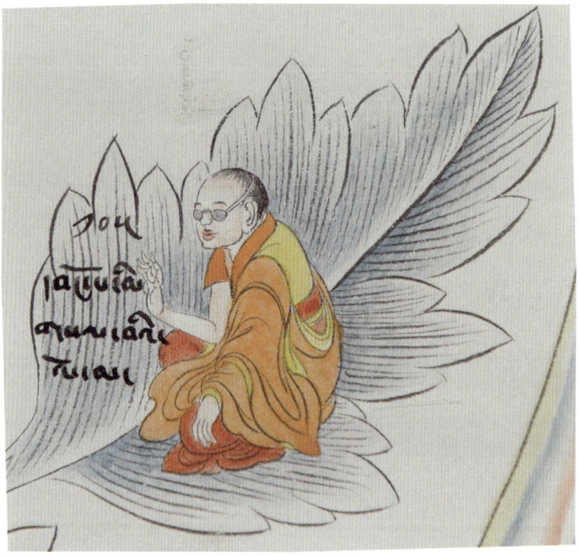

ལྕེ་ལ་སོགས་པའི་དབང་པོ་རྣམས་རང་རང་གི་ཡུལ་རྣམས་ལ་ལོངས་མི་སྤྱོད་པའམ། ཡང་ན་རང་རང་གི་ཡུལ་ལ་ཧ་ཅང་ལོངས་སྤྱོད་དྲག་པའང་མི་བྱེད་པར་ཉམས་བདེ་འཚམས་པར་སྤྱོད་དགོས།

眼、耳、鼻、舌和身等五官，不能不使其发挥作用，也不能过度使用令其疲困。

Engagement of the tongue and other sensory organs should not be underused and overused, instead, use them happily and appropriately.

མིག་སྨན་བསྙེན་པ།

眼药水

Using Eye Drops

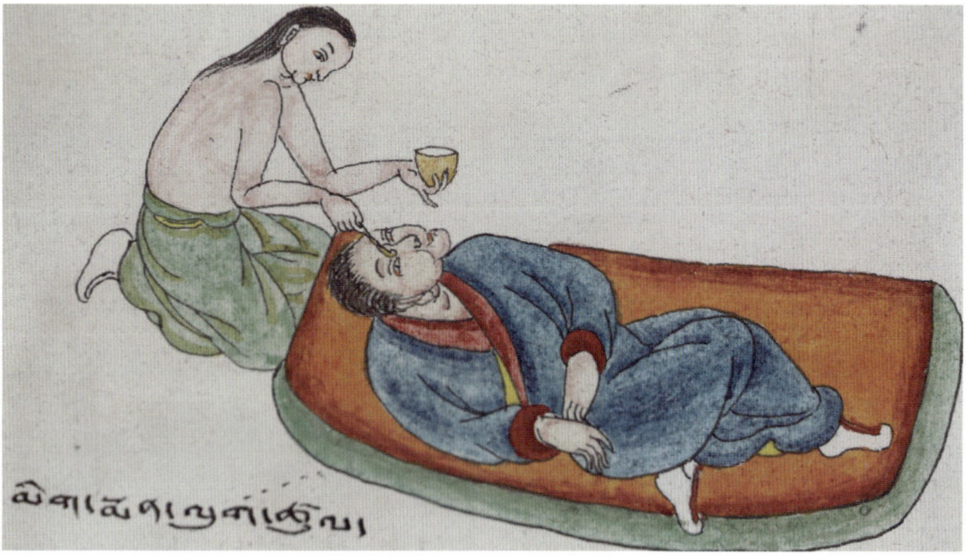

དབང་པོ་མིག་ནི་མེའི་རང་བཞིན་དུ་གནས་པས་མིག་སྨན་སྐྱེར་པའི་ཁཎྜ་དུས་རྟག་ཏུ་ཞག་བདུན་བདུན་ལོན་ཚེ་ཉིན་རེ་བཞིན་མིག་ཏུ་བླུགས་པས་མིག་གསལ་བ་སོགས་བདེ་སྲུང་ལེགས་ཤིང་མིག་ནད་སེལ།

眼睛属火性，每隔七天点一次小蘗膏眼药，可起到明目作用，有助于眼保健。

The eyes are of the nature of fire, in order to improve vision, maintain eye health and cure eye diseases. One should use eye drops prepared from the concentrated decoction of *skyerpa* once a week.

མིག་གི་བདེ་སྲུང་།

眼保健

Eye Care

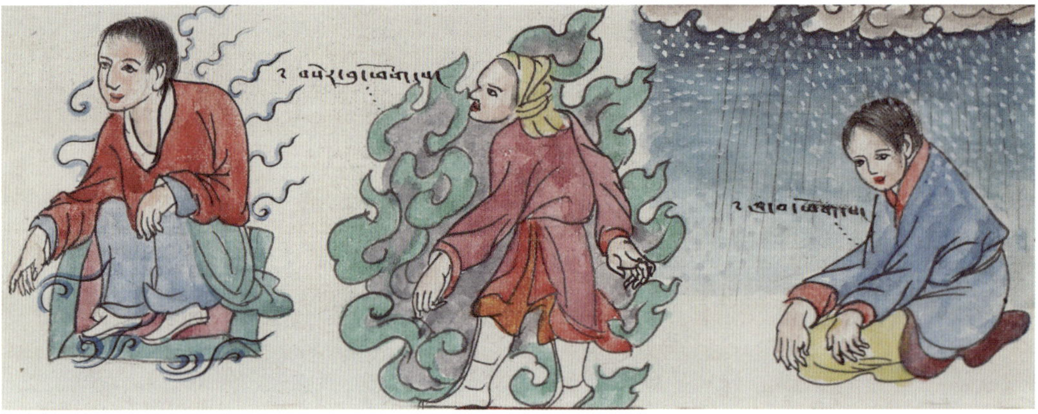

མིག་གིས་གློག་དང་ཉི་མ་ལྟ་བུ་འོད་མདངས་ཆེ་བའི་འཁྲིས་སུ་བཅར་ནས་བལྟ་རྒྱུ་མེད་པ། དཔེ་དེབ་སོགས་བལྟ་དུས་ཀྱང་བར་ཐག་ཧ་ཅང་ཉེ་དྲགས་མི་རུང་བ་སོགས་མིག་ལ་གནོད་པའི་སྤྱོད་ལམ་སྤང་དགོས།

应避免强光灯、太阳底下看书以及近距离看书等危害眼睛的不良行为。

One must avoid looking directly towards bright lamplight and the sunlight, do not read books up close and avoid activities that are harmful to the eyes.

མིག་ནད་ཀྱི་སྔོན་འགོག
眼疾的预防
Prevention of Eye Diseases

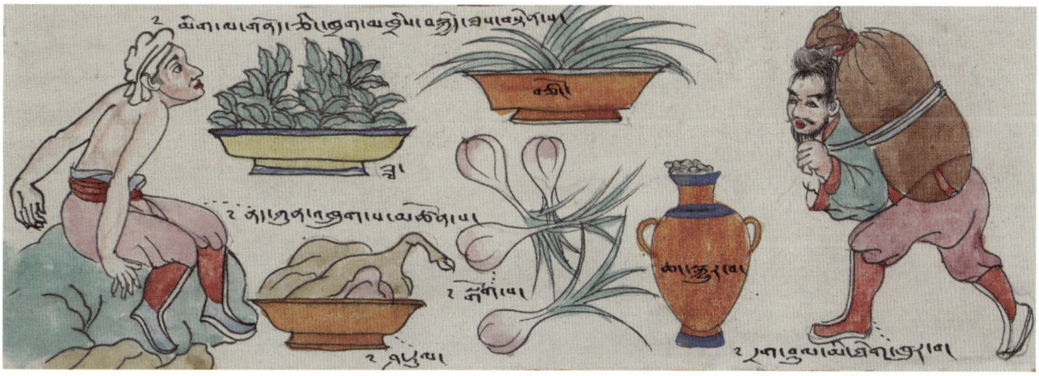

མིག་ནད་སྔོན་འགོག་བྱ་ཆེད། ཤ་རུལ་བ་དང་། བཙོང་སྒོག ཆང་སྐྱུར་སོགས་མིག་ལ་གནོད་ཅིང་ཁྲག་མཁྲིས་སྐྱེད་པའི་ཟས་དང་། སྒྱིད་ལམ་དྲག་ཤུལ་གྱི་ལས་དང་། ལྗིད་ཅན་ཁུར་བ་དང་འདེགས་པ་སོགས་སྤང་དགོས་ལ། དུ་བ་དང་། བསེར་བུ། ཁ་བ། ཉི་འོད། མཚོན་སོགས་མིག་ལ་མ་ཕོག་པར་གཟབ་དགོས།

忌腐烂的肉类、葱蒜、酸青稞酒等危害眼睛及引起血和赤巴增多的饮食，避免用力过猛、抬举或背负重物、烟熏、风袭、冰雪反光、强光照以及被物器击伤眼睛等。

To prevent eye diseases, avoid foods that are harmful to eyes or cause excessive blood and *mkhris pa* such as decayed flesh, onion, garlic and sour highland barley wine. Avoid overexerting and carrying heavy things, as well as smoke from fumigation, windstorms, reflection on ice and snow, external injuries and strong light going directly into the eyes.

སྐྱ་འགྲིབ་གཤགས་བཅོས་མི་རུང་བ།

不宜进行白内障手术者

Unsuitable Situations for Cataract Surgery

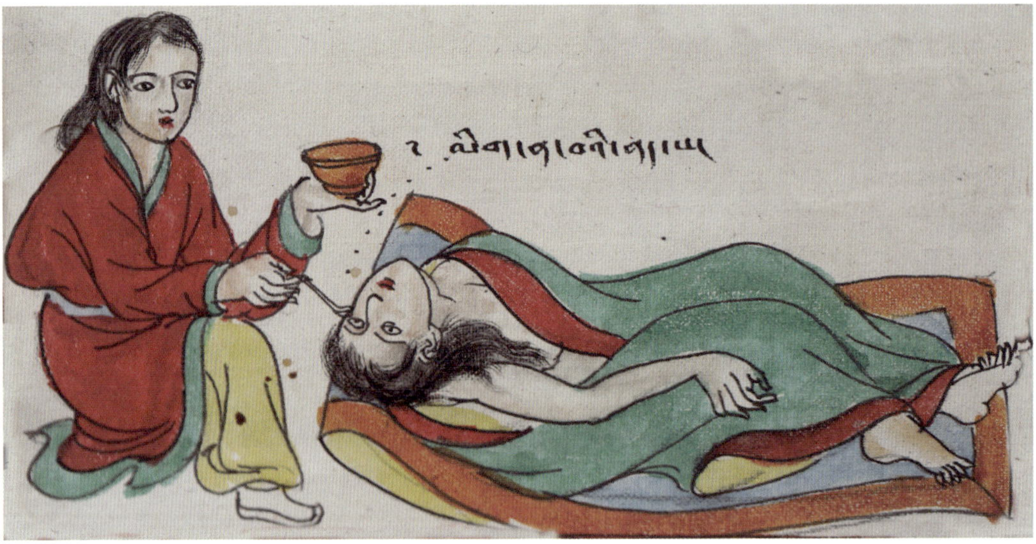

མིག་ནད་སྐྱ་འགྲིབ་གཤགས་བཅོས་མི་རུང་བ་ནི། གློ་ནད་དང་ཆམ་པས་བཏབ་པ། མ་ཞུ་བའི་འབྲུ་སྐྱུག་གི་ནད་ཡོད་པ། མགོ་གཟེར་གྱི་ནད་ཡོད་པ་སོགས་དང་། ལུས་ཁམས་ལ་དགྲ་དང་བ། སྤར་ཁ་ལི་ལ་བབས་པ་བཅས་ཀྱི་དུས་སོ།།

肺病、感冒及消化不良引起的腹泻、呕吐和头痛以及五行处于衰弱状态和八卦处于离卦时的患者不宜进行白内障手术。

The patients with lung diseases, common cold, diarrhea, vomitus caused by indigestion, headache, as well as when the five elements are in weak state and when the eight trigrams are in fire, avoid conducting cataract surgery.

སྣའི་བདེ་སྲུང་།

鼻保健

Nose Care

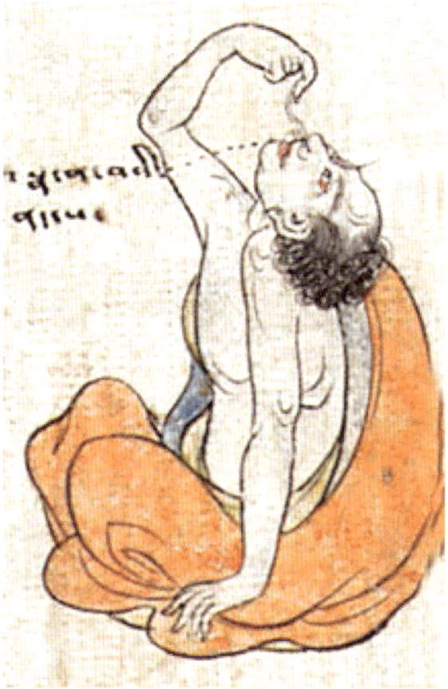

སྣ་སྤུར་ཕྱི་རྡོས་ཀྱི་ཐལ་རྡུལ་སོགས་འཛིན་པའི་ནུས་པ་ཡོད་སྟབས། དེ་ཉིད་མང་དུ་བཏོག་ཚེ་སྣ་ནད་མང་པོ་ཞིག་སློང་གི་ཡོད་ལ། ཆམ་རིམས་སོགས་ཀྱང་ཐོག་སླ་བས་གང་བྱུང་དུ་བཏོག་མི་རུང་།

鼻毛有阻挡外部微尘的作用，如常拔鼻毛易引发鼻炎等疾病，且易患感冒。因此，不能随意拔鼻毛。

Nostril hair has the function of blocking external dust, if one pulls out too often, it is easier to get more nasal diseases and get cold.

ལྔ་པ། ཁྲུས་དང་རྩོལ་སྒྲུབ་སྦྱོང་ལས་སྐོར།

五、合理的运动与洗浴

V　Bathing and Proper Exercise

རྩོལ་བཅག་གི་ཕན་ཡོན།

适当运动的好处

Benefits of Proper Exercise

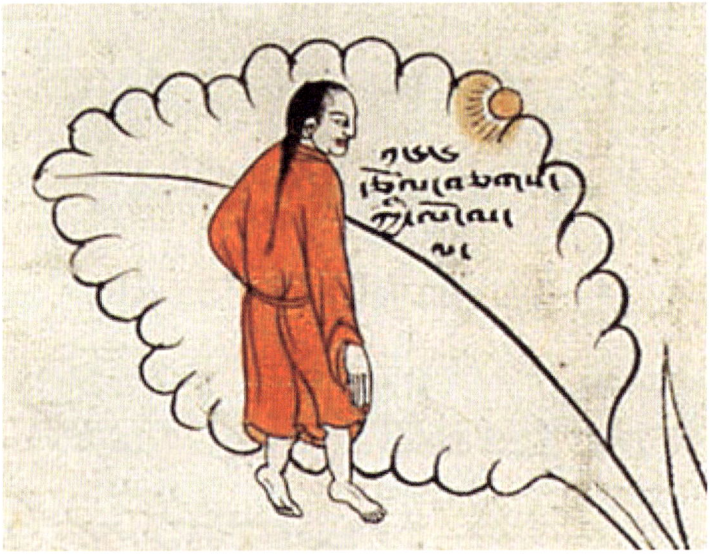

ཡང་དག་པའི་རྩོལ་བ་སྤྱད་པས་ལུས་ཡང་ཞིང་ཚིལ་འབྲི་བ་དང་། ལུས་ཀྱི་སྐྱེ་མཆེད་གཙང་ཞིང་མེ་དྲོད་སྐྱེད་པར་བྱེད་ལ། ལུས་མཁྲེགས་པ་དང་ལུས་དག་ཡིད་ཀྱིས་ལས་བྱེད་ནུས། འོན་ཀྱང་རྩོལ་སྤྱད་དེ་ཧ་ཅང་ཐལ་དྲགས་ན་ལོག་པའི་སྐྱོན་དུ་འགྱུར།

适当运动会起到身体轻盈、减肥、助消化、强身健体等作用，但是运动过量，则不利于健康。

Proper physical exercise produces lightness of the body, burning of fats, purified progressive condition, promoting digestive heat, improving muscle tone and efficiency in the discharge of activities. Though, intense exercise may prove counterproductive.

དྲག་སྤྱོད་བྱེད་མི་རུང་བའི་མི།

不宜剧烈运动的人群

People that are Not Suited for Intense Exercises

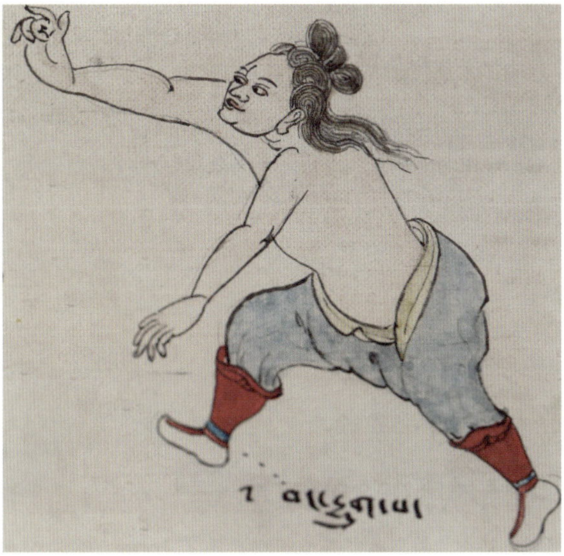

རྒན་པོ་དང་། བྱིས་པ། རླུང་ནད་ཅན་དང་མཁྲིས་པའི་ནད་ཅན། དེ་གཉིས་ཀ་ལྡན་པའི་ནད་ཅན་གྱི་མི་རྣམས་ཀྱིས་རྩོལ་སྦྱོང་ཤུགས་དྲག་སྤང་བར་བྱ་དགོས།

老人、小孩、隆病患者、赤巴病患者和隆赤巴病患者应避免高强度的运动。

The seniors, children and patients with *rlung, mkhris-pa*, and *rlung-mkhris pa* diseases should avoid intense physical exercises.

རྩོལ་སྦྱོད་བྱེད་འོས་པའི་མི།

适宜运动的人群

People that are Suited for Exercises

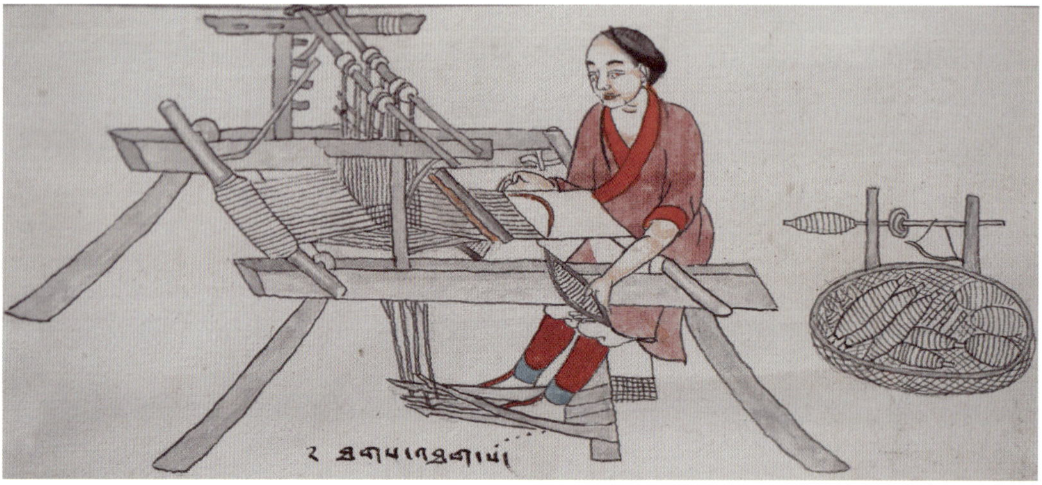

སྟོབས་དང་ལྡན་ཞིང་ཁ་ཟས་སྣུམ་བག་ཤས་ཆེར་ཟ་བ་རྣམས་ཀྱིས་དགུན་དང་དཔྱིད་ཀའི་དུས་སུ་རྩོལ་སྦྱོད་བྱ་ཞིང་། ལྷག་པར་དུ་བད་ཀན་ཅན་གྱི་མིས་རྩོལ་བཅག་འབད་པས་བསྟེན་པར་བྱ་དགོས།

身强力壮并喜食油性食物者，应在冬春两季积极运动，培根型体质者更应加强运动。

Proper physical exercises are recommended in winter and spring for those who are physically strong, eat oily food and have a *badkan* constitution.

ཁྲུས་ཀྱི་ཕན་ཡོན།

洗浴的益处

Benefits of Bathing

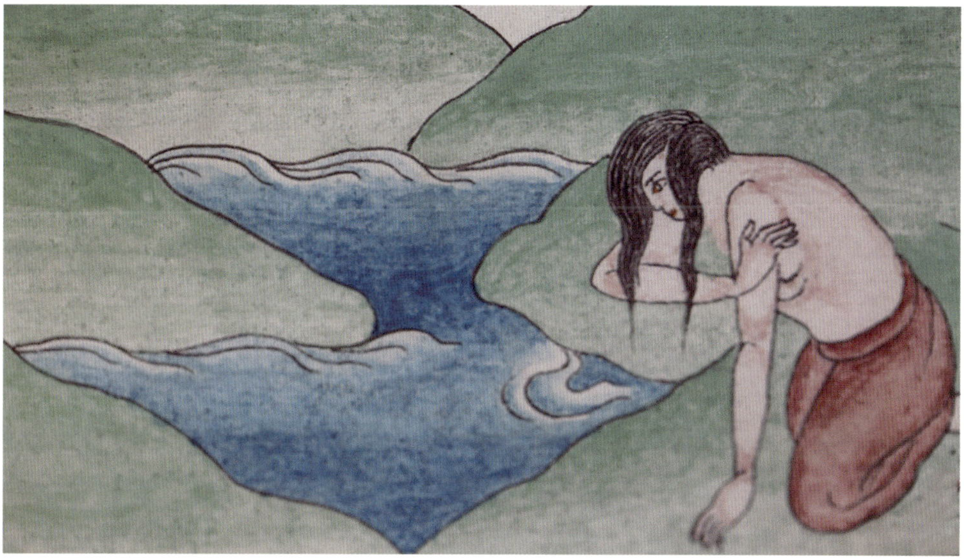

རྒྱུན་དུ་ཁྲུས་བྱས་ན་རོ་ཙ་བ་དང་། དྲོད་དང་སྟོབས་ཆེ་བ་དང་གཟི་མདངས་བསྐྱེད་པ། ཕགས་པ་གཡའ་ཞིང་རྩུབ་པ་དང་། དྲི་ང་ཞིང་སློམ་པ། ཁ་སྐོམ་པ། དབང་པོ་རྣམས་ཀྱིས་ཡུལ་འཛིན་མི་ནུས་པ། ལུས་ཚ་བ་རྣམས་སེལ།

经常洗浴，可起到增强性能力、增加身体热量、增强体质、提升精神、焕发容光等作用，亦可消除身体发痒、异味、口渴、五官功能减弱和身体不适等症状。

Frequent bathing can increase sexual potency, generate body heat, enhance the physique, brighten the facial complexion and eliminate many problems including itching, sweating, unpleasant body odor, laziness, thirst, loss of sensory and excess body heat.

ཆུ་དྲོན་གྱིས་མགོ་བཀྲུ་མི་རུང་ཚུལ།

热水洗头的危害

Do Not Wash Hair with Hot Water

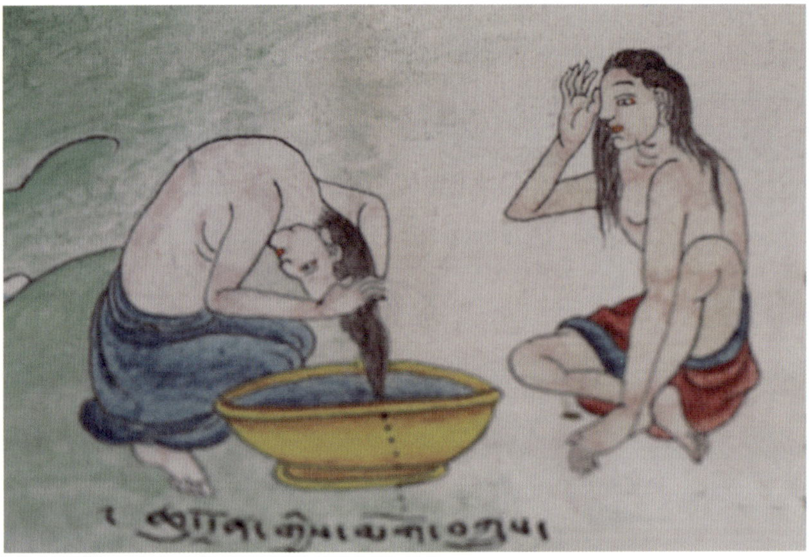

ཆུ་དྲོན་ (འགའ་ཞིག་གིས་རང་བྱུང་ཆུ་ཚན་ལ་བཞེད) གྱིས་མགོ་བོ་བཀྲུས་ན་སྐྲ་བྱི་བ་དང་། མིག་ལ་ལྷག་པར་དུ་གནོད་ཅིང་སྟོབས་འགྲིབ་པར་བྱེད།

热水（又言温泉）洗头，会引起脱发，尤其对眼睛有危害，且使身体虚弱。

Washing the head with hot water (or natural hot spring) causes the hair loss, particularly it harms eyes and weakens the strength.

སྐར་མ་རི་ཥི་ཤར་སྐབས་ཁྲུས་བྱེད་པ།

澄水星出现时沐浴的好处

Bathe When Star *Ri ki* Appears

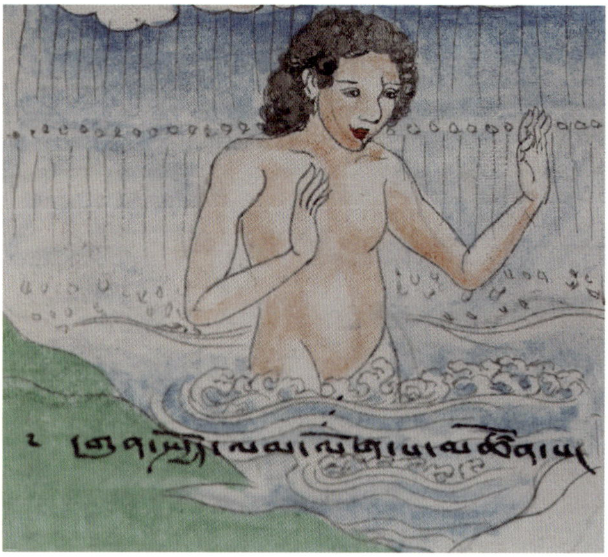

སྐར་མ་རི་ཥི་འཆར་བའི་ཞག་བདུན་རིང་། ཆུ་རྣམས་བདུད་རྩིའམ་སྨན་ཆུ་ལྟ་བུར་འགྱུར་བས། དེའི་རིང་ཁྲུས་བྱས་ན་ནད་རིགས་སྔོན་འགོག་དང་ལུས་ཁམས་བདེ་ཐང་སོགས་ཀྱི་ཕན་ཡོན་འབྱུང་བས་ཆབ་ཞུགས་དུས་ཆེན་ཡང་ཟེར།

相传在澄水星出现的七天内一切水皆为甘露，入水沐浴能祛病消障，故被称为沐浴节。

During the seven days when Star *ri ki* appears in the sky, it is said that all water can become nectar. Bathing during these days can prevent and cure diseases, also benefit for health. Hence, it is called the bathing festival.

ཁྲུས་སྤང་ཡུལ།

禁止洗浴的情况

Conditions That are Not Suitable for Bathing

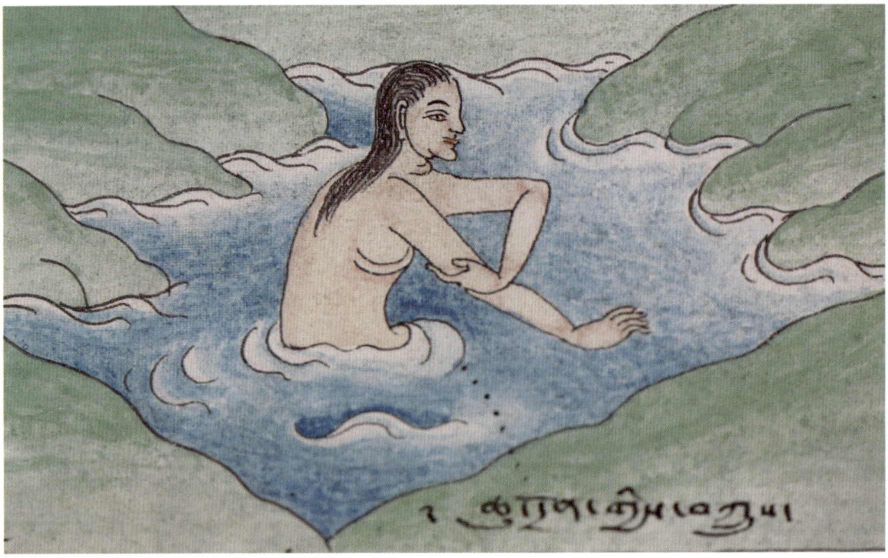

ཚད་པས་འཁྲུ་བ་དང་། ལྟོ་བ་སྦོས་པ། ཆམ་པ། མ་ཞུ་བ། སྣ་ནད་དང་མིག་ནད། ཟས་ཟོས་མ་ཐག་པ་རྣམས་ལ་ནི་ཁྲུས་སྤང་བར་བྱའོ།།

热泻、腹胀、感冒、消化不良、眼鼻患者，以及刚吃完饭切忌洗浴。

People with tropical diarrhea, abdominal distention, cold, indigestion or eye and nasal diseases shouldn’t bathe. Moreover, one should avoid bathing right after meals.

དྲུག་པ། གཉིད་དང་ཉལ་པོའི་སྤྱོད་ལམ་སྐོར།

六、睡眠与性生活

Ⅵ　Sleep and Sex Activities

ཉིན་པར་གཉིད་ལོག་པའི་སྐྱོན།

白天睡觉的危害

Disadvantages of Sleeping During the Day

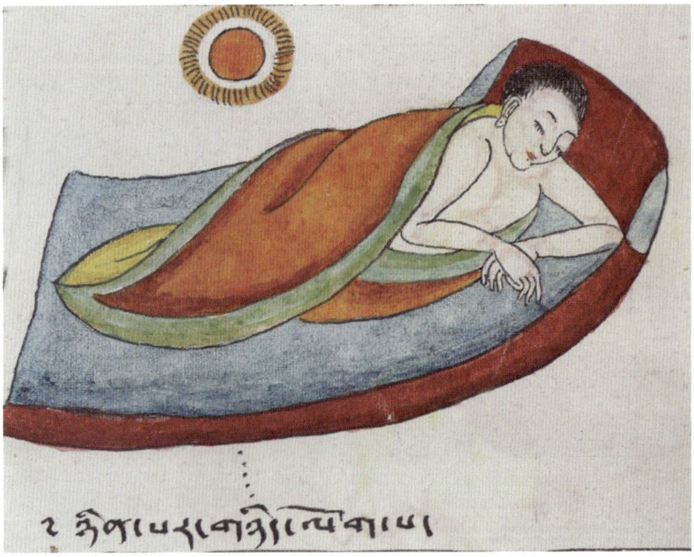

སོ་ག་མ་ཡིན་པའི་དུས་སུ་ཉིན་པར་གཉིད་ལོག་ན་བད་ཀན་བསྐྱེད་ཅིང་སྐྱ་སོབ་ཏུ་སྐྲངས་པ་དང་། ཞེས་པ་རྫོངས་བག་ཏུ་འགྱུར་ཞིང་། མགོ་ན་ལ་སྙིད་པ་སྐྱུར་བ་དང་། ཆམ་པ་དང་རིམས་ལ་སོགས་པའི་ནད་ཀྱིས་འདེབས་པར་འགྱུར།

季春以外时节，若在白天睡觉会使培根增加，易导致虚肿、头脑昏沉、头痛、慵懒，以及感冒等症状出现。

Except for late spring, sleeping during the daytime can aggravate *badkan* and cause swelling, dizziness, headache, laziness, cold and epidemics etc.

ཉིན་པར་གཉིད་ལོག་དགོས་པའི་རིགས།

白天适宜睡觉的人群

People Suited for Sleeping During the Day

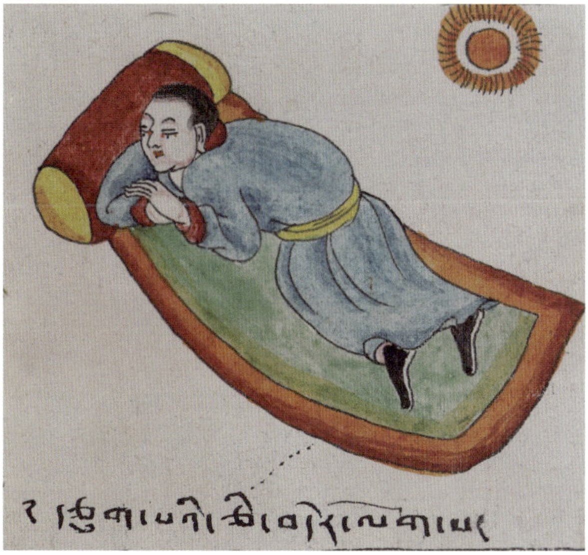

དམིགས་བསལ་དུ་ཆང་གིས་ར་རོ་བ་དང་སྟོབས་ཟད་པ། མྱ་ངན་གྱིས་ཉོན་པ། རྩོལ་བས་དུབ་པ། སྨྲ་བ་ཤིན་ཏུ་མང་བ། རྒས་པ་དང་འཇིགས་ཤིང་སྐྲག་པའི་མི་རྣམས་ནམ་ཟླ་སོ་གའི་དུས་སུ་ཉིན་པར་གཉིད་ཙུང་ཟད་ལོག་དགོས།

酩酊大醉、精力衰损、忧伤过度、劳累过度、多语、年老、受惊吓等人在季春时节(藏历 3、4 月份) 的白天适当睡觉有利于健康。

People who are drunk, suffering loss of energy, in great sorrow, overworked, talkative, being older or frightened can sleep moderately during daytime in late spring.

གཉིད་གསོབ་པ།

补睡

Making Up for Lack of Sleep

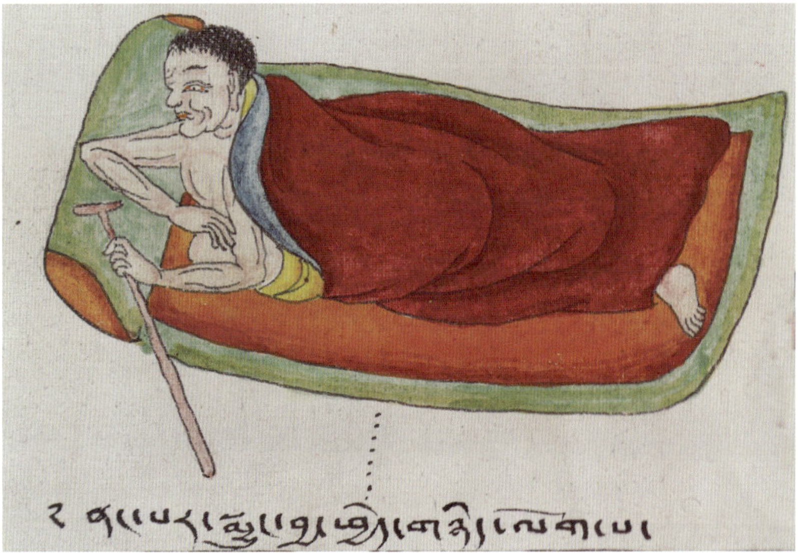

མི་གང་ཞིག་མཚན་མོའི་དུས་སུ་གཉིད་མ་ལོག་ན་རྩུབ་ཅིང་རླུང་བསྐྱེད་པས་གཉིད་ལོག་པར་བྱ། དེ་ཡང་མཚན་མོ་གཉིད་མ་ལོག་པ་དེའི་ཚེ་ནངས་པར་ཟས་མ་ཟོས་པར་སྐྱུང་བར་བྱས་ལ་གཉིད་མ་ལོག་པ་དེའི་ཕྱེད་ཙམ་དུ་གཉིད་ལོག་པར་བྱའོ།།

夜晚失眠导致隆增长引起身体不适时，次日清晨可禁食，并用夜晚的一半时间来补觉。

If one has not slept the previous night, the lack of sleep will lead to an increase of rough characteristics and *rlung* disease in body. People can fast the next morning and try to sleep half of the night time.

འཁྲིག་པ་སྤྱོད་མི་རུང་བའི་ཡུལ།

禁止性行为的对象

Forbidden Sexual Activities

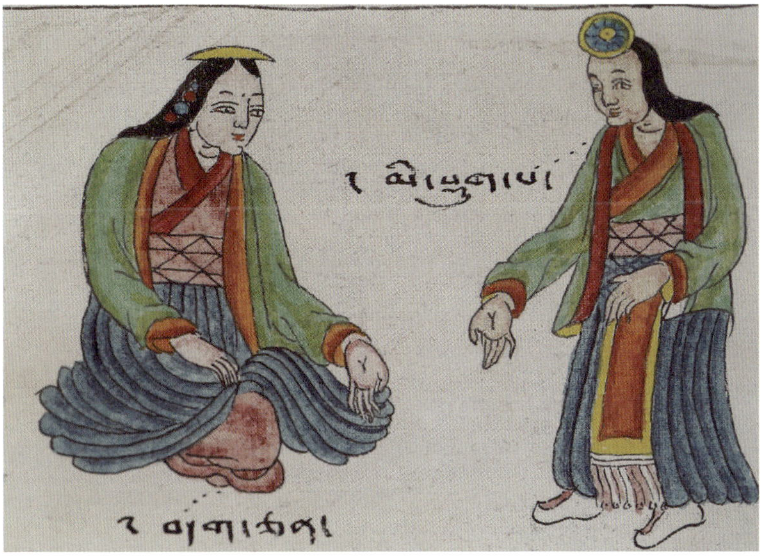

(༡) ཉལ་པོ་སྤྱོད་པར་འདོད་པ་དག་གིས་རང་དང་སྐྱེ་གནས་མི་མཐུན་པ་དུད་འགྲོ་སོགས་དང་། མི་ཡིན་ཡང་གཉེན་སྒྲིག་ཟིན་པ། སྨྱོ་ནད་ཅན་སོགས་ལ་འཁྲིག་པ་སྤང་དགོས།

① 切忌与牲畜、已婚人士及疯病患者发生性行为。

(1) Avoid sex with livestock, married people and those who has mental disorder.

འཁྲིག་པ་སྤྱོད་མི་རུང་བའི་ཡུལ།

禁止性行为的对象

Forbidden Sexual Activities

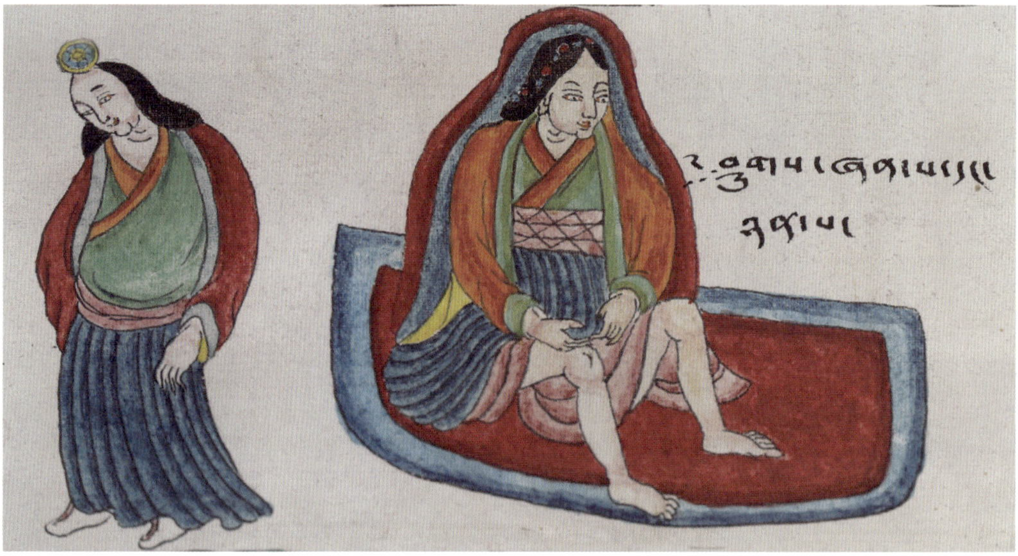

(༢) ཉལ་པོ་སྤྱོད་པར་འདོད་པ་དག་གིས་སྦྲུམ་མ་དང་། ཤིན་ཏུ་རིད་པས་ཤུགས་ཞན་པ་དང་རབ་ཏུ་གཉན་པ། ཟླ་མཚན་ལྡན་པའི་དུས་རྣམས་སུ་བཀག་ནས་བྱེད་པ་སོགས་འཁྲིག་པ་ཡོངས་སུ་སྤང་བར་བྱའོ།།

② 禁止与孕妇、体弱消瘦者和经期妇女发生性行为。

(2) Avoid having sex with people who are pregnant, frail and menstruating.

དུས་ཚིགས་དང་བསྟུན་པའི་འཁྲིག་སྤྱོད།
因时行房事
Sexual Activities During Different Seasons

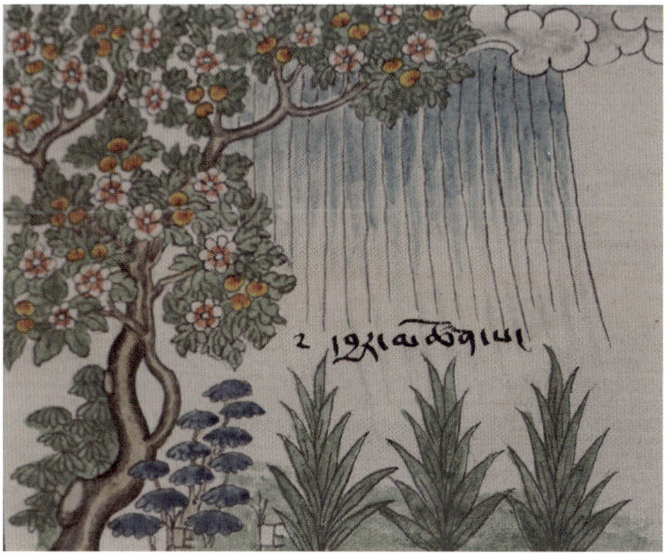

སྐྱེར་ནད་མེད་དར་མ་ཞིག་གི་དབང་དུ་བྱས་ན། དགུན་གྱི་དུས་སུ་ཁུ་བ་ཆེར་འཕེལ་ཏེ་དྲེགས་པ་དང་ལྡན་པས་དེའི་ཚེ་འཁྲིག་པ་བཀག་པ་མེད་ཅིང་། སྟོན་དཔྱིད་ཀྱི་དུས་སུ་ཞག་གཉིས་ཀྱི་བར་དང་། དབྱར་སོས་ཀྱི་དུས་སུ་ཟླ་བ་ཕྱེད་ཕྱེད་ཀྱི་བར་དུ་སྤྱད་པར་བྱའོ།།

成年体健的男子，在冬季精液充沛时，房事可不限制；春季和秋季每两天可行一次房事，季春与夏季每半月可行一次房事。

There are no restrictions on the frequency of sexual intercourse during winter since a healthy adult has an abundance of semen. However, it is recommended not more than once every two days in autumn and spring, while during summer it is recommended only once in a half month.

ཉལ་པོ་སྤྱོད་དྲགས་པའི་སྐྱོན།
房事频繁的危害
Disadvantages of Excessive Sexual Activities

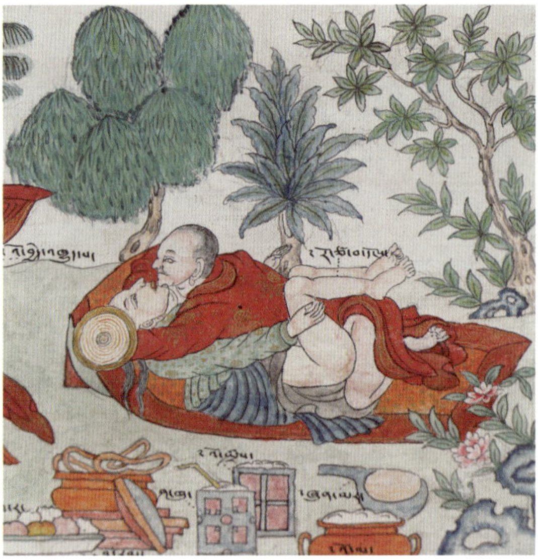

དུས་སོགས་ལ་མ་དཔྱད་པར་ཉལ་པོ་སྤྱོད་དྲགས་ན། མིག་སོགས་དབང་པོ་རྣམས་ཉམས་ཤིང་མགོ་བོ་འཁོར་བ། ནད་མི་བཟད་པས་བཏབ་ནས་དུས་མ་ཡིན་པར་འཆི་བར་འགྱུར་བ་ཡིན།

房事频繁，将会导致视力下降等五根功能衰退并出现头晕等症，严重时将患恶疾致提早死亡。

Unrestricted sexual activities can cause weak sensory organs, dizziness and an untimely death.

བདུན་པ། གནས་སྐབས་ཀྱི་སྤྱོད་ལམ་སྐོར།

七、间或性的行为起居

Ⅶ Temporary Lifestyle

བཀྲེས་བཀག་པའི་ཉེས་པ།

饿不进食的危害

Disadvantages of Being Overly Hungry

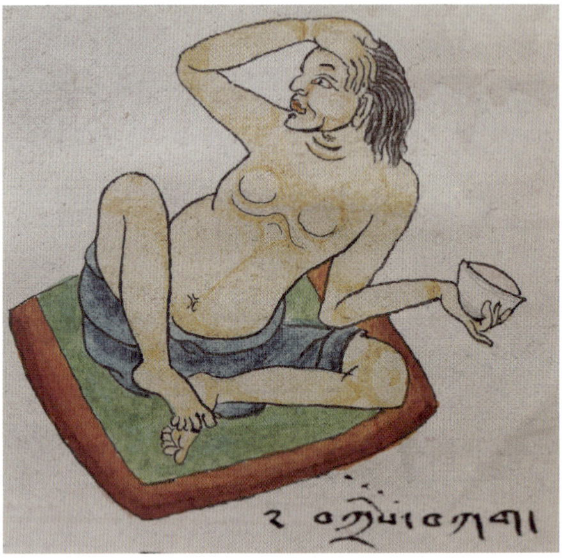

ལྟོ་བ་ལྟོགས་སྐབས་ཟས་མི་བཟའ་བར་བཀག་ན། ལུས་སྟོབས་ཞོར་ནས་ཉམ་ཆུང་བ་དང་། ཡི་ག་འཆུས་ལ་མགོ་བོ་འཁོར་བས། དེ་ལ་ཁ་ཟས་ཡང་ཞིང་སྣུམ་དྲོ་དང་ལྡན་པ་ཆུང་ཆུང་ནས་རིམ་བཞིན་ཇེ་མང་དུ་བསྟེན་དགོས།

饥饿时若不进食，会导致身体虚弱、食欲减退、头晕等症状的出现。此时，须食用轻而油性温热的饮食，起初少量后逐渐加量。

The suppression of hunger can cause macritus, weakness, loss of appetite and dizziness. In this case, a diet having light, oily and warm qualities should be taken gradually.

སྐོམ་བཀག་པའི་ཉེས་པ།

渴不饮水的危害

Disadvantages of Being Overly Thirsty

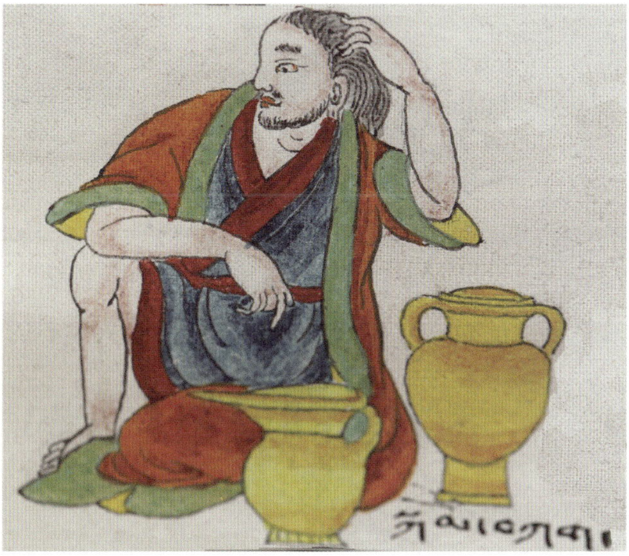

སྐོམ་པའི་དུས་སུ་བཏུང་བ་བཀག་ན། ཁ་སྐོམ་ཞིང་མགོ་བོ་འཁོར་བ་དང་སྙིང་ནད་འབྱུང་ལ་ར་བཟི་བ་ལྟར་དྲན་པ་མི་གསལ་བར་འགྱུར་བས། དེ་ལ་བསིལ་བའི་ཚོགས་ཕན།

口渴时若不喝水，会出现口干头晕、心脏不舒服、神志不清等症状。对此，须食用凉性食物以缓解。

The suppression of thirst can cause a dry mouth, dizziness, heart diseases and loss of consciousness as drunk. It is good to have a diet with cool qualities.

སྐྱུགས་བཀག་པའི་ཉེས་པ།
憋吐的危害
Disadvantages of Inhibiting Vomit

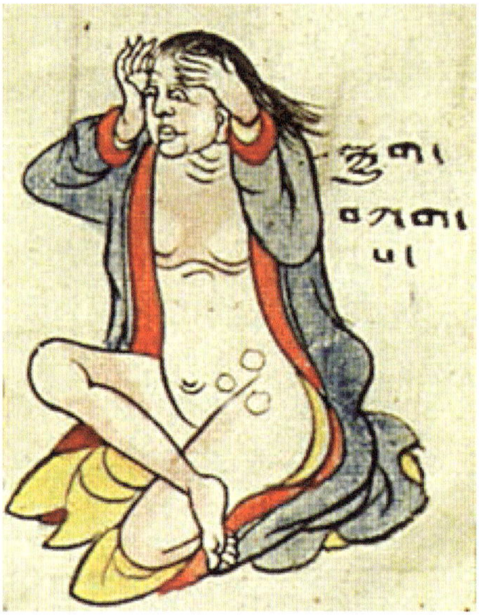

སྐྱུགས་པ་ཡོང་དུས་བཙན་གྱིས་བཀག་ན། དང་ག་འགགས་པ་དང་། དབུགས་མི་བདེ་བ། སྐྱ་རྦབ། མེ་དབལ། གཡན་པ། འབྲས་ནད། མཛེ་ནད། མིག་ནད། ལུད་པ། རིམས་ནད་སོགས་འབྱུང་སྲིད།

想呕吐时忍住不吐，将导致食欲不振、呼吸不畅、上眼皮浮肿、丹毒、肿瘤、麻风、眼、痰、疫等疾病。

The suppression of vomiting can cause loss of appetite, disturbance in breathing, general swelling of the body, erysipelas, a skin disease with excessive itching and pus, cancer, leprosy, eye disease, phlegm and epidemic.

སྐྱུགས་བཀག་པའི་སྐྱོན་བསལ་ཐབས།
憋吐致不适的对治法
Treating Methods for Problems Caused by Inhibition of Vomit

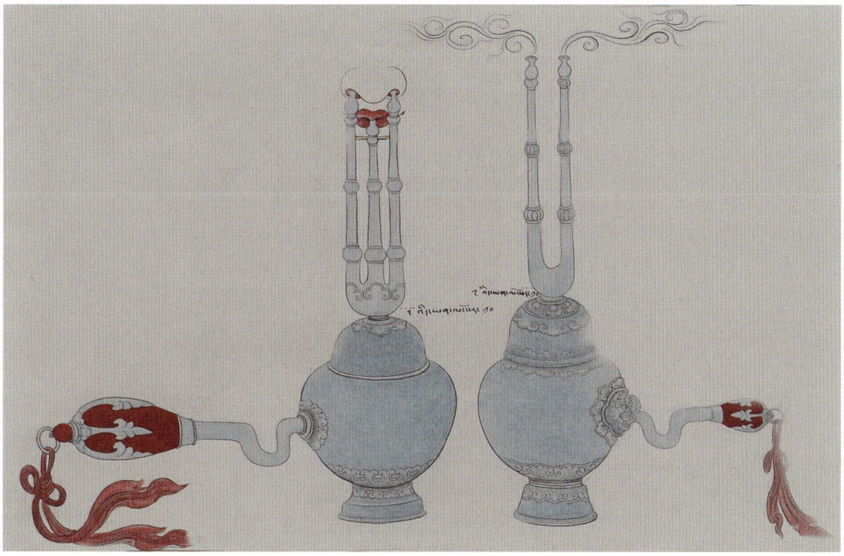

སྐྱུགས་བཀག་པའི་སྐྱོན་བསལ་བའི་ཐབས་སུ། ཟས་མ་ཟོས་པར་སྐྱུང་བར་གནས་ཤིང་། ཙན་དན་དང་། ཨ་ག་རུ་ལ་སོགས་པའི་དུད་པ་རྣོན་པོ་སྣར་རྡུབ་པ་དང་དེ་འདྲའི་ཁུ་བས་ཁ་བཀང་བར་བྱའོ།།

憋吐导致不适时，须禁食，并用檀香、沉香等烟熏，或以这些药物的煎汁漱口。

In order to treat the suppression of vomiting, one need fasting, inhaling fumes from sandalwood and aloe-wood, gargling with their decoction.

སྦྲིད་པ་བཀག་པའི་ཉེས་པ།

憋喷嚏的危害

Disadvantages of Inhibiting Sneezing

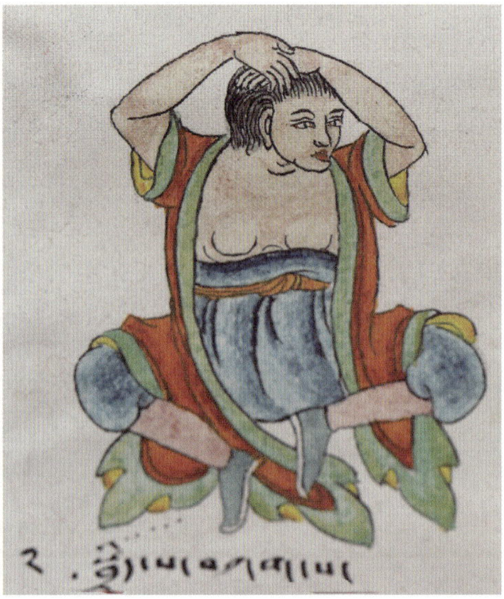

སྦྲིད་པ་ཡོང་དུས་བཙན་གྱིས་བཀག་ན། མིག་སོགས་དབང་པོ་མི་གསལ་ཞིང་མགོ་ན་བ། གཉའ་བ་རེངས་པ། ཁ་ཡོ་ཞིང་རླུང་གི་བྱེད་ལས་ཉམས་ནས་འགྱམ་པས་ཟས་ལྡུད་མི་ཐུབ།

想打喷嚏时忍住不打，易导致视线模糊、头痛、颈椎僵直、唇口歪斜以及隆功能衰退、无法嚼食等情况发生。

Forcibly inhibiting sneeze can lead to a blurry eyesight, headache, stiff neck and facial palsy. Declining function of *rlung* causes the weak jaw.

སྦྲིད་པ་བཀག་པའི་སྐྱོན་བསལ་ཐབས།

憋喷嚏致不适的对治方法

Treating Methods for Problems Caused by Inhibition of Sneezing

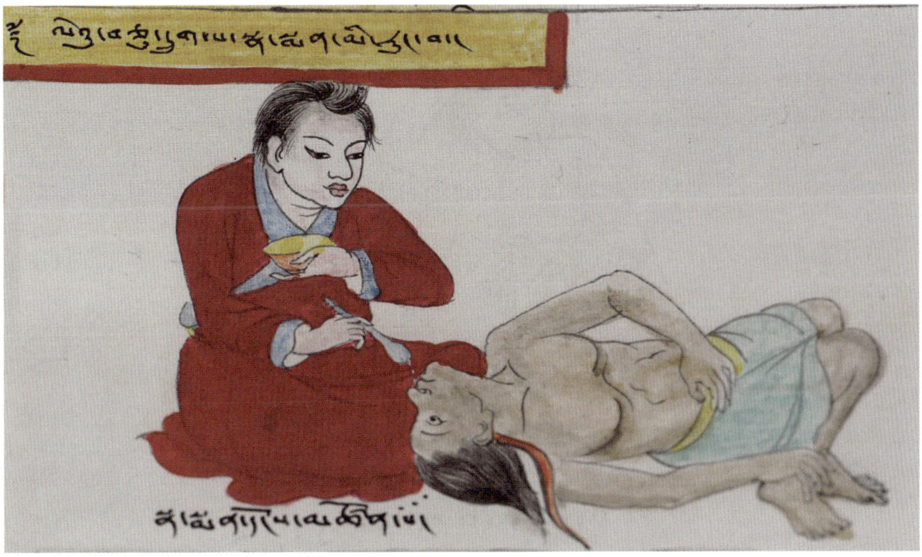

སྦྲིད་པ་བཀག་པའི་སྐྱོན་བསལ་བའི་ཐབས་སུ། དུད་པ་རྣོན་པོ་རྔུབ་པ་དང་། སྣ་སྨན་གཏོང་བ། ཉི་མར་བལྟ་བ་སོགས་བྱའོ།།

憋喷嚏引起的不适，须用刺鼻性的烟熏、用鼻药、抬头看太阳等方法来消除。

In order to treat the inhibition of sneezing, one should inhale the fume, use nasal drops and look at the sun.

གཡལ་བཀག་པའི་ཉེས་པ་དང་དེ་བསལ་ཐབས།

憋哈欠的危害及对治法

Disadvantages of Inhibiting Yawning

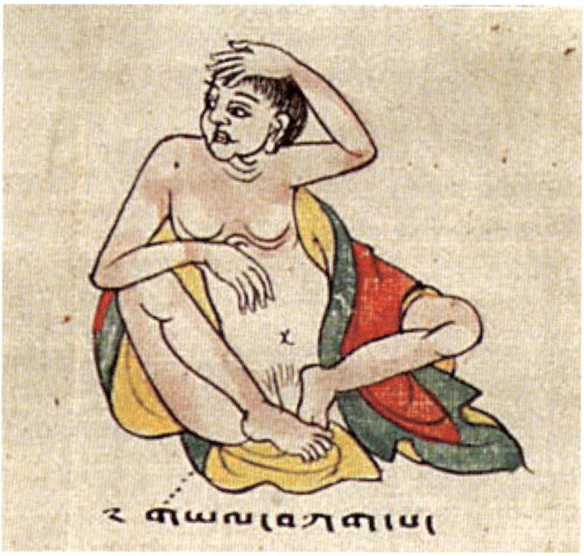

གཡལ་ཏེ་གླལ་བརྒྱང་བྱེད་འདོད་པ་བཙན་གྱིས་བཀག་ན། སྦྲིད་པ་བཀག་པ་ལྟ་བུའི་ནད་འབྱུང་བར་འགྱུར་བས་དེ་ལ་རླུང་འཇོམས་པའི་ཚོག་ཐམས་ཅད་ཀྱིས་ཕན།

想打哈欠时强忍不打，会引发憋喷嚏同样的病症。对此，一切祛除隆的疗法都会有效。

Forcibly inhibiting yawning can cause the same problems as inhibiting sneezing. Measures to pacify *rlung* disease are all helpful.

དབུགས་བཀག་པའི་ཉེས་པ་དང་དེ་བསལ་ཐབས།

憋气的危害及对治法

Disadvantages of Inhibiting Breathing

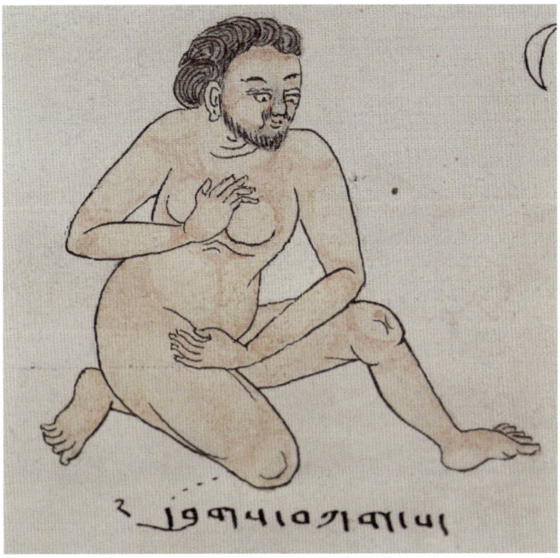

འགྲུགས་ལས་བྱས་ཏེ་ངལ་ཞིང་དུབ་པའི་དབུགས་ཐོབ་ཐོབ་པོ་དེ་ཉིད་བཀག་ན། སྐྲན་ནད་དང་སྙིང་ནད་འབྱུང་ལ། སྨྱོས་ཤིང་དྲན་པ་མི་གསལ་བར་འགྱུར་བས། དེ་ལ་ལུས་ངལ་གསོ་བ་དང་རླུང་སེལ་བའི་ཆོགས་ཕན།

若抑制强烈活动引起的急促呼吸，将会导致痈疽、心脏疾病、神志不清等。对此，采用休息、祛隆的方法来医治效果显著。

The suppression of breathing after exertion can cause tumors, heart disease, insanity and loss of consciousness. In order to treat these, having a rest and using the measures to cure *rlung* disease are helpful.

ལུད་པ་བཀག་པའི་ཉེས་པ།

憋痰的危害

Disadvantages of Inhibiting Spitting

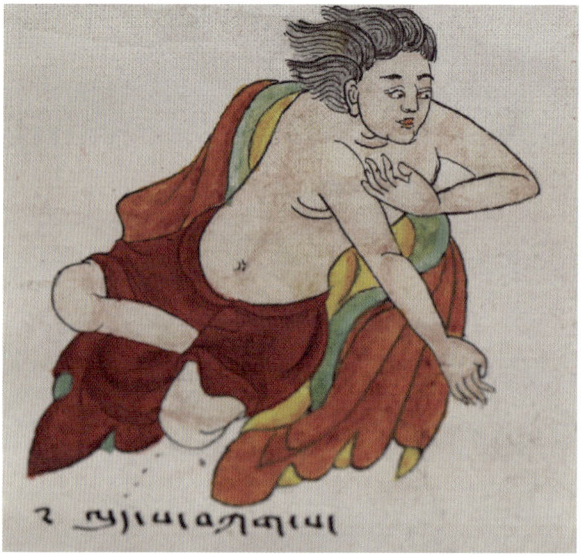

རྒྱུན་དུ་ལུད་པ་ཡོང་དུས་བཙན་གྱིས་བཀག་ན། ལུད་པ་འཕེལ་ཞིང་དབུགས་མི་བདེ་བ། ཤ་སྐམ་པ། སྐྱིགས་བུ་དང་སྙིང་ནད། ཡི་ག་འཆུས་པར་འགྱུར།

咽喉有痰却强忍不吐，会导致痰增多、呼吸不畅、干瘦、呃逆、心脏病、食欲不振等。

Frequently inhibiting sputum can cause excessive phlegm, unsmooth breathing, emaciation, hiccups, heart disease and loss of appetite.

ལུད་པ་བཀག་པའི་སྐྱོན་བསལ་ཐབས།

憋痰致不适的对治法

Treating Methods for Problems Caused by Inhibition of Spitting

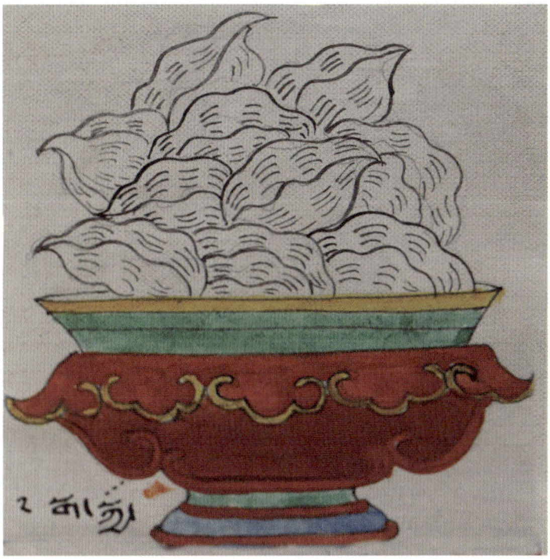

ལུད་པ་བཀག་པའི་སྐྱོན་བསལ་བའི་ཐབས་སུ། བཙའ་སྒ་དང་པི་པི་ལིང་སོགས་བུ་རམ་དང་སྦྱར་བའི་ལྡེ་གུའམ་སྐྱུ་མ་བསྟེན་དགོས།

憋痰引起的不适，可服用干姜和荜拨等药材与红糖制作的糊剂。

In order to treat inhibiting of sputum, one should take the paste of dry ginger, piper longum and brown sugar.

མཆི་མ་བཀག་པའི་ཉེས་པ།

憋眼泪的危害

Disadvantages of Inhibiting Tears

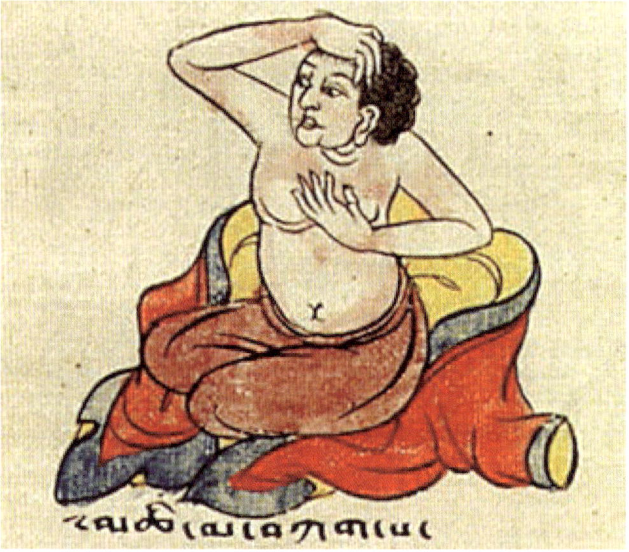

མིག་ནད་དང་མྱ་ངན་གྱིས་མཆི་མ་འབྱུང་དུས་བཙན་གྱིས་བཀག་ན། སྙིང་དང་མགོ་བོ་ན་བ་དང་། སྣ་ཆུ་འཛག་ཅིང་མགོ་འཁོར། ཡི་ག་འཆུས་པར་འགྱུར།

强行制止眼疾和伤心引发的眼泪流出时，易导致心痛、头痛、流鼻涕、头晕及食欲不振等症状的出现。

Forcibly inhibiting the tears caused by eye diseases or great sorrow can easily cause heartache, headache, runny nose, dizziness and loss of appetite.

མཆི་མ་བཀག་པའི་སྐྱོན་བསལ་ཐབས།

憋眼泪致不适的对治法

Treatment of Problems Caused by Inhibiting the Tears

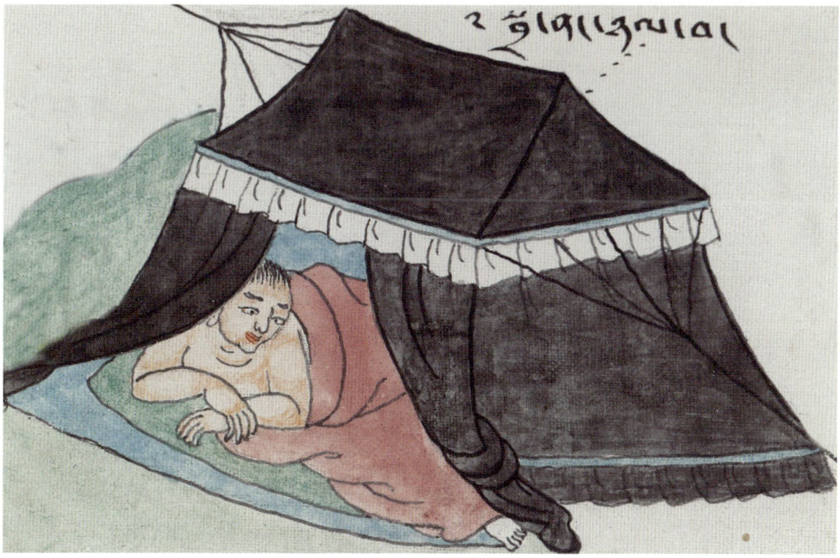

མཆི་མ་བཀག་པའི་སྐྱོན་བསལ་བའི་ཐབས་སུ། ཆང་བཏུང་ཞིང་གཉིད་ལོག་པ་དང་། རང་དང་མཐུན་པའི་གྲོགས་ཀྱིས་གཏམ་སྙན་སྨྲ་བ་རྣམས་ཀྱིས་ཕན།

由于制止眼疾和伤心引发的眼泪流出而引起的不适，可通过饮用青稞酒、睡觉、与知心朋友愉悦交谈等方法来消除。

In order to treat problems caused by inhibiting tears, one should drink highland barley wine, sleep and have a pleasant conversation with friends.

གཉིད་བཀག་པའི་ཉེས་པ།

困而不睡的危害

Disadvantages of Inhibiting Sleep

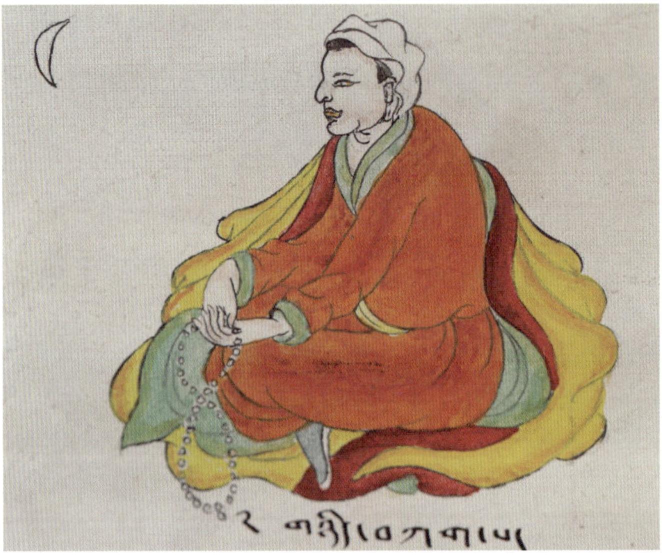

རྒྱུན་དུ་གཉིད་བཙན་གྱིས་བཀག་ན། གཡལ་མང་བ་དང་ལུས་སློམ་པ་སྙེ་སྙིད་ལུག་པ་དང་། མགོ་བོ་ལྗི་བ་དང་། མིག་འགྲིབ་ཅིང་ཁ་ཟས་མི་འཇུ་བ་སོགས་འབྱུང་།

困而不睡，长此以往会引发哈欠增多、身体困倦、慵懒、头脑沉重、眼睛疲劳、视物模糊和消化不良等症。

The frequent suppression of sleep can cause yawning, lethargy, laziness, heavy head, cataract and indigestion.

གཉིད་བཀག་པའི་སྐྱོན་བསལ་ཐབས།

困而不睡致不适的对治法

Treatment for Problems Caused by Inhibiting Sleep

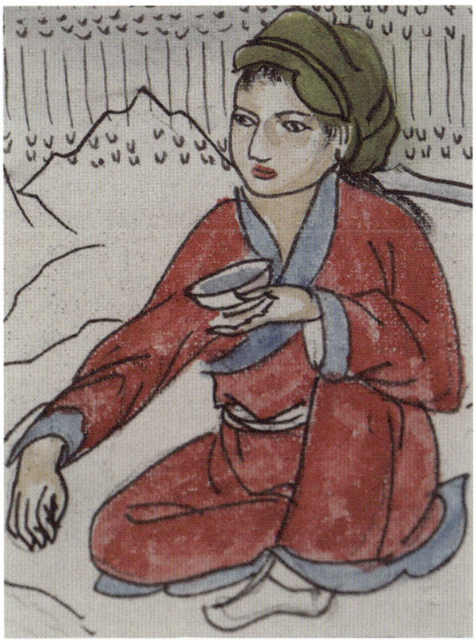

གཉིད་བཀག་པའི་སྐྱོན་བསལ་བའི་ཐབས་སུ། ཤ་ཁུ་དང་ཆང་ཞིམ་པོ་བཏུང་བ་དང་། བསྐུ་མཉེ་བྱ་ཞིང་གཉིད་ལོག་པར་བྱ།

困而不睡引起的不适，可通过饮用青稞酒和肉汤，涂擦按摩和补充睡眠等方法来缓解。

In order to treat the suppression of sleep, one can take meat broth, drink wine, have a massage and sleep.

འཕྱེན་བཀག་པའི་ཉེས་པ།

憋屁的危害

Disadvantages of Inhibiting Flatulence

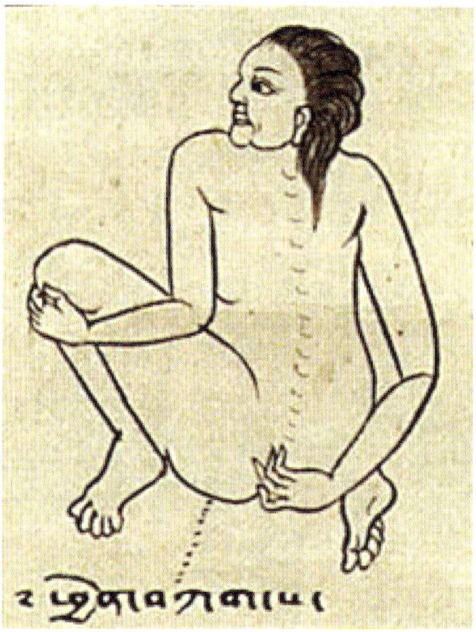

རྒྱུན་དུ་འཕྱེན་ནམ་འོག་རླུང་བཀག་པས་འོག་རླུང་དང་བཤང་བ་འགགས་པ། ཕོ་བ་སྦོས་ཤིང་གཟེར་བ། མིག་གིས་གསལ་པོ་མི་མཐོང་བ། ལུས་ཀྱི་དྲོད་ཆུང་ཞིང་སྙིང་ནད་དང་སྐྲན་ནད་སོགས་བསྐྱེད་པར་འགྱུར།

经常憋屁，易引发便秘、腹胀胃痛、视力衰减、体温下降、心脏病、痞疾等病。

The frequent suppression of flatulence can cause constipation, abdominal distention, blurry eyesight, low body heat, heart disease and tumors.

བཤང་བ་བཀག་པའི་ཉེས་པ།

憋大便的危害

Disadvantages of Inhibition of Feces

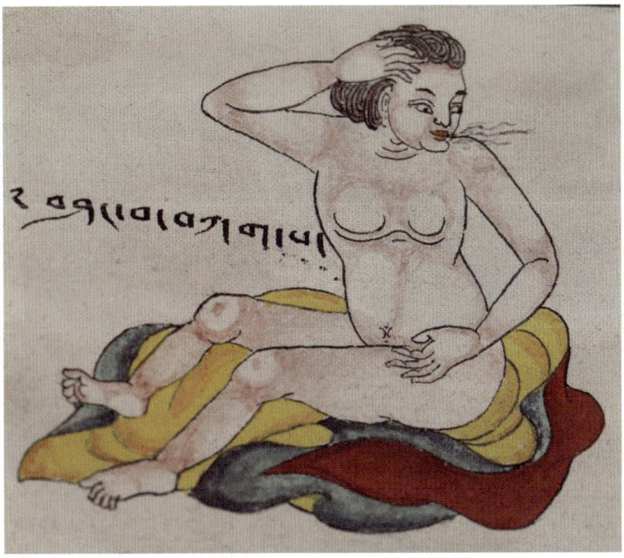

རྒྱུན་དུ་བཤང་བ་བཀག་པས་ཁ་དྲི་མི་གཙང་བ་འབྱུང་བ་དང་། གླད་པ་ན་ཞིང་རྐང་པའི་ཉ་འགྱུར་བ། ཆམ་པས་འདེབས་པ། ཕོ་བ་སྦྲོས་ཤིང་གཟེར་བ། མིག་མི་གསལ་བ། ལུས་ཀྱི་དྲོད་ཆུང་ཞིང་སྙིང་ནད་དང་སྐྲན་ནད་སོགས་བསྐྱེད་པར་འགྱུར།

经常憋大便，易引起大便秘结而向上逆返，引发头痛、小腿抽筋、感冒、腹胀胃痛、视力衰减、体温下降、心脏病和瘤等症。

The frequent suppression of feces can cause forth halitosis, headache, leg cramps, cold, abdominal distention, stomachache, blurry eyesight, low body temperature, heart disease and tumors.

གཅིན་བཀག་པའི་ཉེས་པ།

憋尿的危害

Disadvantages of Inhibiting Urination

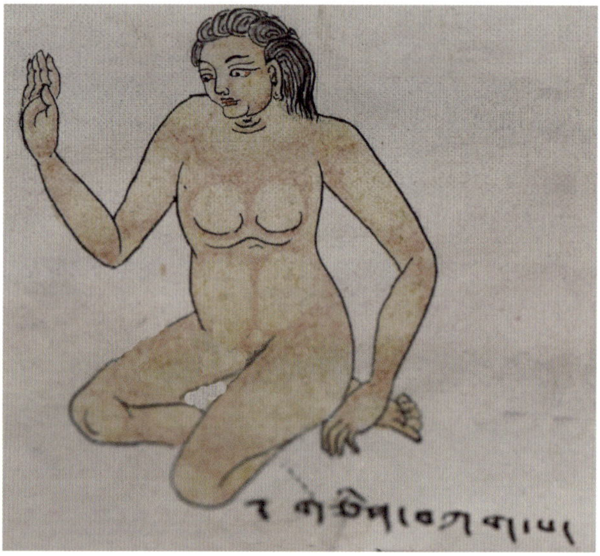

རྒྱུན་དུ་གཅིན་བཀག་པས་རྡེའུ་ནད་དང་ཆུ་སོའི་ནད། གཅིན་སྲི་བ། མཚན་མའི་ནད་སོགས་འབྱུང་བ་ཡིན།

经常憋尿，易导致膀胱结石、尿道炎、排尿不畅及多种生殖器疾病。

Frequent inhibition of urination can cause bladder stones, urethritis, dysuria and a variety of genital diseases.

བཤང་གཅི་འགྲིན་བཅས་བཀག་པའི་སྐྱོན་བསལ་ཐབས།
憋大小便致不适的对治法
Treatment for Problems Caused by Inhibition of Defecation and Urination

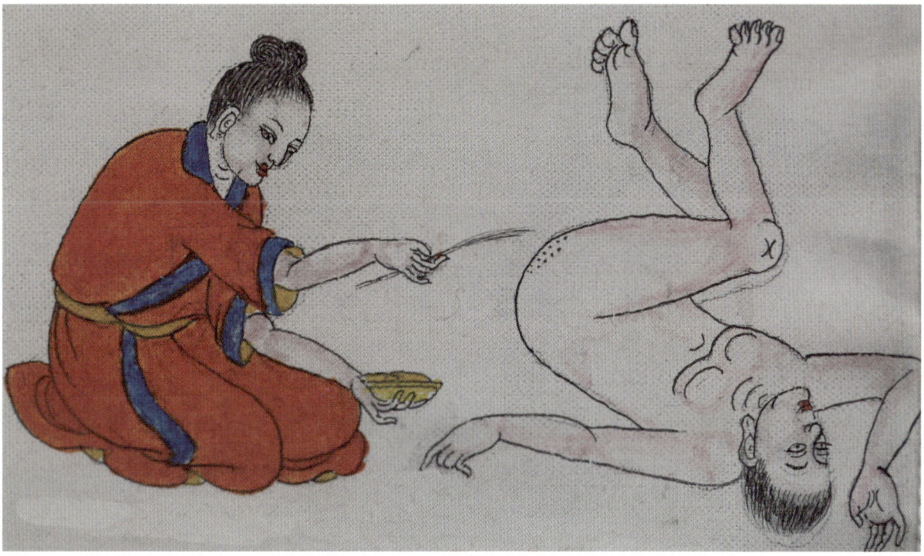

བཤང་གཅི་འགྲིན་བཅས་བཀག་པའི་སྐྱོན་བསལ་བར། སྨན་འཛམ་པོའི་རིང་བུ་མས་ནས་བཏང་ཞིང་། ལུས་ཆུ་ཚན་ནམ་བདུད་རྩི་ལྔའི་ལུམས་ཀྱིས་བཅིང་། བསྐུ་ཉུག་དང་དུགས། སྨན་མར་སོགས་བསྟེན་པར་བྱ།

憋大小便引起的不适，可通过下体给药锭来疏通，也可通过泡温泉、药浴、按摩、涂擦、热敷、内服酥油丸等方法消除。

In order to treat the inhibition of defecation and urination, one can apply external medication to the anus, take a hot spring or medicinal bath, massage, use compress and ingest medicinal butter.

ཁུ་བ་བཀག་པའི་ཉེས་པ།

憋精液的危害

Disadvantages of Inhibition of Semen Discharge

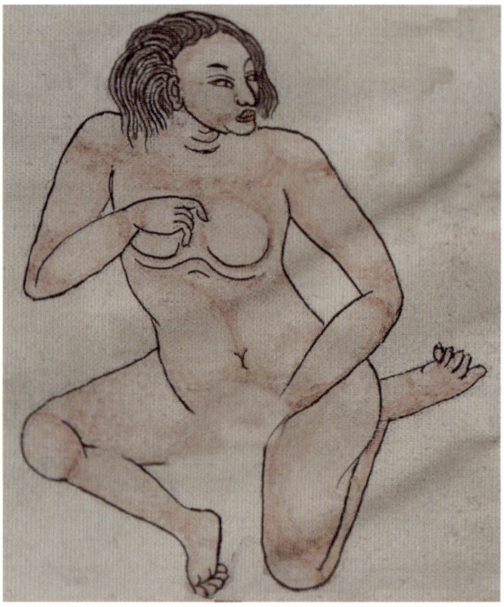

ཁུ་བ་བཀག་པས་ཁུ་བ་འཛག་ཅིང་ཕོ་མཚན་ན། ཆུ་འགགས་ཤིང་རྡེའུ་འཕེལ་བ་དང་། དབང་པོ་ལྡང་མི་ནུས་པ་སོགས་འབྱུང་།

经常憋精液，易导致遗精、男性生殖器疼痛、小便闭塞、膀胱结石及阳萎等病。

Inhibiting semen discharge may cause involuntary ejaculation, male genital diseases, urinary obstruction, bladder stones and impotence.

ཁུ་བ་བཀག་པའི་སྐྱོན་བསལ་ཐབས།
憋精液致不适的对治法
Treating Methods for Problems Caused by Inhibition of Semen Discharge

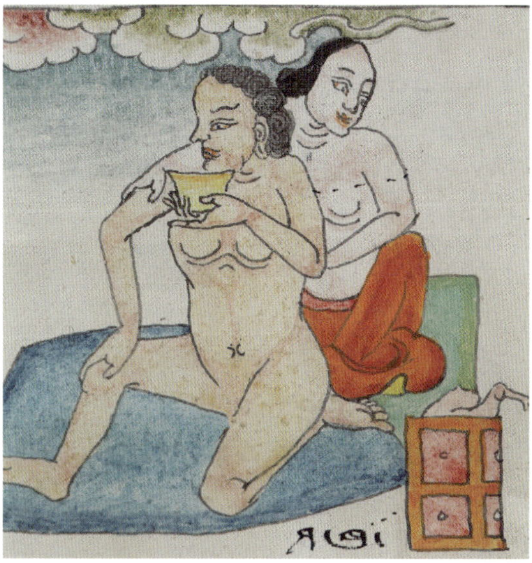

ཁུ་བ་བཀག་པའི་སྐྱོན་བསལ་བར། མས་བཏང་དང་ལུས་བཅིང་བ། ཆགས་པ་སྤྱོད་པ་དང་། འབྲུ་མར་དང་འོ་མ། ཁྱིམ་བྱའི་ཤ་ཆང་ཞིམ་པོ་རྣམས་བཏང་བར་བྱ།

憋精液引起的不适，可通过下体给药疏通、泡药浴、行房事、食用谷物油、喝奶、吃家禽肉及饮青稞酒等方法对治。

In order to treat the inhibition of semen discharge, men can apply external medicine to the genital tissue, take medical bathes and have sex. Grain oil, milk, poultry and wine should be taken.

བརྒྱད་པ། ཟས་སྐོམ་བསྟེན་ཐབས་སྐོར།

八、饮食

Ⅷ Diet

ཟས་སྐོམ་རན་པར་བསྟེན་པ།

合理饮食

A Balanced Diet

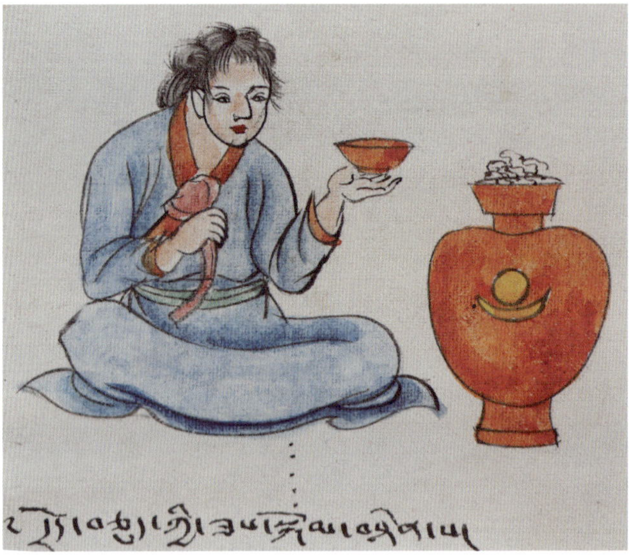

དུས་ཀུན་ཏུ་ཟས་དམན་ལྷག་ལོག་པའི་སྐྱོན་མེད་པར་ལེགས་ཉེས་ཤེས་པའི་ཚོད་ཀྱིས་ཇི་ལྟར་དུ་རན་པ་དེ་ལྟར་དུ་བསྟེན་པར་བྱ་དགོས།

通常不宜进食过少、过量和颠倒，应根据食物的性能和胃火强弱等因素合理进食。

One should avoid taking inadequate, excess or adverse diet and should maintain a healthy diet instead.

ཟས་སྐོམ་ཚོད་ལྡན་བསྟེན་པ།

合理选择饮食

Arranging a Proper Diet

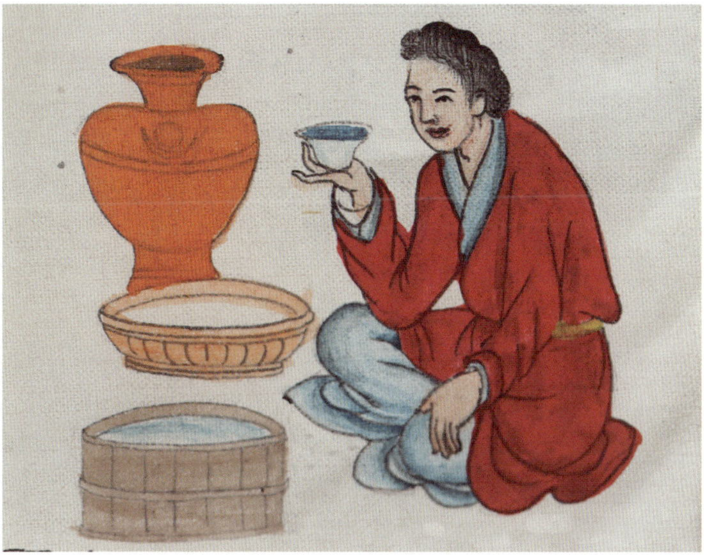

དུས་རྒྱུན་ཟས་སྐོམ་གྱི་ཕན་གནོད་ལེགས་པར་བརྟགས་ཏེ་ལོངས་སྤྱད་ན། ལུས་དང་སྲོག་ལ་ཕན་པས་ཡུན་རིང་དུ་འཚོ་ཞིང་། བབ་ཅོལ་དུ་ཟོས་ཤིང་འཐུང་ན་ནད་རིགས་སྣ་ཚོགས་སྐྱེད་པར་བྱེད།

平时根据食物的性能合理进食，可使身体健康、生命旺盛、延长寿命，若不懂取舍随意食用，容易引发各种疾病。

Keeping a proper diet based on the advantages and disadvantages of food and drinks can help to maintain a healthy, energetic and prolonged life. A random diet can cause many diseases.

ཟས་ཚོད་འཛིན་སྟངས།

饮食须适量

A Moderate Diet

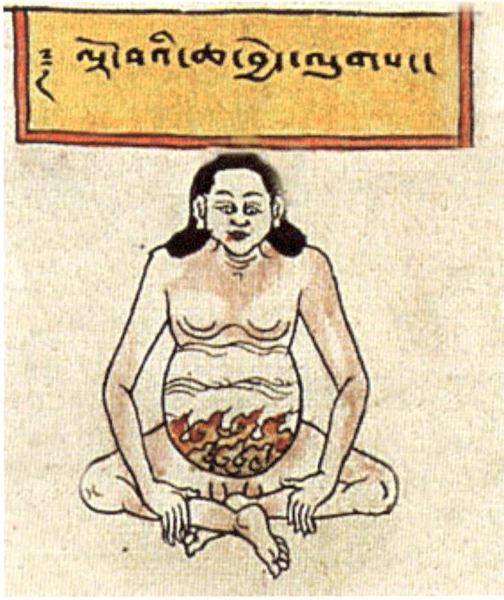

སྤྱིར་ཟས་ཚོད་རན་པོ་བྱ་ཐབས་ཀྱི་ཚད་གཞི་ནི། ཕོ་བ་ཆ་བཞི་རུ་བགོས་པའི་ཆ་གཉིས་ནི་ཟས་ཀྱིས་དགང་། ཆ་གཅིག་ནི་སྐོམ་གྱིས་དགང་། ཆ་གཅིག་ནི་ཕོ་བའི་ནང་གི་ཟས་སྐོམ་འཁྱུལ་བསྐྱོད་བྱེད་སའི་རླུང་གི་གནས་སུ་འཛོག་དགོས།

合理的饮食标准是将胃的容量分为四分，四分之二留给食物，四分之一留给饮品，剩下的四分之一留给隆或气及其蠕动的空间。

The standard for a moderate diet consists of dividing the stomach volume into four parts. Two halves of the stomach should be filled with food, one part should be filled with drink and the last part should be kept empty for accommodating *rlung*.

མེ་དྲོད་ལ་བསྟུན་པའི་ཟས་ཚོད།

因消化功能进食

Having A Diet According to Digestive Capacity

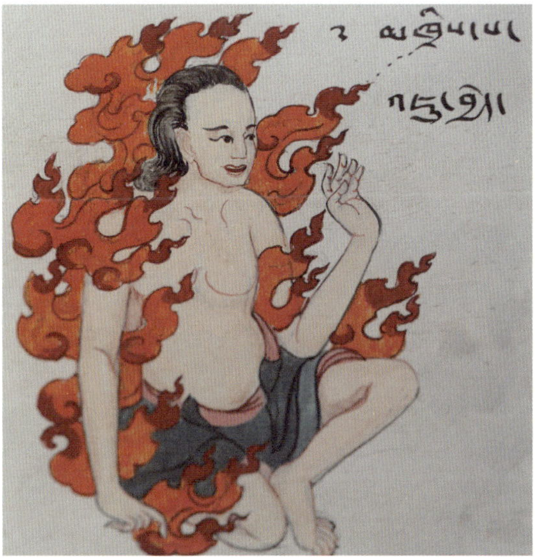

ཟས་ཀྱི་ངོ་བོ་ལྕི་བ་དང་ལྷག་པར་དུ་ཕོ་བའི་མེ་དྲོད་ཆུང་བ་རྣམས་ཀྱིས། ཟས་ཅུང་ཙམ་ཕྱེད་འགྲངས་བར་བསྟེན་པ་དང་། ཟས་ངོ་བོ་ཡང་བ་དང་ཕོ་བའི་མེ་དྲོད་ཀྱང་ཆེ་བ་ཡོད་ན་མང་བར་འགྲངས་པ་ཙམ་བསྟེན་ནའང་འགྲིག

性重食物或胃火弱的人，只能吃半饱；性轻食物或胃火强盛的人，可以吃饱。

People with weak digestive heat or who eat food of a heavy nature can only get half full. People with a strong digestive heat who eat food with a light nature can get full.

ལྕི་ཡང་ལ་དཔག་པའི་ཟས་ཚོད།

因性能进食

Having A Diet According to the Nature of Food

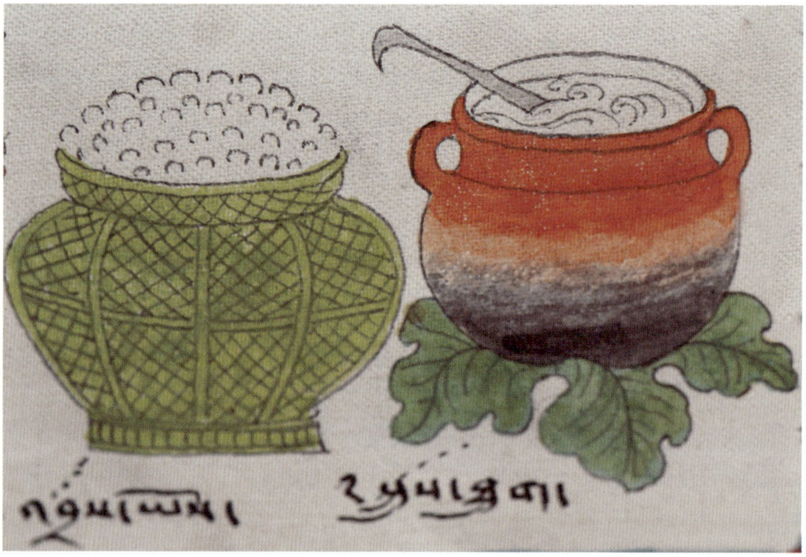

ཟས་སྙོམས་ལྕི་ཡང་དཔག་སྟེ་ཡང་བའི་ཟས་འགྲངས་པ་ཙམ་དུ་ཟ་ཞིང་། ལྕི་བའི་ཟས་ལྟོ་བའི་ཕྱེད་འགྲངས་ཙམ་དུ་ཟོས་ན་འཇུ་སླ་བས། དེ་ལྟར་བསྟེན་ན་མེ་དྲོད་བསྐྱེད་པ་དང་ལུས་རིང་དུ་འཚོ་བར་བྱེད་དོ།།

为保证顺利消化，应根据食物的性能进食，易消化食物可以吃饱，不易消化的食物只能吃半饱，这样可以使胃火旺盛、延年益寿。

Foods should be understood in terms of their qualities, light food can be taken until one's stomach is full and heavy food should be taking only half the stomach. In this way, people can generate digestive heat and sustain a prolonged life.

ཟས་ཐལ་དྲགས་པའི་སྐྱོན།

饮食过量的危害

Disadvantages of Excessive Intake of Food and Drink

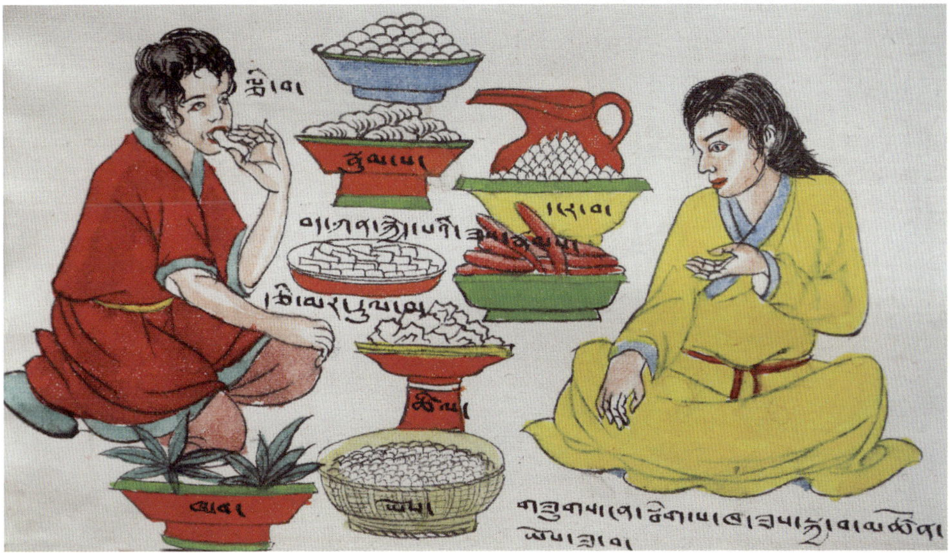

ངོ་བོ་ལྗི་བའི་ཟས་དག་ཕོ་བ་ཕྱེད་འགྲངས་དང་འགྲངས་པ་ཙམ་གྱི་ཚོད་བསྟེན་རྒྱུ་ལས། དེ་ལས་ཐལ་ཏེ་མང་བར་བསྟེན་ན་མ་ཞུ་བའི་བེ་སྐྲབས་འཕེལ་བས་ཕོ་བའི་མེ་དྲོད་ཉམས་ནས་ཉེས་པ་སྐྱེད་པར་བྱེད་དོ།།

性重的食物，宜吃半饱，若进食过量，易导致胃液过多，造成胃火衰败，引发疾病。

It is better to be half full with food in heavy quality. Excessive intake of such food may cause excessive gastric, which can weaken digestive heat and cause diseases.

འགྲངས་པར་ཟོས་ཀྱང་སྐྱོན་མེད་པའི་མི།

宜多吃或吃饱的人群

People That Can Have More Food or Full Stomachs

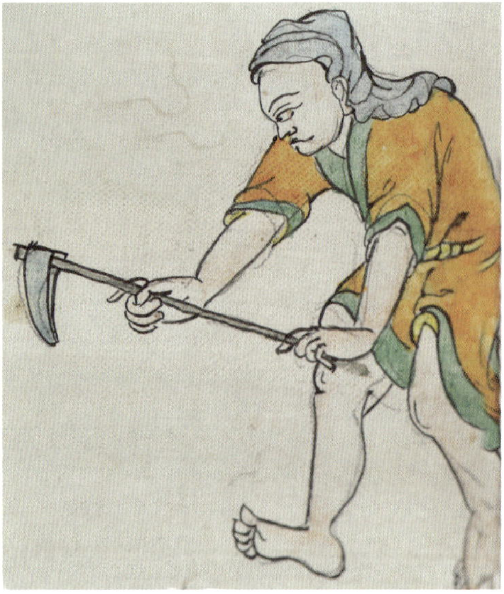

ན་ཚོད་དར་མ་དང་། མེ་དྲོད་ཆེ་བ། ལུས་པོའི་ངལ་རྩོལ་ལྟ་བུ་ཤུགས་ལས་བྱེད་མཁན་ཡིན་ན་ཟས་སྐོམ་ཅུང་ཟད་མང་བའམ་འགྲངས་པར་ཟོས་ཀྱང་སྐྱོན་མེད།

年轻者特别是体力劳动者，由于胃火旺盛，宜多吃或吃饱。

Young people, especially those who are engaging in physical labor can have more food or have a full stomach due to their strong digestive heat.

ལྟོ་ཆག་པའི་སྐྱོན།

禁食或进食不足的危害

Disadvantages of Fasting and Undereating

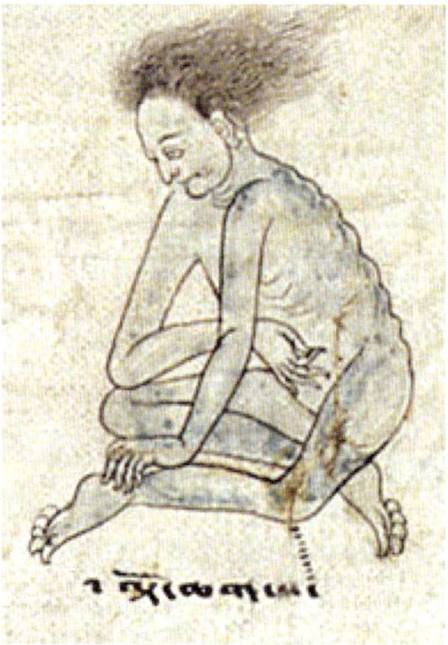

གལ་ཏེ་ཟས་མ་བསྟེན་པའམ་ཉུང་དྲགས་ན་སྟོབས་དང་མདངས་ཉམས་པར་འགྱུར་ལ། རླུང་གི་ནད་རིགས་འབྱུང་བ་ཡིན།

若禁食或进食不足，则会造成体力和容泽衰损，引发多种隆病。

Fasting or undereating can result in weakening physical strength, loss of healthy complexion and leading to various *rlung* diseases.

དུག་དང་ལྡན་པའི་ཟས།
有毒食物
Poisonous Foods

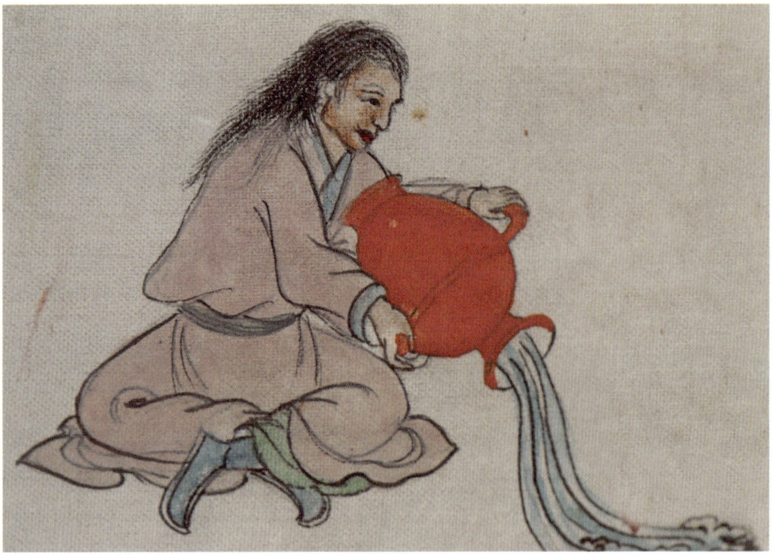

དུག་དང་ལྡན་པའི་ཟས་ནི། རྒྱུན་ལྡན་ལས་ཁ་དོག་དང་དྲི་རོ་ལྡོག་ནས་གཞན་དུ་སྣང་སྟེ། དཔེར་ན་འོ་མ་ལ་དུག་ཡོད་ན་ཁ་དོག་དཀར་བ་ལས་ལྡོག་པ་ནག་པོའི་ཉམས་དང་། དྲི་ཞིམ་པ་ལས་ལྡོག་ནས་མི་ཞིམ་པ་ལྟ་བུའོ།།

有毒食物的颜色和味道均与无毒食物有区别，如奶类有毒时颜色呈黑色，味臭等。

Foods that turn poisonous are different from their normal color and smell. Dairy, for instance, turns black and smelly when it becomes poisonous.

ཁ་ཟས་མི་འགྲོད་པ།

不宜同食的饮食

Incompatible Foods

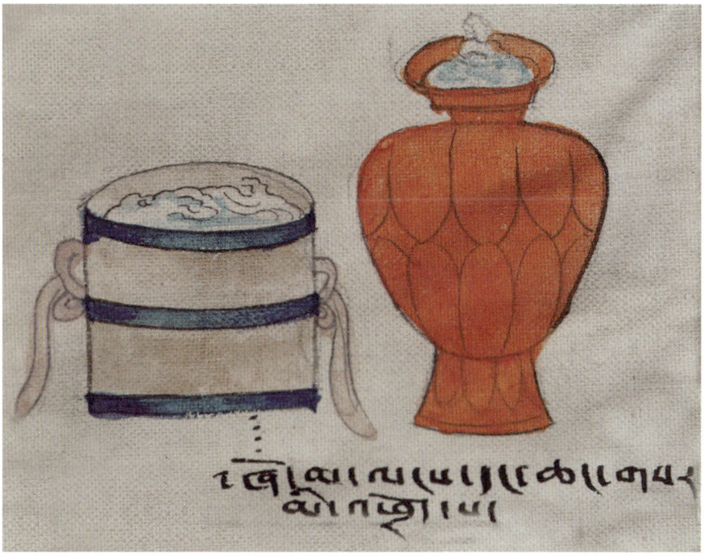

(༡) ཞོ་མ་ལངས་པ་དང་ཆང་གསར་པ་མི་འགྲོད་དེ་ལྗི་ཞིང་འཇུ་དཀའ་བའོ།།

① 未完全发酵的酸奶与新酿的青稞酒若同时食用将难以消化吸收。

(1) Yogurt that is not fermented well is incompatible with fresh wine because it has heavy quality and will cause indigestion.

ཁ་ཟས་མི་འཕྲོད་པ།

不宜同食的饮食

Incompatible Foods

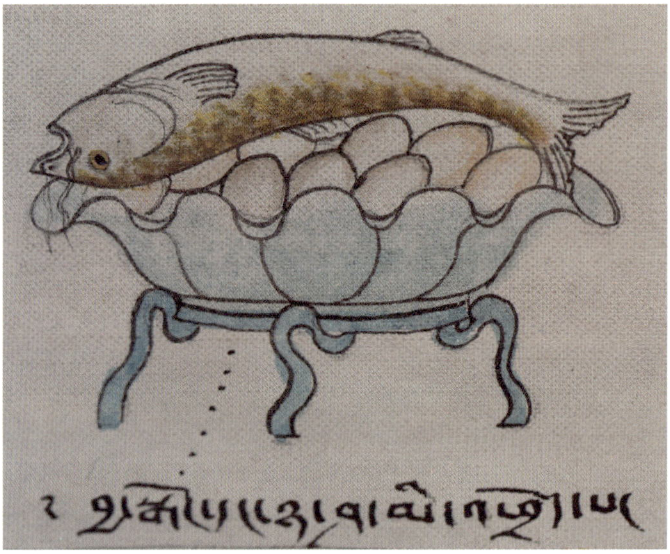

(༢) བྱ་སྒོང་དང་ཉ་ཤ་ནི་ཕན་ཚུན་མི་འཕྲོད་པས་མཉམ་དུ་ཟ་མི་རུང་ངོ་།།

② 鱼肉与鸡蛋相克，不宜同时食用。

（2） Fish and eggs are incompatible, so they should not be eaten together.

ཁ་ཟས་མི་འཕྲོད་པ།

不宜同食的饮食

Incompatible Foods

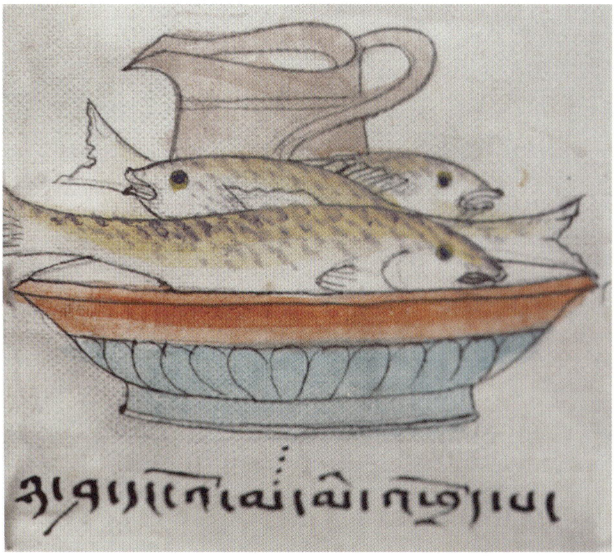

(༣) ཉ་ཤ་དང་འོ་མ་མི་འཕྲོད་ལ། དེ་བཞིན་དུ་འོ་མ་དང་ཤིང་ཏོག་སྐྱུར་བའི་རིགས་གཉིས་མི་འཕྲོད།

③ 鱼肉与奶类相克，奶类与酸味水果相克。

(3) Fish and dairy are incompatible, dairy and sour fruits are also not compatible.

ཁ་ཟས་མི་འགྲོད་པ།

不宜同食的饮食

Incompatible Foods

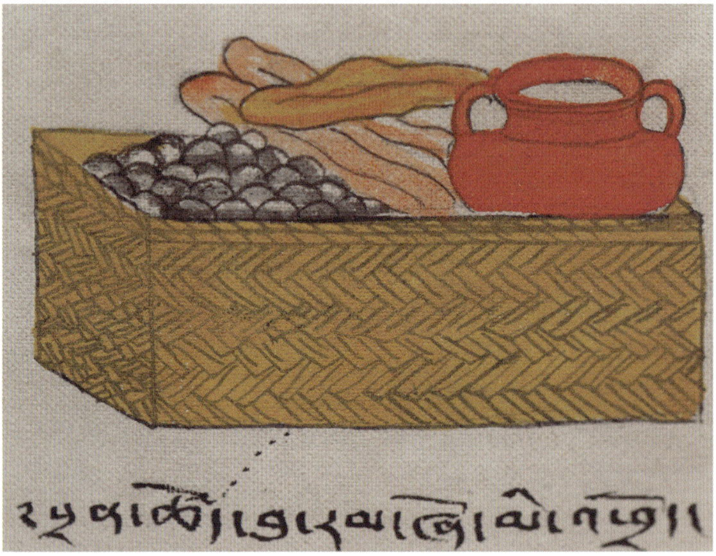

(༤) སྲན་མའི་ཚོད་མ་དང་། བུ་རམ། ཞོ་བཅས་མི་འགྲོད་དེ་ཉེས་པ་གསུམ་འཁྲུག་པར་བྱེད་དོ།།

④ 豌豆粥、红糖和酸奶三者相克，不宜同时食用。

(4) The natures of cooked beans with jaggery and yogurt are incompatible, therefore they should not be eaten together.

ཁ་ཟས་མི་འཕྲོད་པ།

不宜同食的饮食

Incompatible Foods

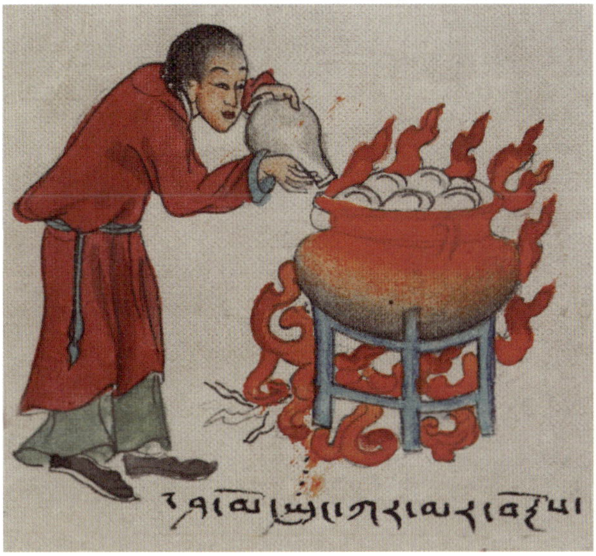

(༥) ཤ་མོ་ཡུངས་ཀར་གྱི་མར་ལ་བརྔོས་པ་མི་འཕྲོད་པ་དང་། ཁྱིམ་བྱའི་ཤ་དང་ཞོ་བསྲེས་ནས་ཟ་བ་མི་འཕྲོད།

⑤ 不能用芥子油炒蘑菇；鸡肉与酸奶不宜同吃。

（5）Mushrooms must not be fried in mustard oil and chicken must not be mixed with yogurt.

ཁ་ཟས་མི་འགྲོད་པ།

不宜同食的饮食

Incompatible Foods

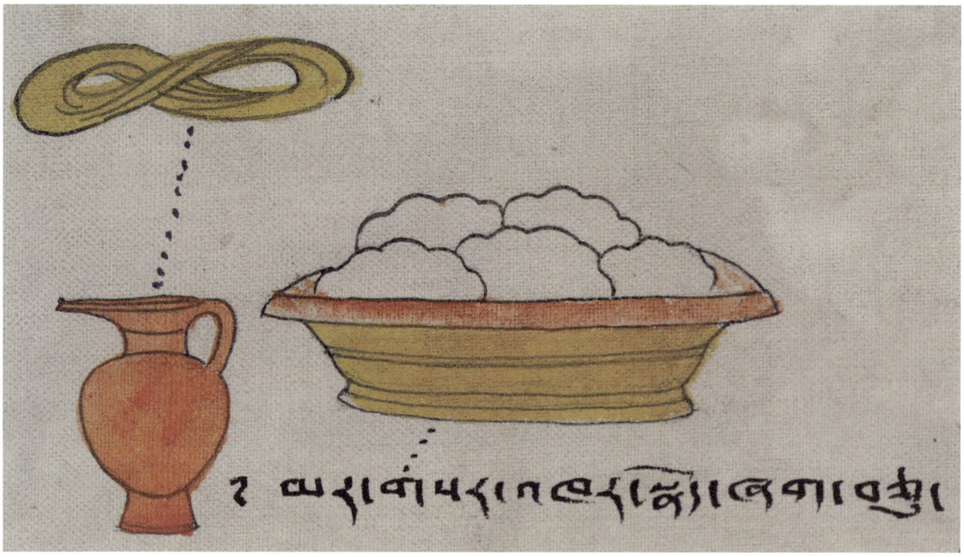

(༦) མར་ནག་དང་སྦྲང་རྩི་ཆ་མཉམ་པར་ཟ་བ་མི་འགྲོད་ལ། མར་གསར་པ་འཁར་བའི་སྣོད་དུ་ཞག་བཅུ་ཐན་ལུས་པ་བསྙེན་མི་རུང་།

⑥ 菜籽油与蜂蜜不宜同时同量食用，新鲜酥油在青铜容器中放置的时间不得超过十天。

（6） Canola oil and honey can’t be eaten together in equal proportion. Avoid putting fresh butter in a bronze container for more than 10 days.

ཁ་ཟས་མི་འཕྲོད་པ།

不宜同食的饮食

Incompatible Foods

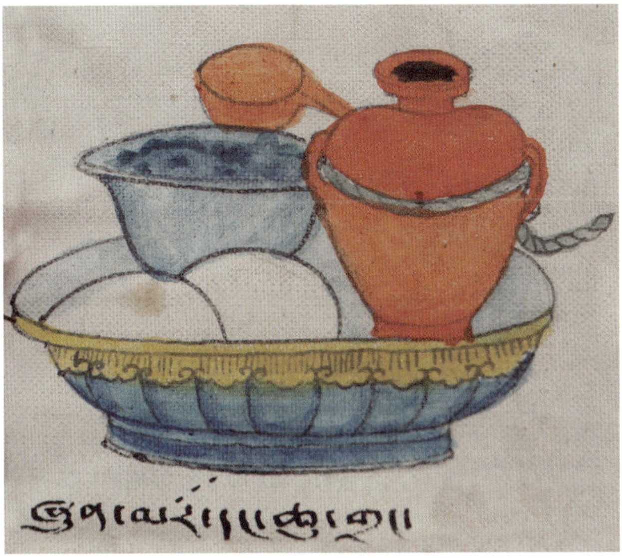

(༧) ཞུན་མར་ཟོས་རྗེས་ཆུ་གྲང་བཏུང་ན་མི་འཕྲོད་པས་འཐུང་མི་རུང་བའོ།།

⑦ 吃完熔酥油后不宜立即喝凉水。

(7) Avoid drinking cold water after eating melted butter.

ཟ་མི་རུང་བའི་ཤ

不宜食用的肉类

Inedible Meat

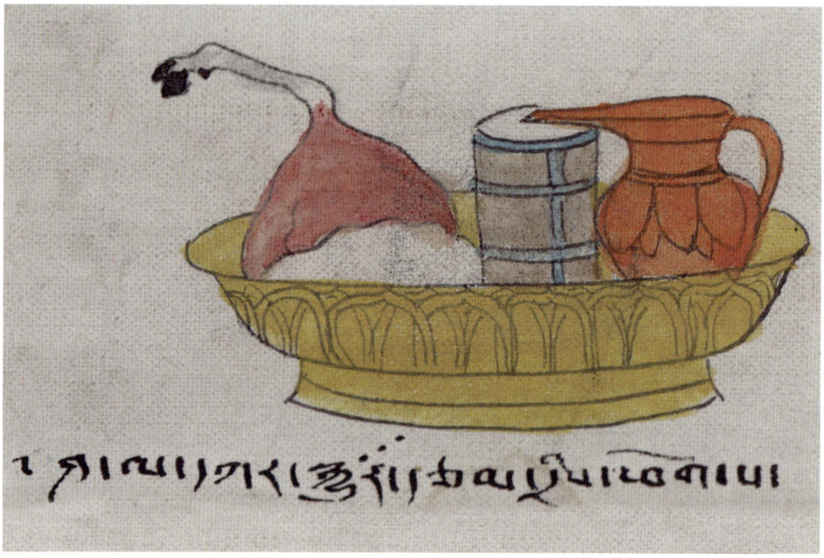

ཤ་རྙིན་པ་ལ་དཀར་དང་སྐྱུར་དང་རྩམ་པའི་དྲིས་ཐོག་པ་དང་། བཙོས་པའི་རླངས་པ་བསྐུབས་ནས་ཡུན་ལོན་པ་སོགས་བསྟེན་མི་རུང་ངོ་།།

跟牛奶等乳制品、青稞酒、糌粑等放置在一起超过一天的肉，以及煮后未待热气散发便久置于密闭容器中的肉，均不宜吃。

Avoid eating meat that is smeared with dairy products, sour food or *tsampa* and cooked food which was kept in an airtight container for a long time.

སྔ་མ་མ་ཞུ་བར་ཕྱི་མ་ཟོས་པའི་ཉེས་པ།

上顿未消化又吃下顿的危害

Disadvantages of Having A Meal Before Digesting

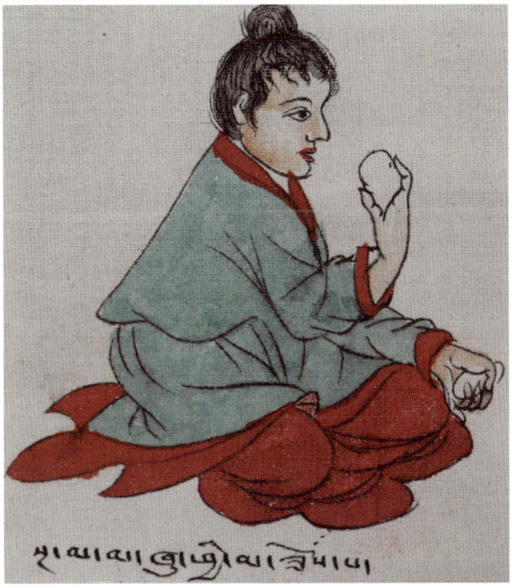

ཁ་ཟས་མི་འཕྲོད་པ་ལྷན་ཅིག་ཏུ་ཟ་བ་དང་། སྔ་མ་མ་ཞུ་བར་ཕྱི་མ་ཟོས་པས་ཁ་ཟས་མི་འཕྲོད་པར་འཐབ་པས་དུག་ཏུ་གྱུར་ཞིང་ཉེས་པ་འཁྲུགས་པ་དང་། གསོ་དཀའ་ལ། ཐ་ན་སྲོག་འཕྲོག་པའི་ཉེན་ཁ་ཡང་ཡོད།

同食禁忌搭配的食物或上顿尚未消化又吃下顿，易导致三因紊乱，难以治疗，严重时可能危及生命。

Eating food that are not compatible with each other or having a meal before the previous meal is digested can also lead to food poisoning. It is hard to cure and can even cause death.

མ་གོམས་པའི་ཟས་དང་དུས་མིན་ཟས་པའི་ཉེས་པ།

食用未习惯食物和非时食用的危害

Eating Unfamiliar Foods or Eating at the Wrong Times

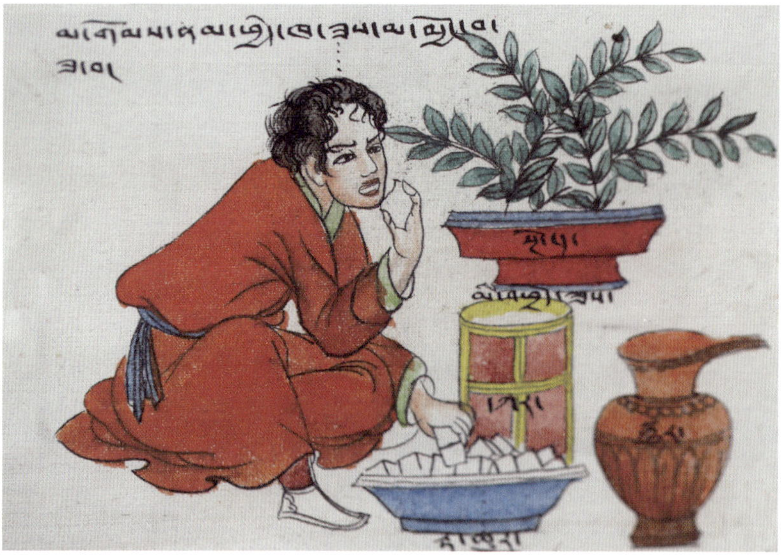

སྔར་ཟ་མ་གོམས་པའི་ཟས་དང་། དུས་མིན་པ་མཚན་ཕྱེད་ལྟ་བུ་ལ་ཟོས་ན་མ་ཞུ་བའི་ནད་དུ་འགྱུར་ཉེན་ཆེ།

食用未进食习惯的食物，或选择在半夜等非吃饭时间进食，易导致消化不良。

Having unfamiliar food or having meals at irregular time like at midnight can easily cause indigestion.

མི་འཕྲོད་པའི་ཟས་སོགས་བསྟེན་རུང་བའི་མི།

宜食用禁忌搭配食物的人群

People Who Can Have Incompatible Foods

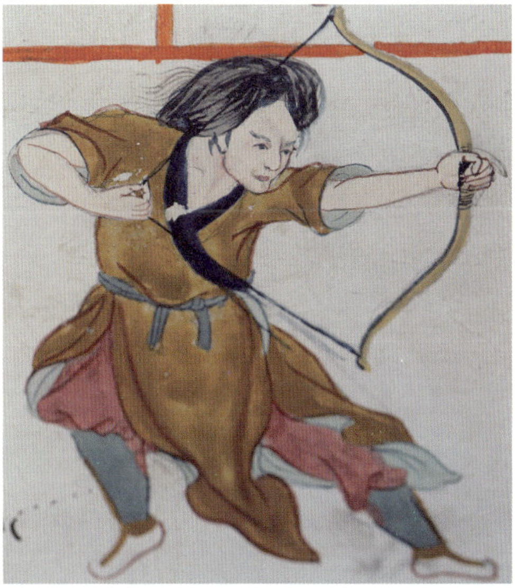

རྒྱུན་དུ་རྩོལ་བཅག་བྱེད་པ་དང་། སྣུམ་བསྟེན་པ། མེ་དྲོད་ཆེ་བ། ན་ཚོད་དར་ལ་བབས་པ། ལུས་སྟོབས་དང་ལྡན་པ་དང་། ཟས་དེ་དག་ལ་གོམས་འདྲིས་ཡོད་པ་ཡིན་ན། མི་འཕྲོད་པ་དང་དུས་མིན་གྱི་ཟས་ཟོས་ཀྱང་གནོད་པར་མི་འགྱུར་རོ།།

经常运动、常食油腻食物、胃火旺盛、身强力壮及经常食用禁忌搭配食物等人群，即使食用禁忌搭配的食物或在非吃饭时间进食，也不会产生不良反应。

One who is accustomed to regular physical exercises, eat oily food and with strong digestive heat, young, strong body will not have any problems even if they eat incompatible food or eat at irregular time.

ཟས་ཐོས་རྗེས་སྐོམ་འཐུང་བ།

饭后喝饮品

Drinking Beverages after Meals

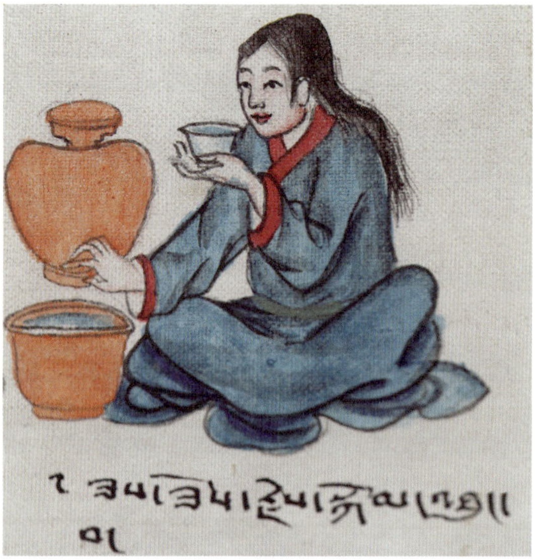

ཟས་ཐོས་རྗེས་སུ་སྐོམ་འཐུང་ན་ངོམས་ཤིང་ཚིམ་པ་དང་ཀུན་ལ་ཁྱབ་པར་བྱེད། ཟས་བཤིག་ཅིང་འདྲུལ་བར་བྱེད་པས་ལེགས་པར་འཇུ་ཞིང་ལུས་བརྟས་པ་དང་སྟོབས་འཕེལ་བར་བྱེད།

饭后喝饮品，可止渴并让人感到心满意足，起到扩散分解食物、助益腐熟的作用，有助于消化吸收、强健体魄，亦可增肥。

Drinking beverage after meal not only quenches thirst but also serve to spread nutrients through the body. It helps to dissolve food for proper digestion and increase body strength.

ཟས་ཟོས་རྗེས་སྐོམ་འཐུང་མི་རུང་བ།

饭后不宜喝饮品的情况

Conditions that are Not Suitable for Drinking Beverages after Meals

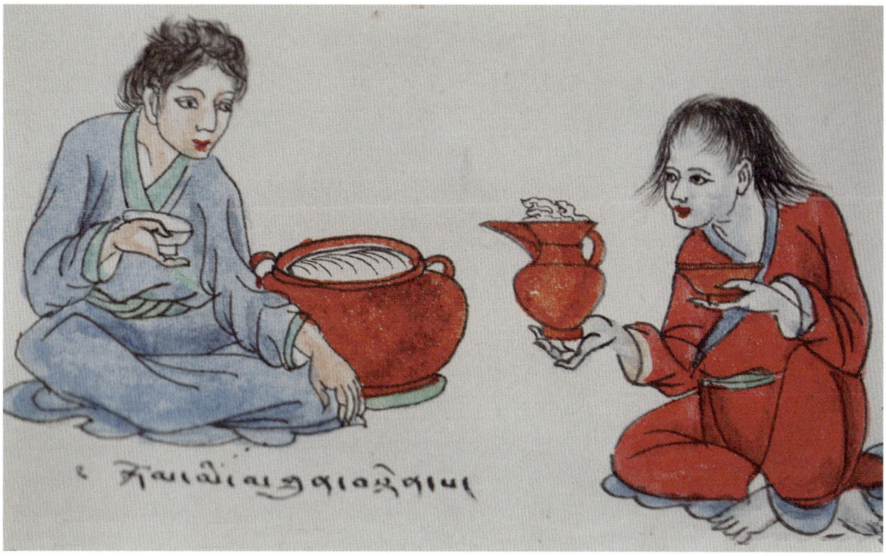

སྐད་འགགས་པ་དང་། གློ་རྡོལ། ལུད་པ་འཕེལ་བ། ཆམ་པ་སོགས་ནམ་ཚོང་ཡན་ཆད་ཀྱི་ནད་ཡོད་ཚེ། ཟས་ཟོས་རྗེས་སུ་སྐོམ་འཐུང་ན་གནོད་པས་བཏུང་བར་མི་བྱའོ།།

嗓子哑、肺穿孔、咯痰、感冒等锁骨以上部位疾病患者，饭后不宜喝饮品，否则将会产生不良反应。

Patients with diseases above the clavicle such as obstruction of voice, a lung perforation, expectoration, and cold should not drink excessive amounts of beverages after meals, otherwise it can be harmful.

ཟས་ཐོས་རྗེས་ཆུ་སྐོལ་བཏུང་བ།

饭后喝开水

Drinking Boiled Water after Meals

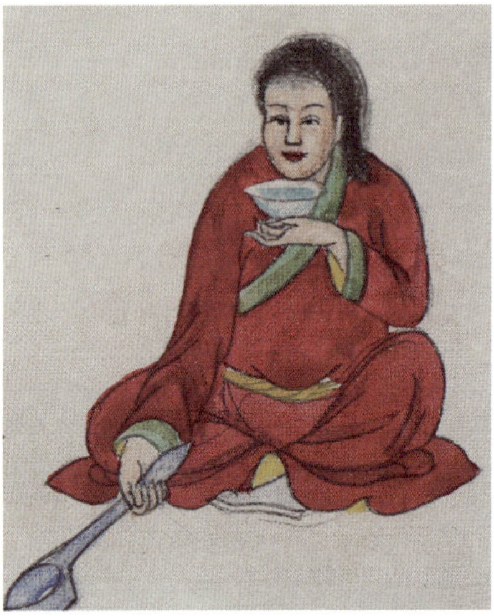

ཟས་མི་འཇུ་བར་ལྟོ་བ་སྦོས་ན་ཟས་ཐོས་པའི་རྗེས་སུ་ཆུ་སྐོལ་བཏུང་བར་བྱའོ།།

因消化不良引起胃胀时，饭后宜饮用开水。

When experiencing stomach distention caused by indigestion, one should drink boiled water after meals.

ཆང་དང་སྦྲང་རྩིའི་ཆུ་བསྟེན་ཚུལ།

青稞酒与蜂蜜水的食用

Barley Wine and Honey Water

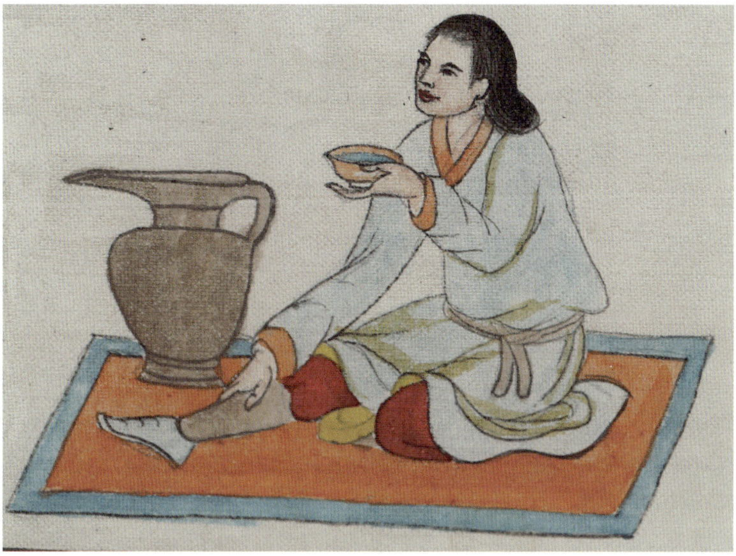

༄་སྐེམ་པོ་རྒྱས་པར་བྱེད་འདོད་ན་ཆང་བཏུང་བར་བྱ། སྦོམ་པོ་དབྲི་བར་འདོད་པ་ལ་སྦྲང་རྩིའི་ཆུ་བཏུང་བར་བྱའོ།།

瘦人想长胖，宜饮青稞酒；胖者欲减肥，应多喝蜂蜜水。

Those who wish to gain weight should drink a small amount of barley wine after meals regularly, whereas those wish to lose weight should drink honey mixed with water on a regular basis,

ཟས་སྔོན་སྐོམ་འཐུང་བ།

饭前喝饮品

Drinking Beverages before Meals

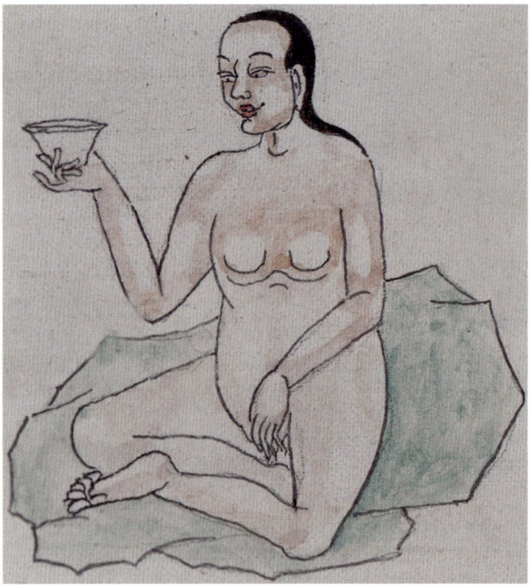

ཟས་མ་ཟོས་པའི་ཐོག་མར་སྐོམ་གྲང་མོ་འཐུངས་པས་མེ་དྲོད་ཀྱི་མཐུ་ཉམས་ནས་ལེགས་པར་མ་ཞུ་བས་ལུས་སྐེམ་པོར་འགྱུར་རོ།།

饭前喝冷饮，可导致胃火败弱，消食不良，渐趋消瘦。

Drinking cold beverages before meals can cause a decrease of digestive heat, indigestion and can lead to gradual emaciation.

མ་གོམས་པའི་ཟས་བསྟེན་ཐབས།

未习惯食物的食用法

Dealing with Food that You are Not Adapted To

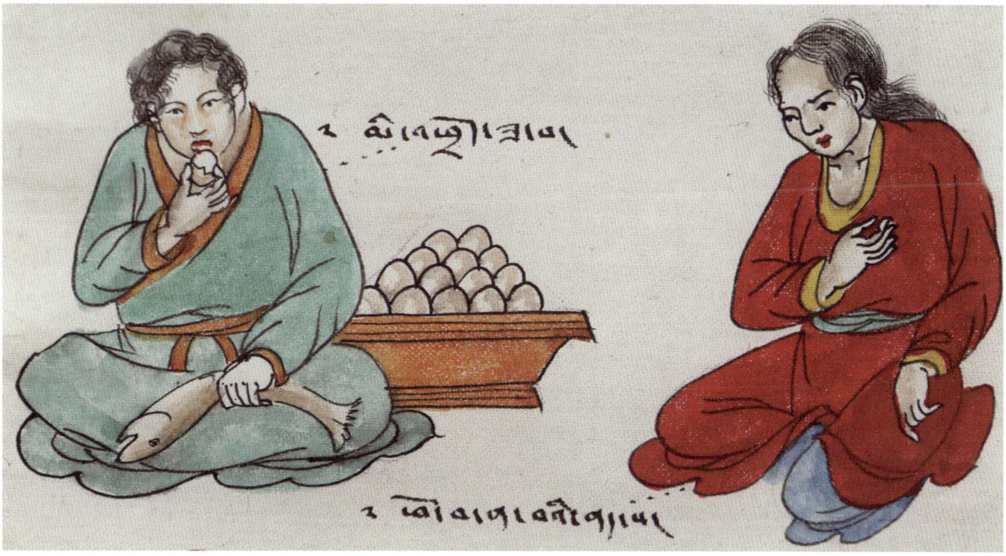

དེ་སྔོན་ཟ་མ་མྱོང་བའི་ཟས་སྐོམ་གང་ཡང་ཐོག་མར་རང་ཉིད་ལ་འགྲོད་མིན་ཚོད་ལྟ་དང་། དེ་ནས་རིམ་བཞིན་ཉུང་ངུ་ནས་མང་དུ་བསྟེན་ཏེ་གོམས་འདྲིས་བྱས་ནས་འགྲོད་པར་བྱ་དགོས།

未曾食用过的饮食，首先应少量尝试，然后逐渐增量，以便慢慢适应和习惯。

For food that you have never eaten, try first to see whether it goes well with the body and then try to get used to them by gradually increasing the intake volume.

གོམས་པའི་ཟས་སྤོང་ཐབས།

已习惯食物的戒法

How to Give Up Regular Diet

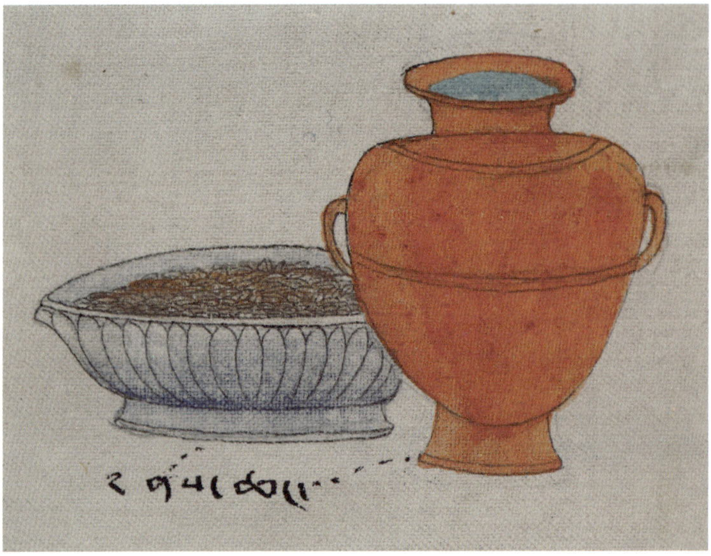

རང་ལ་ཆུང་ནས་འདྲིས་ཤིང་རྒྱུན་དུ་གཙོ་ཟས་སུ་བསྟེན་པའི་ཟས་སྐོམ་གང་ཡང་སྤང་དགོས་བྱུང་ཚེ། རིམ་བཞིན་ཉུང་དུ་བཏང་ནས་ག་ལེར་སྤང་དགོས། གལ་ཏེ་གློ་བུར་དུ་སྤང་ན་ལུས་ཁམས་མི་བདེ་བ་དང་འདུ་བ་འཁྲུགས་པའི་གནས་ཚུལ་འབྱུང་སྲིད།

要想戒掉从小习惯的饮食，必须采取逐步减量的方法，倘若突然戒掉已习惯的饮食，可能会扰乱三因而引发疾病。

To give up a diet that you have been used to since childhood, decrease the intake volume gradually. If you give everything up all at once, it may cause disorders of three principal energies.

དགུ་པ། རྒྱུན་སྤྱོད་ཀྱི་ཟས་སྐོམ་ཕན་ནུས་སྐོར།

九、日常饮食之功效

IX Functions of Daily Diet

ཆུ་བསིལ།

冷水

Cold Water

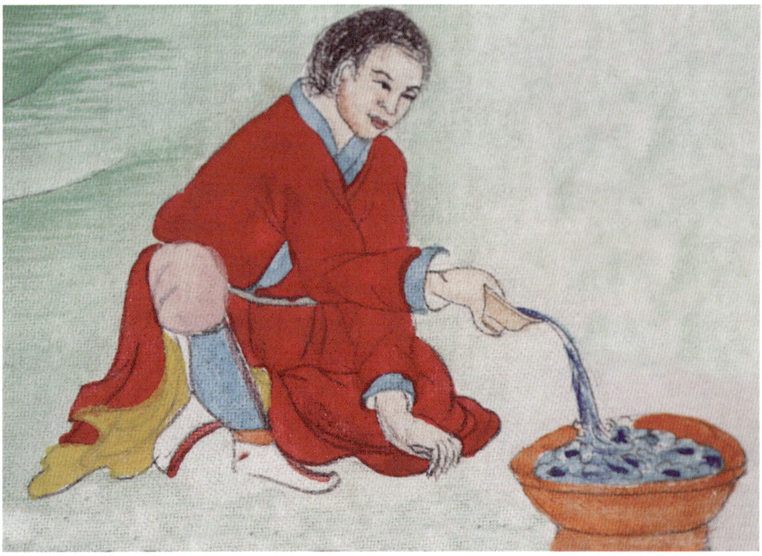

ཆུ་བསིལ་གྱིས་དྲན་པ་ཉམས་ཏེ་བརྒྱལ་བ་དང་། ལུས་ངལ་བ། ཆང་ནད། མགོ་འཁོར་བ། སྐྱུགས་པ། སྐོམ་པ། ལུས་ཚ་བ། ཐག་མཁྲིས་ནད་དང་དུག་ནད་སོགས་སེལ་བར་བྱེད།

冷水能治昏迷、疲劳、酒后不适、头晕、呕吐、口渴、发热、中毒、胆血热等病症。

Cold water is beneficial against coma, fatigue, hangovers, dizziness, vomiting, thirst, fever, cholemia and intoxication.

ཆུ་སྐོལ།
开水
Boiled Water

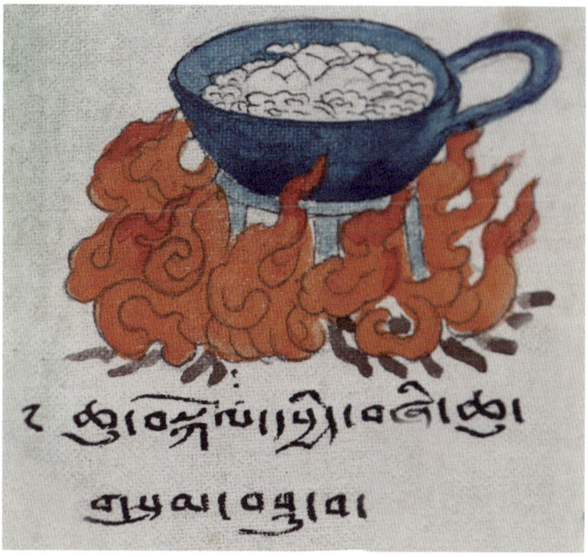

ཆུ་སྐོལ་གྱིས་དྲོད་སྐྱེད་ཅིང་ཟས་འཇུ་སླ་བ། སྐྱིགས་བུ་སེལ་བ། བད་ཀན་དང་། ལྟོ་བ་སྒྲོས་པ། དབུགས་མི་བདེ་བ་བཅས་སེལ་བ་དང་། ཆམ་པ་རིམས་གསར་སོགས་ཟློག་པར་བྱེད་ཐུབ།

开水具有生热、助消化、止呃逆等功效，能治疗培根病、腹胀、呼吸不畅、初期感冒、初期疫病等。

Boiled water generates heat and help digestion easily, it relieves the hiccups, *badkan* diseases, abdominal distension, respiratory disturbances and early-stage cold and epidemic.

ཆུ་སྐོལ་གྲང་མོ།

凉开水

Cooled Boiled Water

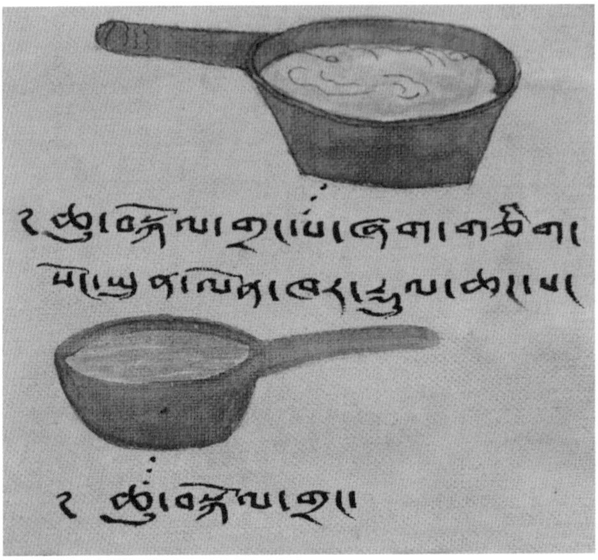

ཆུ་སྐོལ་གྲང་མོས་བད་ཀན་མི་སྐྱེད་ལ་མཁྲིས་པའང་སེལ་ཐུབ། འོན་ཀྱང་དེ་ཉིད་ཞག་གཅིག་ལོན་ན་དུག་དང་འདྲ་བར་ཉེས་པ་ཀུན་བསྐྱེད་པས་སྤང་བར་བྱའོ།།

凉开水能治赤巴病而不诱发培根病，但是放置一夜的凉开水有害健康，不可饮用。

Cooled boiled water can treat *mkhris pa* diseases without causing *badkan* diseases. However, if left overnight, it becomes toxic and causes all diseases.

ཆུའི་མཆོག་དམན།

水的优劣

Types of Water

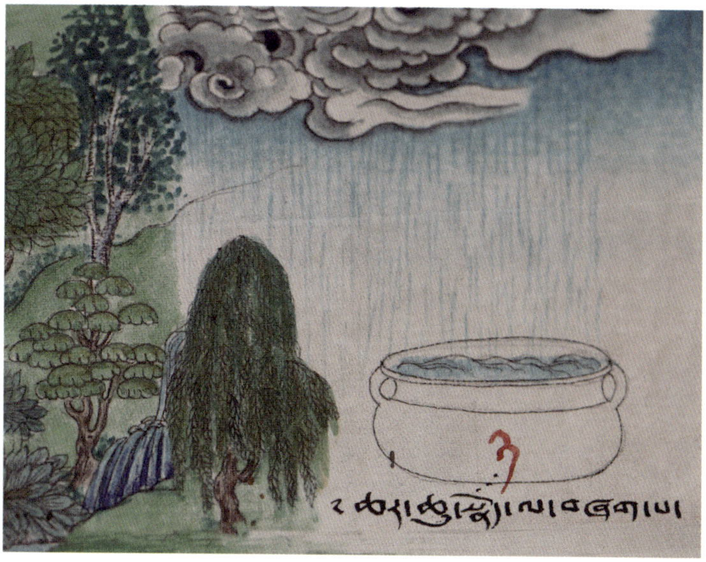

ཆུ་ནི་ཆར་ཆུ་དང་། གངས་ཆུ། ཆུ་ཀླུང་གི་ཆུ། ཆུ་མིག ཁྲོན་པའི་ཆུ། བ་ཚྭའི་ཆུ། ཤིང་གི་ཆུ་རྣམས་ལས། ཆར་ཆུ་ནས་རིམ་པས་དང་པོ་དང་པོ་མཆོག་ཡིན་ལ། ཕྱི་མ་ཕྱི་མ་དམན་པའོ།།

水，分为雨水、雪水、河水、泉水、井水、咸水及林中水等七种，依次前者为上品，后者为下品。

Water can be categorized into seven types and the sequence of quality from superior to inferior is: rainwater, snow water, river water, spring water, water from well, seawater and water from forests.

འབྲས།

大米

Rice

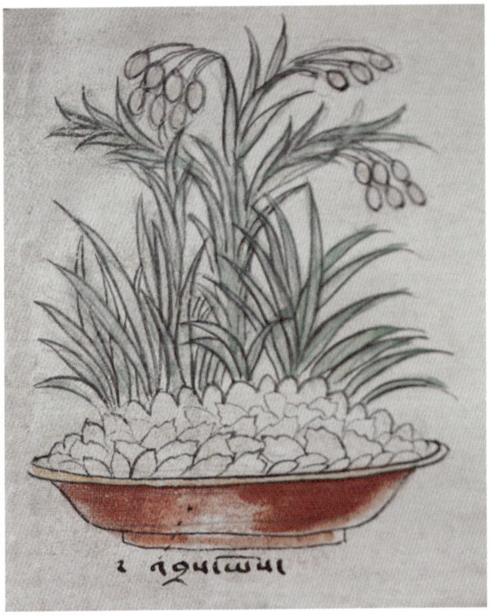

འབྲས་ནི་སྣུམ་པ་དང་། འཇམ་པ། བསིལ་བ། ཡང་བ་སོགས་ཀྱི་ནུས་པ་དང་ལྡན་པས་ཉེས་པ་རླུང་མཁྲིས་བད་ཀན་གསུམ་སེལ། རོ་ཙ། འཁྲུ་བ་དང་སྐྱུགས་པ་གཅོད་པར་བྱེད་དོ།།

大米滋润、柔软，性凉而轻，能消除隆赤巴培根三患，可壮阳、止泻、止吐。

Rice is oily, smooth, cool and light in quality. It cures *rlung*, *mkhris pa* and *badkan* diseases, promotes carnal desire and stops diarrhea and vomiting.

ཁྲེ།
小米
Millet

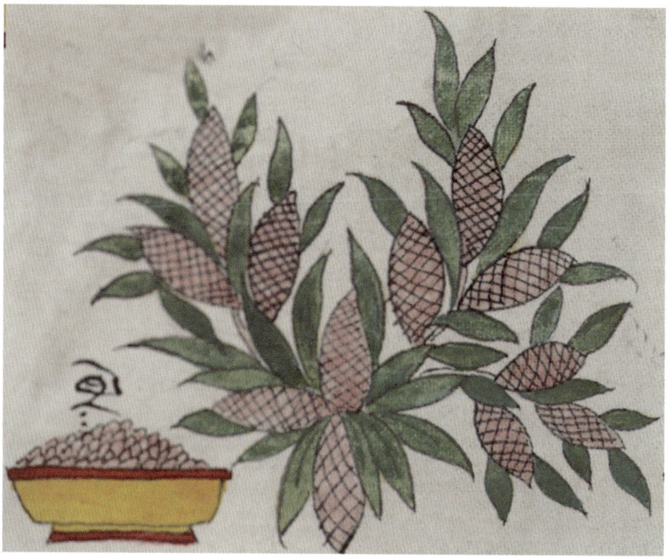

ཁྲེ་ནི་ནུས་པ་ལྕི་ཞིང་བསིལ་བས་ལུས་བརྟས་པ་དང་། རུས་པ་ཆག་གྲུགས་སོགས་སྦྱོར་བར་ཕན།

小米性重而凉，具有滋养身体、愈合骨折的作用。

Millet is heavy and cool in quality; it develops the body and joins fractured bone.

ཁྲ་མ།

穇子

Eleusine Coracana

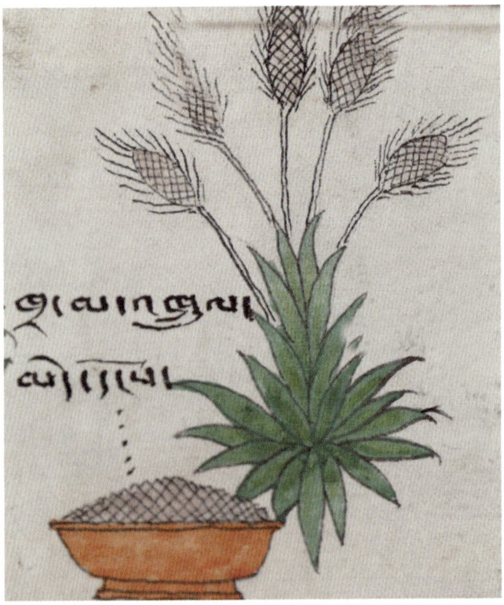

ཁྲ་མ་ནི་ནུས་པ་བསིལ་ཡང་རྩུབ་ཅིང་ཡི་གར་འཕྲོད་པ་ཡིན།

穇子性凉味涩，具有开胃的功效。

Eleusine coracana is cool, light and rough in quality, it can stimulate appetite.

གྲོ།

小麦

Wheat

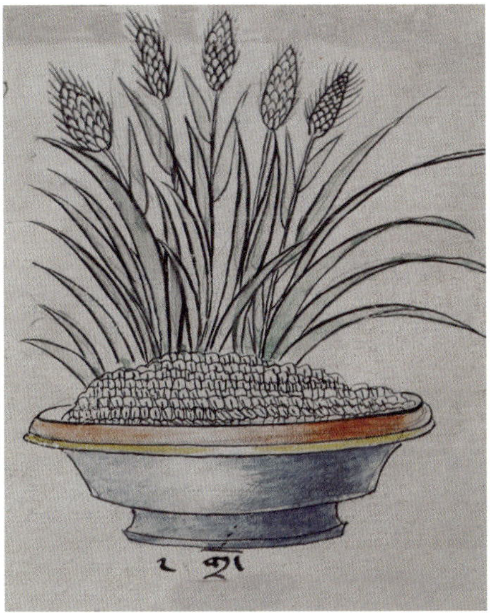

གྲོ་ནི་ནུས་པ་ལྕི་ཞིང་བསིལ་ལ་ལུས་འཚོ་བར་བྱེད་ཅིང་། རླུང་དང་མཁྲིས་པའི་ནད་སེལ་ལོ།།

小麦性凉而重，能滋养身体，可祛除隆、赤巴等病。

Wheat is heavy and cool in quality. It nourishes the body and eliminates *rlung* and *mkhris pa* diseases.

ནས།

青稞

Highland Barley

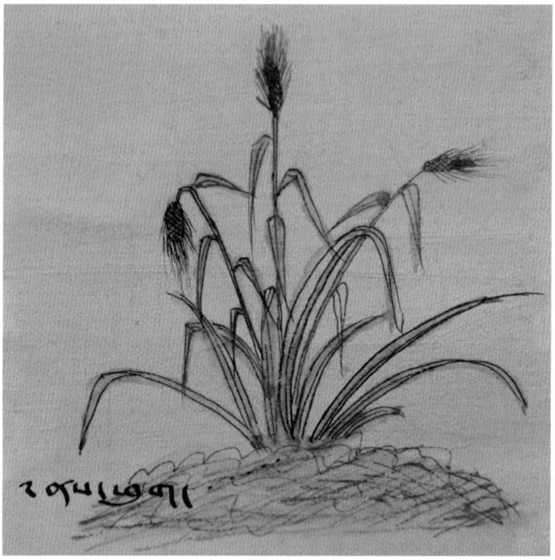

ནས་ནི་ནུས་པ་ལྷི་ཞིང་བསིལ་བས་བཤང་བ་ཆེར་འཕེལ་ཞིང་། ལུས་སྟོབས་སྐྱེད་པའི་མཆོག་ཡིན་ནོ།།

青稞性凉而重，具有促进新陈代谢的作用，是增强体质的最佳食物。

Highland barley is heavy and cool in quality, it can boost metabolism and is the best food to generate physical strength.

སོ་བ་དང་སྲེ་ད།

黑大麦、燕麦

Thick Shell Barley and Blackened Wild Barley

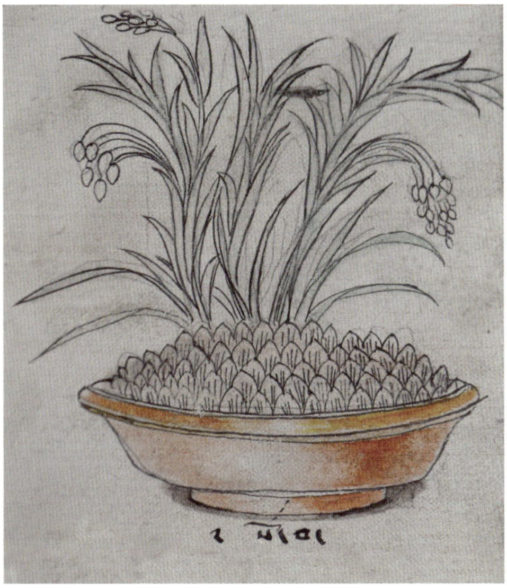

སོ་བ་དང་སྲེ་ད་ནི་བསིལ་ཞིང་ཡང་བ་སྟེ། བད་ཀན་དང་མཁྲིས་པ་སེལ་བར་ཕན།

黑大麦和燕麦性凉而轻，可以祛除培根和赤巴。

Thick shell barley and blackened wild barley are cool and light in quality and help to eliminate *badkan* and *mkhris pa* diseases.

ཏིལ།
芝麻
Sesame

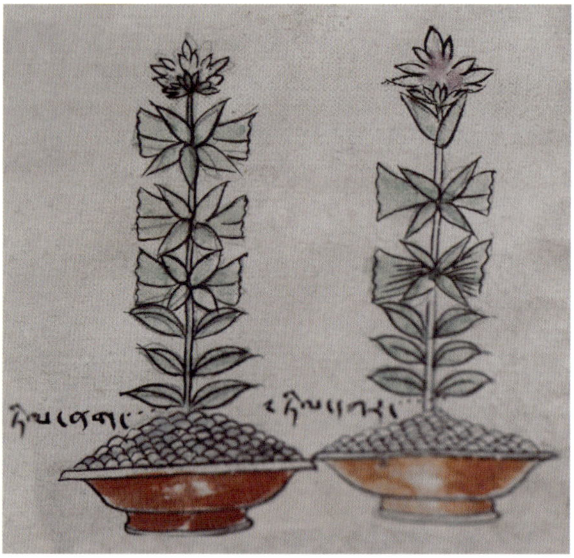

ཏིལ་གྱི་འབྲུ་ནི་ལྕི་ཞིང་དྲོ་བས་རོ་ཙ་བ་དང་། རླུང་གི་ནད་འཇོམས་པར་བྱེད།

芝麻性重而温，具有壮阳和祛除隆病的功效。

Sesame seed is heavy and warm in quality, it restores the virility and pacifies the *rlung* disease.

ཟར་མ།

亚麻籽

Linseeds

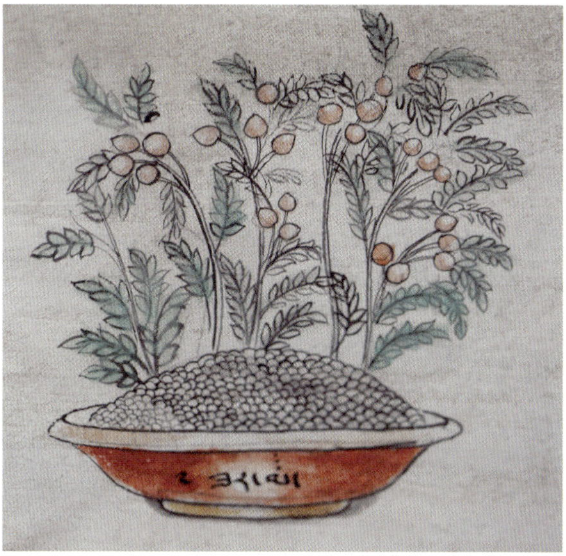

ཟར་མའི་འབྲས་བུ་ནི་རོ་མངར་ཞིང་ཁ་བ། ནུས་པ་སྣུམ་ཞིང་འཇམ་པས་རླུང་ནད་ལ་ཕན་པ་ཡིན།

亚麻籽，味甘、苦，性油而软，可治疗隆病。

Linseeds are sweet and bitter in taste with oily and smooth qualities, they are good for curing *rlung* diseases.

བྲ་བོ།

荞麦

Buckwheat

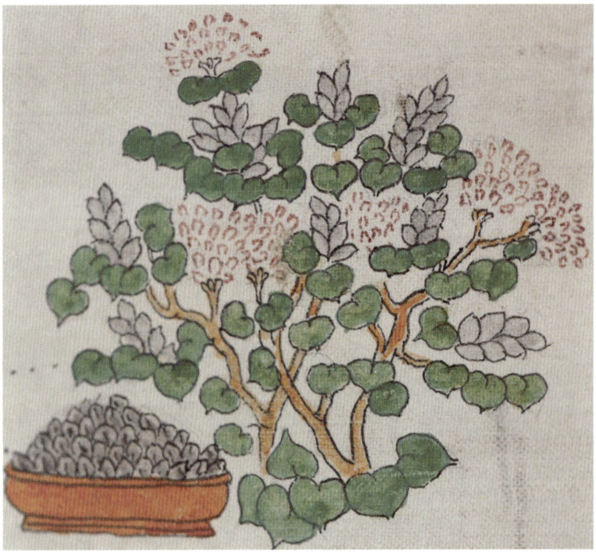

བྲ་བོ་ནི་ནུས་པ་བསིལ་ལ་ཡང་བས། རྒྱུན་དུ་བསྟེན་ན་ལུས་ཟུངས་འགྲུགས་ཤིང་ཟད་པར་བྱེད་པས་རྨ་འཛིག ཉེས་པ་གསུམ་སྐྱེད་པར་བྱེད་དོ།།

荞麦，性凉而轻，长期食用或食用过量可导致身体紊乱衰弱，影响伤口愈合，也会导致隆、赤巴和培根等三因失衡。

Buckwheat is cool and light in quality. Frequent consumption of it can cause physical disorder and weakness, affect wound to heal and generate imbalanced state of *rlung, mkhris pa* and *badkan*.

སྲན་མ།
豌豆
Peas

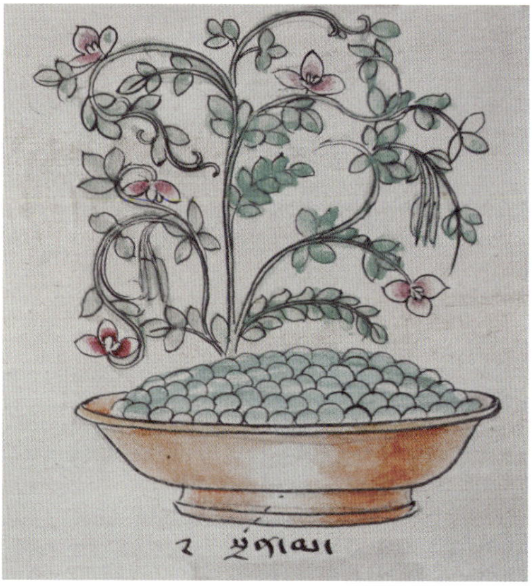

སྲན་མ་དང་སོན་སྲན་གཉིས་ནི། སྦྱོར་རོ་བསྐ་མངར་ནུས་པ་བསིལ་ཡང་སྐྱ་བས་རྩ་སྒོ་འགགས་པར་བྱེད། བད་ཀན་ཚ་བ་སེལ་ཞིང་འབྲུ་བ་གཅོད། སྣུམ་པ་སེལ། ཁྲག་དང་མཁྲིས་པ་རྒྱས་པ་དང་ཚིལ་ཆེས་པ་རྣམས་ལ་སྐྱོ་མ་བྱུགས་ན་ཕན་ནོ།།

豌豆和四季豆，其味涩、甘，性轻、凉、燥，具有闭合脉、消除培根之热、止泻、解腻等功效。用其制成的糊剂涂身可抑制血液、赤巴和脂肪的增长。

Peas and beans are puckery, sweet in taste with cool, light and dry in quality. They block the openings of channels, eliminate *badkan* heat, stop diarrhea, and dissolve fat. One can apply the paste of peas and beans to avoid generating the blood, *mkhris pa* diseases and excess fat.

ལུག་ཤ
绵羊肉
Mutton

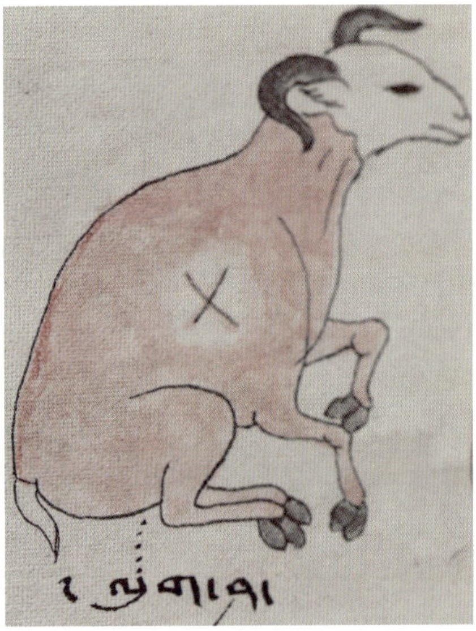

ལུག་ཤ་ནི་ནུས་པ་སྣུམ་ཞིང་དྲོ་བས། སྟོབས་འཕེལ་ཞིང་ལུས་ཟུངས་སྐྱེད། རླུང་དང་བད་ཀན་སེལ་ཞིང་དང་ག་འབྱེད་པར་བྱེད་དོ།།

绵羊肉，性油而温，具有增升元气、增强体质、祛除隆和培根、开胃等功效。

Mutton is oily and warm in quality which can develop the physical strength, cure *rlung* and *badkan* diseases and stimulate the appetite.

ར་ཤ
山羊肉
Goat Meat

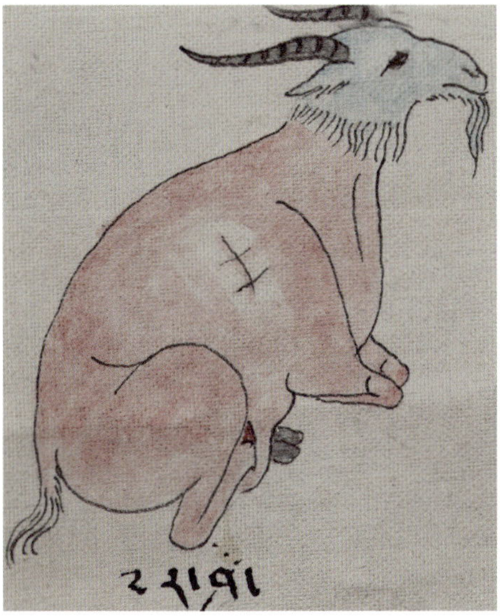

ར་ཤ་ནི་ནུས་པ་ལྕི་ལ་བསིལ་བས་འཇུ་དཀའ་བའི་ཕྱིར་ཉེས་པ་གསུམ་སློང་ཞིང་། བསེ་དུག་དང་འབྲུམ་ནག མེས་ཚིག་རྨ་རྣམས་ལ་ཕན་ནོ།།

山羊肉，性重而凉，难消化，故可诱发隆、赤巴和培根等三因之病，但对治疗梅毒、天花和烧伤等有效。

Goat meat is heavy and cool in quality. It is hard to digest, causes *rlung*, *mkhris pa* and *badkan* diseases and helps against venereal disease, smallpox and burn.

བ་གླང་ཤ
黄牛肉
Beef

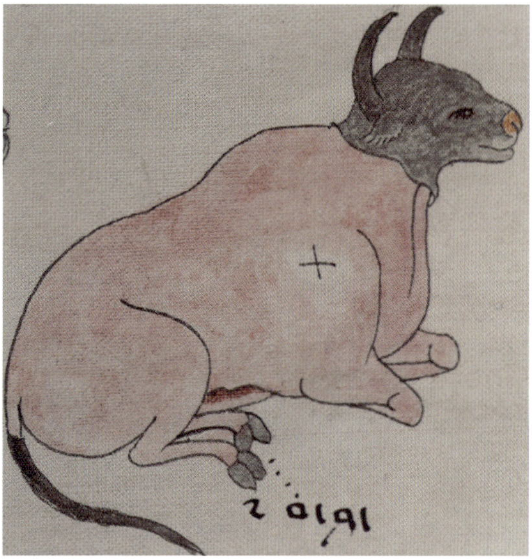

བ་གླང་ཤ་ནི་བསིལ་ལ་སྣུམ་པས་རླུང་དང་ལྡན་པའི་ཚད་པ་སེལ་ལོ།།

黄牛肉，性凉而油，可消除与隆并发的热症。

Beef is cool and oily in qualities. It cures *rlung* diseases.

ཕག་ཤ
猪肉
Pork

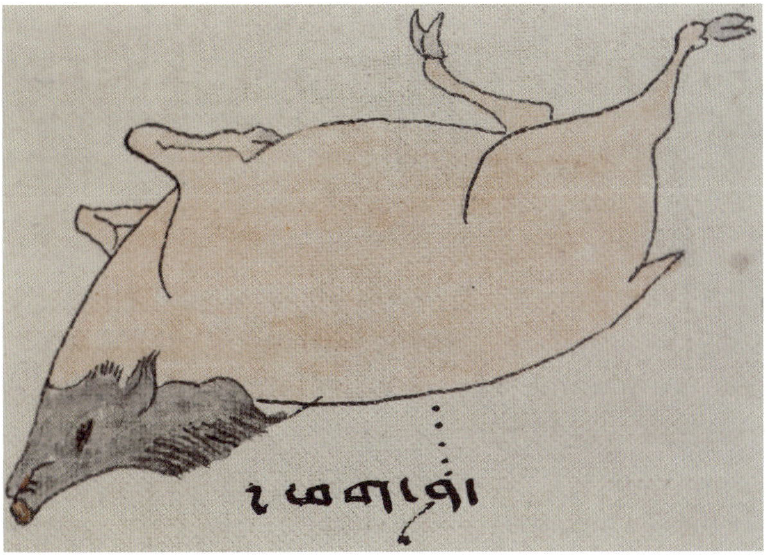

ཕག་ཤ་ནི་ནུས་པ་བསིལ་ལ་ཡང་བས་རྨ་འཛིག་གམ་བཤིག སྨུག་པོ་རྒྱས་པ་སེལ་ལོ།།

猪肉，性凉而轻，对伤口愈合不利，但可治杂症亢盛病。

Pork is cool and light in quality. It has negative effects on healing wounds and can treat brucellosis.

གཡག་ཤ
牦牛肉
Yak Meat

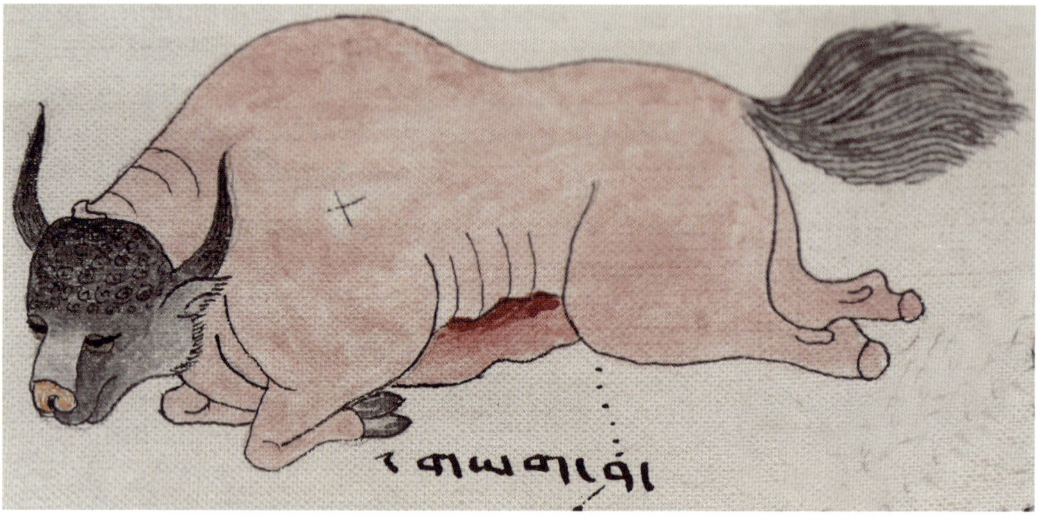

གཡག་ཤ་ནི་ནུས་པ་སྣུམ་ལ་དྲོ་བས་གྲང་བ་སེལ་ཞིང་ཁྲག་མཁྲིས་བསྐྱེད་དོ།།

牦牛肉，性油而温热，能医治寒性病，有助于滋生血液和赤巴。

Yak meat is oily and warm in quality. It can treat cold diseases and generate blood and *badkan*.

ར་ཡི་མཆིན་པ།

山羊的肝脏

Goat Livers

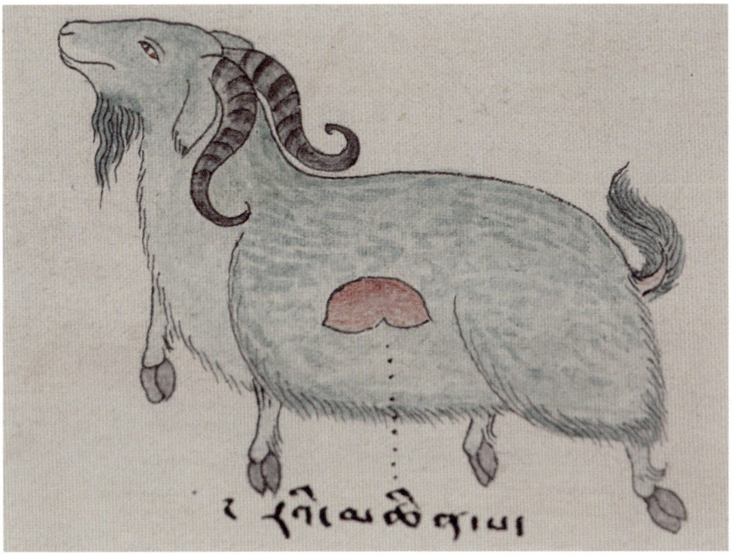

ར་ཡི་མཆིན་པས་སྲོད་ལོང་མིག་སྐྱོན་སེལ། མིག་ལ་མཆོག་ཏུ་ཕན།

山羊的肝脏能医治夜盲症，是上好的眼保健品。

Goat livers can cure night blindness and is especially good for the eyes.

ཉ་ཤ
鱼肉
Fish

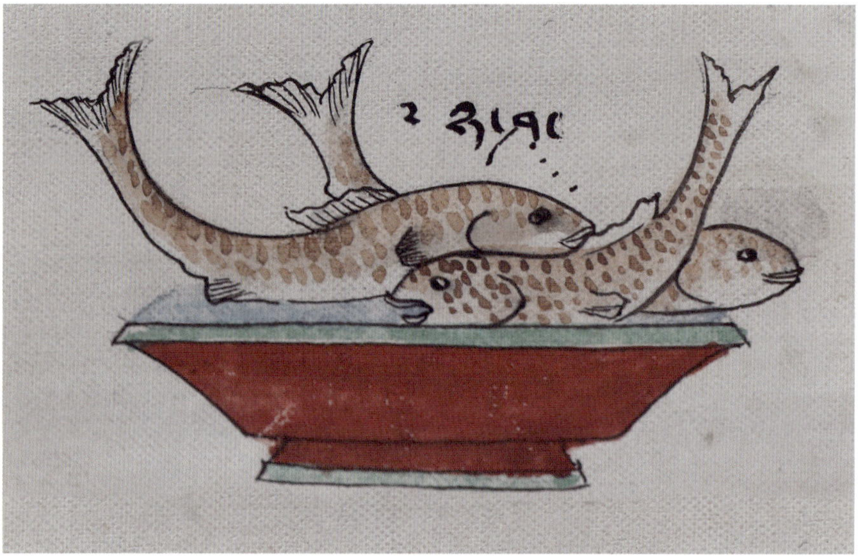

ཉ་ཤས་ཕོ་བའི་བད་ཀན་གྱི་ནད་སེལ་བ་དང་། དང་ག་འབྱེད། མིག་གསལ། རྨ་འབྲས་དང་བད་ཀན་བཤིག་པར་བྱེད།

鱼肉，可治胃病，具有开胃、明目、祛除培根病和腐瘤等功效。

Fish cures *badkan* diseases in stomach, improves appetite and eyesight, and breakdowns wounds, tumor and *badkan* diseases.

ཤ་གསར་རྙིང་།

新鲜肉与陈旧肉

Fresh Meat and Stored Meat

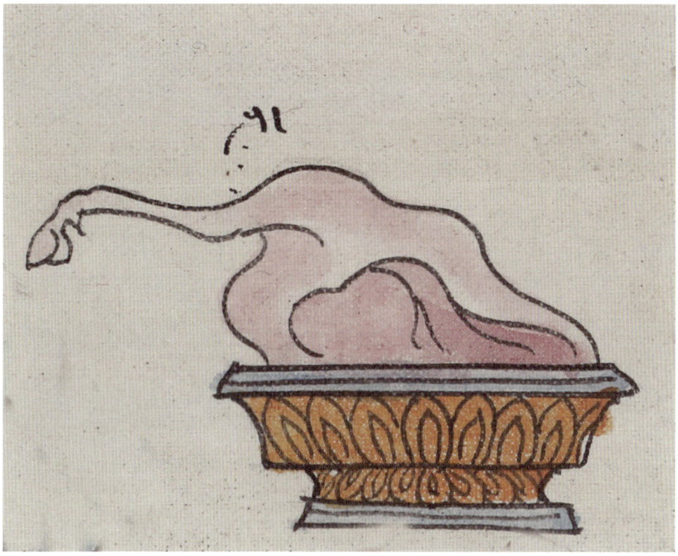

ཤ་གསར་པ་ནི་བསིལ་ཞིང་རྙིང་པ་ནི་དྲོ་ལ་བཅུད་ཆེ་བ་ཡིན། ལོ་ལོན་པའི་ཤ་ནི་ཁྱད་པར་དུ་དྲོ་ལ་སྣུམ་ཞིང་བཅུད་དང་ལྡན་པས་རླུང་གནོན་ཞིང་མེ་དྲོད་བསྐྱེད།

新鲜肉性凉，旧肉性热而富有营养。特别是陈年的肉油而富有营养，具有生热、助升胃火和祛除隆病等功效。

Fresh meat is cool in quality while stored meat is warm and nutritious. The stored meat is especially warm, oily and nutritious, pacifies *rlung* diseases and generates digestive heat.

མར་གསར་པ།

新鲜酥油

Fresh Butter

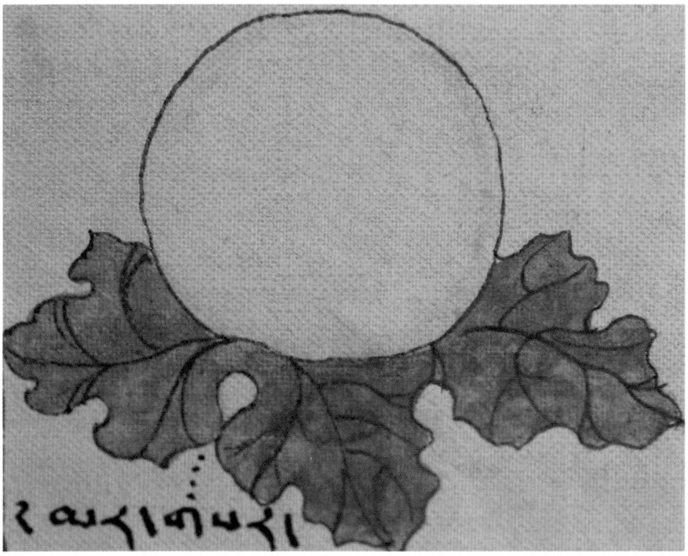

མར་གསར་པ་ནི་བསིལ་ཞིང་ཟུངས་འཕེལ་བར་བྱེད་པས་འདོད་པའི་རོ་ཙ་བར་བྱེད་ལ། མདོག་དང་སྟོབས་སྐྱེད་ཅིང་མཁྲིས་ཚད་སེལ་བར་བྱེད་དོ།།

新鲜酥油，性凉，具有壮阳功能，可焕发容颜、增强体质，能消除赤巴病所产生的热症。

Fresh butter is cool in quality, promotes carnal desire, generates complexion, physical strength and cures hot diseases associated with *mkhris pa*.

མར་རྙིང་པ།

陈旧酥油

Aged Butter

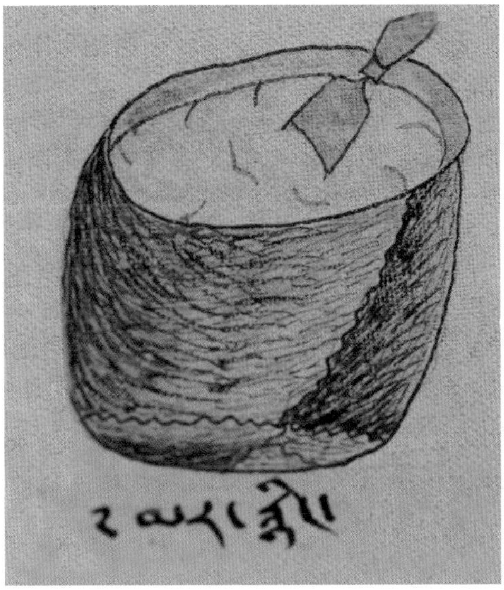

ལོ་ལོན་པའི་མར་རྙིང་པས་སྨྱོ་བྱེད་དང་བརྗེད་བྱེད། བརྒྱལ་བ་དང་འབོག་པ་རྣམས་ལ་ཕན། རྨ་གསོ་བའོ།།

经年的酥油，对治疗疯癫、癫痫、休克及昏厥等有效，并可修复伤口。

Butter that is stored for years can treat insanity, dementia, shock, loss of consciousness and wounds.

ཞུན་མར།

熔炼酥油

Clarified Butter

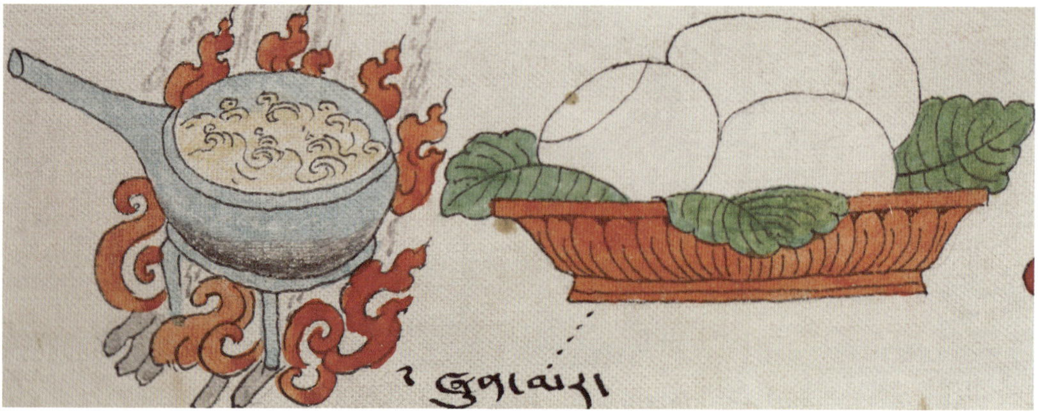

ཞུན་མར་གྱིས་བློ་རྗོ་དྲན་པ་གསལ། དྲོད་དང་ལུས་ཀྱི་སྟོབས་སྐྱེད། ཚེ་འཕེལ་བ་སོགས་མདོར་ན་སྣུམ་གྱི་ནང་ནས་མཆོག་ཏུ་གྱུར་པ་ཡིན།

熔炼的酥油，具有使智力敏锐、增强记忆力、生热、增强体质和延年益寿等功效，是油脂中的上品。

Clarified butter sharpens intelligence, enhances memory, generates heat, physical strength and prolong life. It is supreme among the fats.

སྤྲི་དང་ཕྱུར་བ།

初乳和奶酪

Colostrum and Cheese

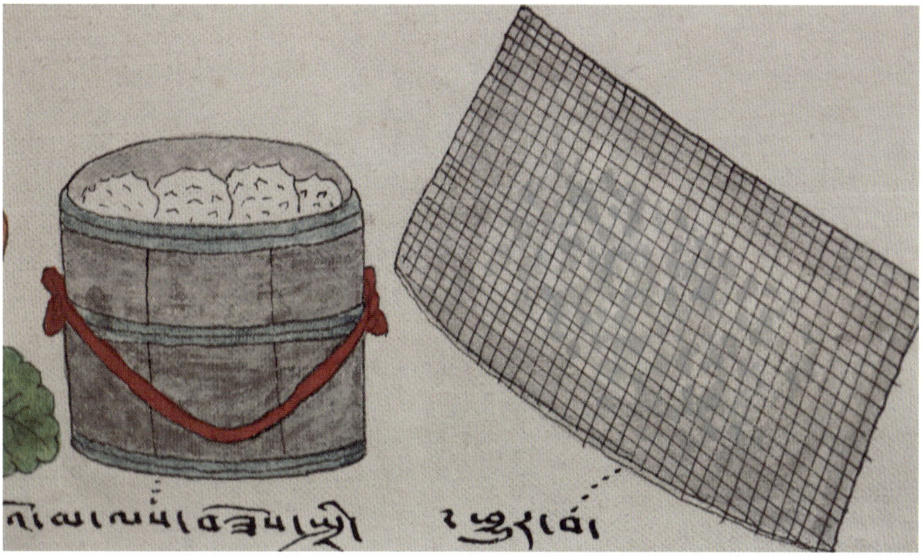

སྤྲི་དང་ཕྱུར་བས་དང་ག་ལེན་ཞིང་རྟུག་པ་སྐམ་པར་བྱེད། བད་ཀན་སེལ།

初乳和奶酪，具有增强食欲、使大便成型和消除培根等功效。

Colostrum and cheese can improve appetite, harden the stools and cure *badkan* diseases.

ཞོ་མར།

乳桶酥

Buttery Sediment Formed in the Milk Churner

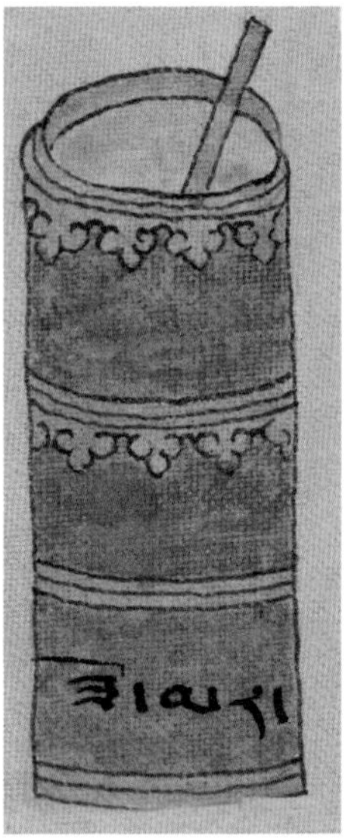

ཞོ་མར་ཞེས་ཞོ་བ་ལ་འོ་མ་ཆགས་པའི་མར་གྱིས་བད་རླུང་སེལ་ཞིང་མེ་དྲོད་སྐྱེད་དོ།།

乳桶酥，是指盛奶木桶中长期结积的酥油，具有消除隆和培根，助升胃火的功效。

Zomer refers to buttery sediment formed in the milk churner, it eliminates *rlung* and *badkan* diseases and help to increase digestive heat.

འབྲི་མར་དང་ལུག་མར།

牦牛酥油和绵羊酥油

Butter from Female Yak Milk or Sheep Milk

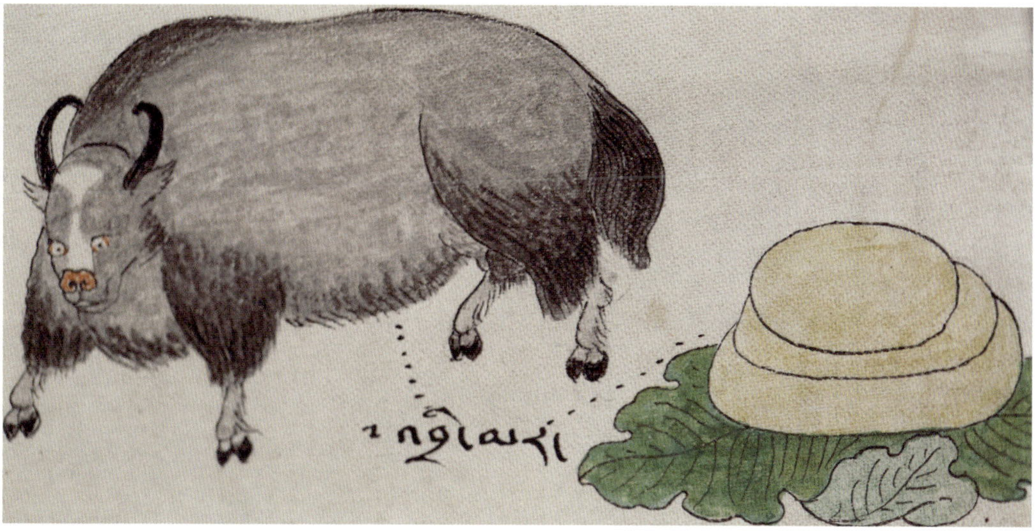

འབྲི་མར་དང་ལུག་མར་གྱིས་དྲོད་སྐྱེད་ཅིང་གྲང་རླུང་སེལ་ལོ།།

牦牛酥油和绵羊酥油，具有增升体温、治疗寒性隆病等功效。

Butter made from female yak milk or sheep milk can increase body temperature and treat cold *rlung* diseases.

མཛོ་མར་དང་བ་རའི་མར།

犏乳牛酥油、黄牛酥油和山羊酥油

Butter from Yak-Cow Milk, Cow milk and Goat milk

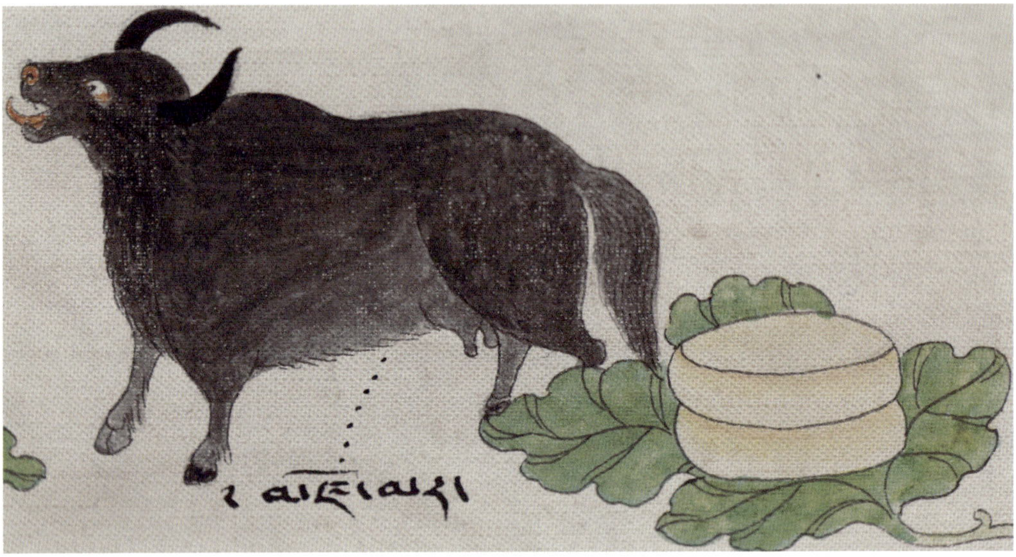

མཛོ་མར་ནི་བསིལ་དྲོད་སྙོམས་ཤིང་བ་དང་རའི་མར་ནི་བསིལ་བས་རླུང་ཚད་ལྡན་པ་སེལ་ལོ།།

犏乳牛酥油，凉热适中；黄牛酥油和山羊酥油，性凉，可治疗隆病所产生的热症。

Butter made from yak-cow milk is neutral in quality, while butter made from cow milk or goat milk are cool and they both can cure hot diseases associated with *rlung* diseases.

ཏིལ་མར།

芝麻油

Sesame Oil

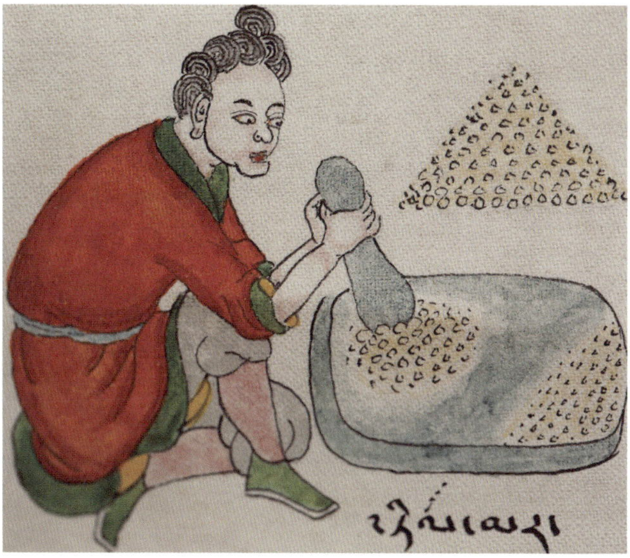

ཏིལ་མར་ནི་ནུས་པ་ཚ་ཞིང་རྣོ། སྣུམ་པའི་ཕན་ཡོན་གྱི་ཟུངས་བརྟས་པས་སྐེམ་པོའི་ཤ་སྐྱེད་ཅིང་། ཚ་རྣོ་དང་ལྡན་པས་ལྷག་པར་སྦོམ་པའི་བད་ཚིལ་འབྲི་ལ་ལུས་མཁྲེགས་པར་བྱེད། བད་རླུང་སེལ་ལོ།།

芝麻油，性热而锐，具有增强体质、增肌、减肥、治疗培根隆病等功效。

Sesame oil is hot and sharp in quality. Its oily nature improves the physique and helps to gain weight. Its hot and sharp nature helps to lose weight, makes the body firm and cures *badkan* and *rlung* diseases.

ཡུངས་ཀར་སྣུམ།
芥子油
Mustard oil

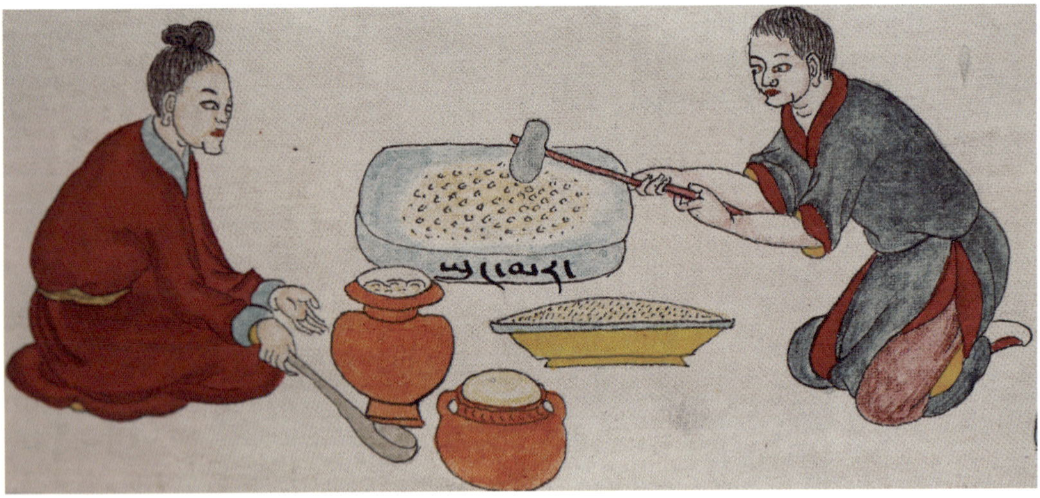

ཡུངས་ཀར་སྣུམ་གྱིས་རླུང་གནོད། བད་མཁྲིས་སྐྱེད་པ་ཡིན་ནོ།།

芥子油，具有祛除隆病、增升培根和赤巴等功效。

Mustard oil can cure *rlung* diseases and generate *badkan* and *mkhris pa*.

རྐང་མར།

骨髓

Bone Marrow

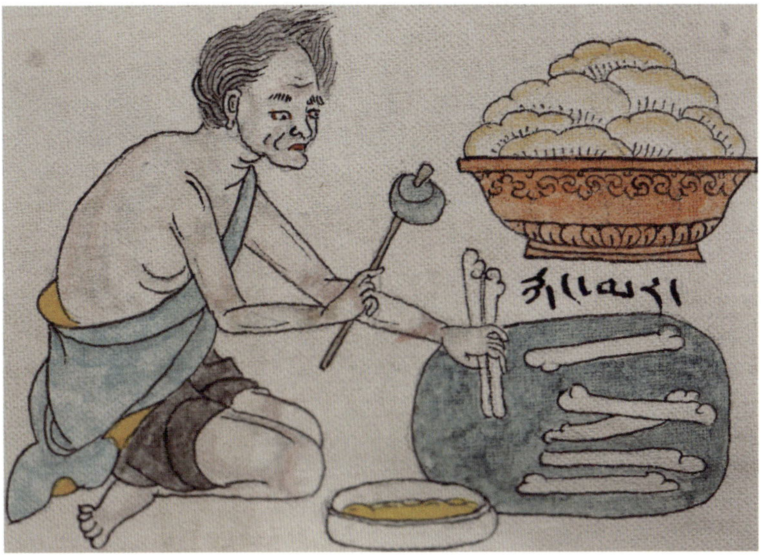

རྐང་མར་གྱིས་རླུང་འཇོམས་ཤིང་། ཁུ་བ་དང་། ལུས་སྟོབས། བད་ཀན་བསྐྱེད་དོ།།

骨髓，具有祛除隆病、产生精液、增强体质及增升培根等功效。

Bone marrow pacifies *rlung* diseases, increases semen, generates physical strength and *badkan*.

འོ་མའི་རོ་ནུས།

奶的功效

Taste and Potency of Milk

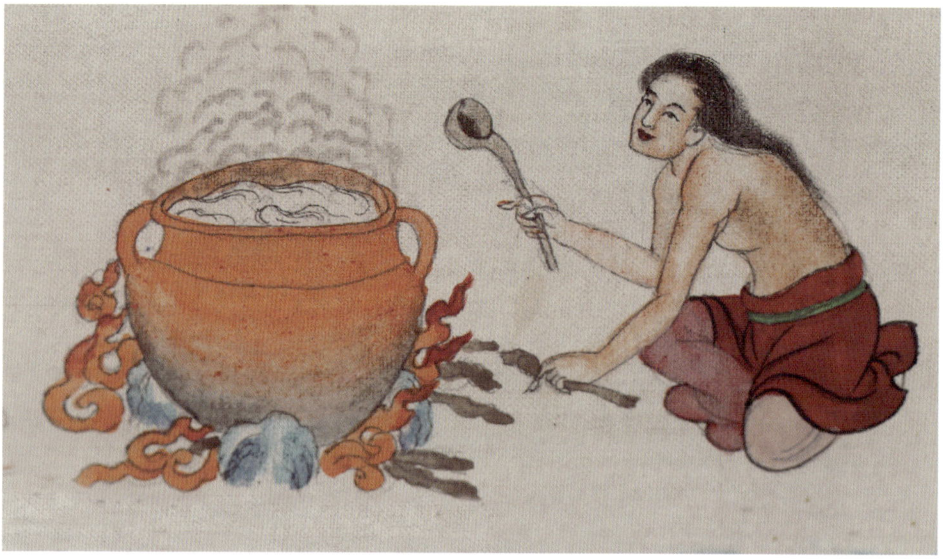

འོ་མ་ཕལ་ཆེར་རོ་མངར། ནུས་པ་སྣུམ་ཞིང་ལྕི་བས་ལུས་བྱུངས་འཕེལ་བར་བྱེད་ཅིང་མདངས་བསྐྱེད། རླུང་དང་མཁྲིས་པ་སེལ། རོ་ཙ། བད་ཀན་བསྐྱེད་དོ།།

一般来说，奶性甜、油、重，具有增强体质、焕发容颜、增强性能力、治疗隆和赤巴病及增升培根等功效。

Generally, milk has sweet taste. Its heavy and oily qualities develop physique, improve the complexion, cure the *rlung* and *mkhris pa* diseases, enhance the sexual virility and generate *badkan*.

བ་ཡི་འོ་མ།

黄牛奶

Cow Milk

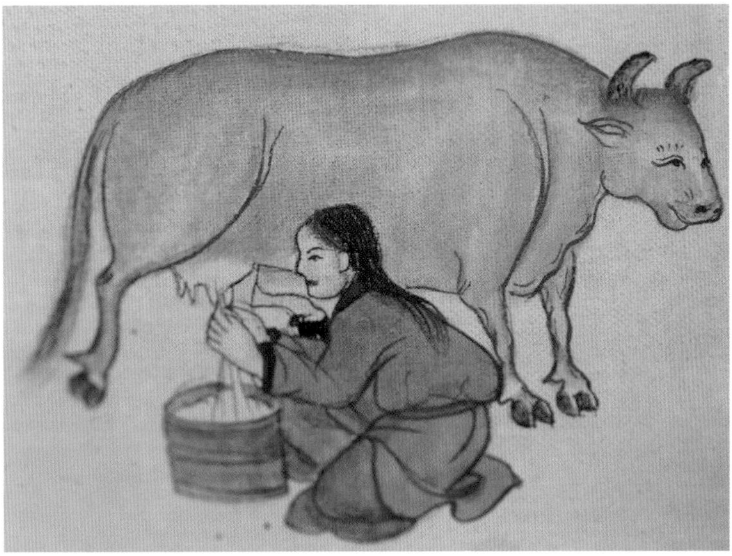

རྩྭ་ཆུ་གཙང་མར་སྤྱོད་ཅིང་དྲག་དལ་སྨོམས་པའི་བ་ཡི་འོ་མས་གློ་རྡོལ་དང་གློ་གཅོང་ལ་ཕན། རིམས་རྙིང་དང་གཅིན་སྙི་སེལ། ཡིད་གཞུངས་པ་དང་རིང་དུ་འཚོ་བར་བྱེད་པ་ཡིན།

在水草干净的地方生存并无剧烈活动的黄牛所产的奶，可以治疗肺溃疡、肺结核、陈旧性的疫病及尿频等疾病，还具有使心智敏锐、延年益寿等功效。

Milk produced by cow that live in places with clean water and grass without vigorous activity, can be beneficial in the case of cure pulmonary ulceration, tuberculosis, as well as years-long epidemic diseases and frequent urination. It also sharpens the mental ability and prolong life.

ར་ཡི་འོ་མ།
山羊奶
Goat Milk

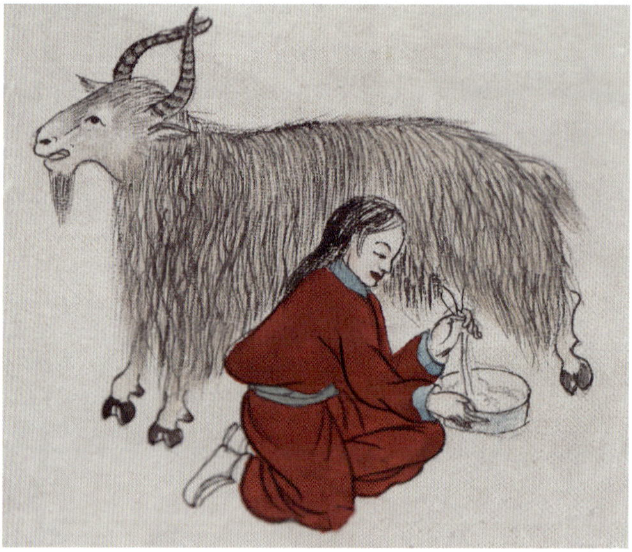

རྩྭ་ཆུ་གཙང་མར་སྤྱོད་ཅིང་དྲག་དལ་སྒོམས་པའི་ར་ཡི་འོ་མས་དབུགས་མི་བདེ་བ་སེལ།

在水草干净的地方生存并无剧烈活动的山羊所产的奶，对治疗呼吸不畅有效。

Milk produced by goat that live in places with clean water and grass without vigorous activity, can treat dyspnea.

ལུག་གི་འོ་མ།

绵羊奶

Sheep Milk

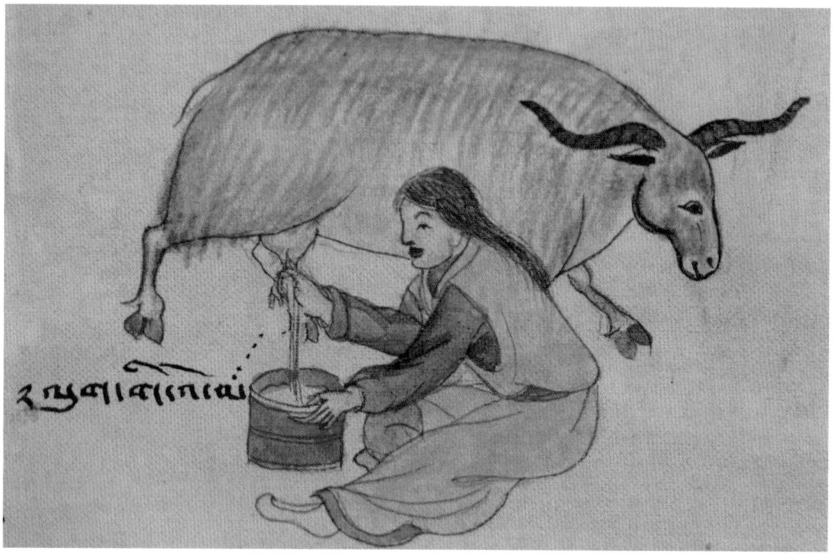

རྩྭ་ཆུ་གཙང་མར་སྤྱོད་ཅིང་དྲག་དལ་སྙོམས་པའི་ལུག་གི་འོ་མས་རླུང་འཇོམས་ཀྱང་སྙིང་ལ་གནོད་པ་ཡིན།

在水草干净的地方生存并无剧烈活动的绵羊所产的奶，可治疗隆病，但对心脏不利。

Milk produced by goat that live in places with clean water and grass without vigorous activity, cures *rlung* diseases, however, can be harmful to the heart.

འབྲི་ཡི་འོ་མ།

牦牛奶

Female Yak Milk

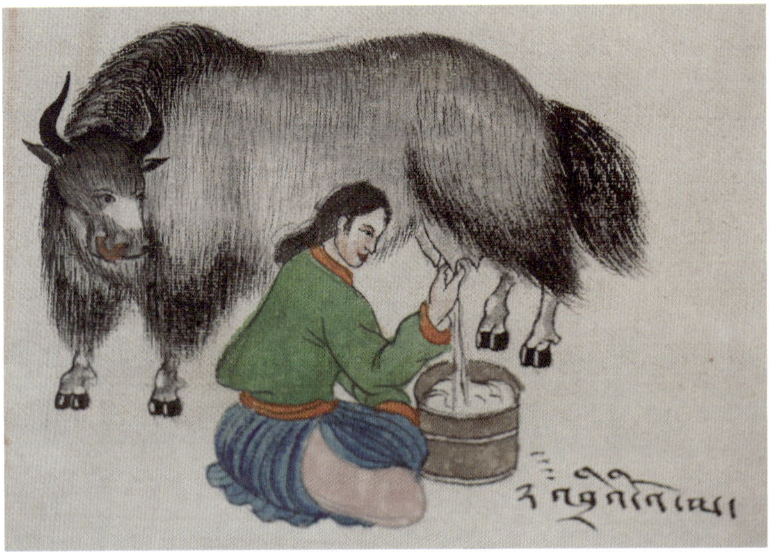

རྩྭ་ཆུ་གཙང་མར་སྤྱོད་ཅིང་དྲག་དལ་སློམས་པའི་འབྲི་ཡི་འོ་མས་བད་ཀན་དང་མཁྲིས་པའི་ནད་ཅན་ལ་གནོད་དེ། བད་མཁྲིས་སྐྱེད་པར་བྱེད་དོ།།

在水草干净的地方生存并无剧烈活动的牦牛所产的奶，对培根和赤巴病不利。

Milk produced by female yak that live in places with clean water and grass without vigorous activity, has negative effects on treating *badkan* and *mkhris pa* disease, it generates *badkan* and *mkhris pa*.

འོ་སྔོན་དང་བཞོས་ཐོག་འོ་མ།
生乳和刚挤的奶
Raw Milk and Freshly Squeezed Milk

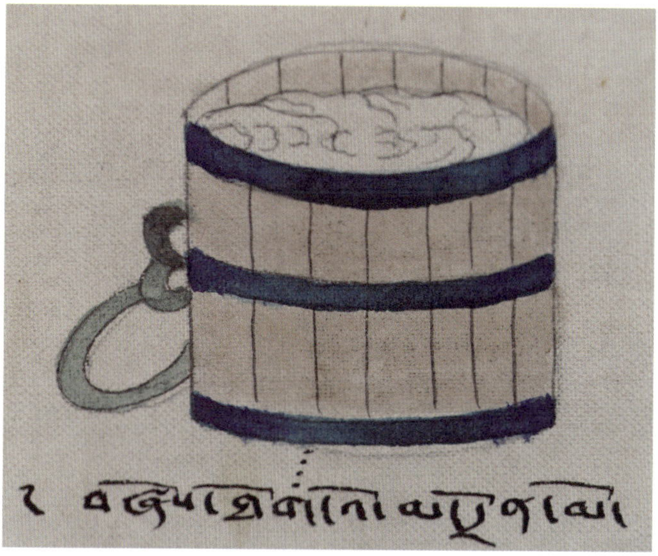

འོ་མ་སྔོན་པའམ་གྲང་མོ་ལྕི་ལ་བསིལ་བས་སྲིན་དང་བད་ཀན་སྐྱེད། བསྐོལ་ན་ཡང་ཞིང་དྲོ་བ་ཡིན། སུམ་ཆའམ་བཞི་ཆར་གདུས་པ་ནི་འཇུ་དཀའ་བ་ཡིན། བཞོས་མ་ཐག་པའི་འོ་མ་དྲོན་མོ་ནི་བདུད་རྩིར་མཚུངས་པའོ།།

生乳性凉而重,能引发虫疾、培根病,煮沸后其性轻而温热,熬至剩余1/3或1/4时,其性变重，难消化。刚挤出的温鲜奶犹如甘露，是上品。

Raw milk is heavy and cool in quality, it causes insect-borne and *badkan* diseases. When boiled properly it becomes lighter and warmer, whereas it is hard to digest when overboiled. Warm, freshly collected milk is like nectar.

ཞོ་སྐྱ།
脱脂酸奶
Thin Yogurt

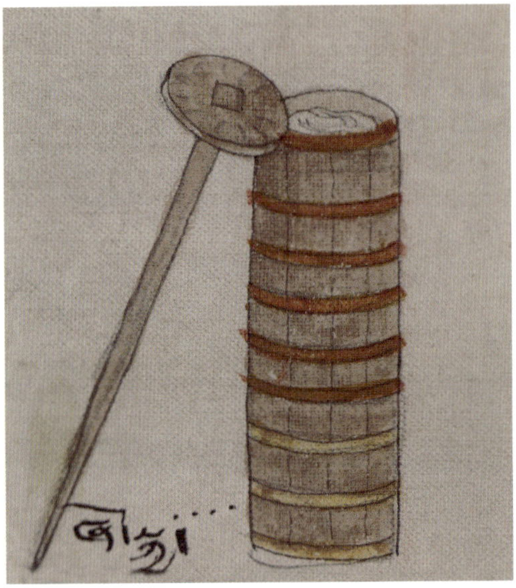

ཞོ་མའི་སྙིང་པོ་མར་བཏོན་པའི་ཞོ་སྐྱུས་ཕོ་བའི་མེ་དྲོད་རླུང་གིས་མ་སྙོམས་པ་རེས་ཆེ་རེས་ཆུང་བྱེད་པ་སེལ་ཏེ་སྙོམས་པར་བྱེད། རིམས་ཚམ་དང་། འགྲམས་འཁྲུགས། འཁྲུ་བ་སེལ།

提炼酥油后的牛奶制作的酸奶，具有平稳胃火的功效，对治疗流感、跌打损伤性热症、紊乱性热症和腹泻等有效。

Thin Yogurt is the liquid left after separating butter from milk. It harmonizes digestive heat, cures the flu and eliminates hot diseases and diarrhea.

ཞོ་རྙུན།
全脂酸奶
Whole Milk Yogurt

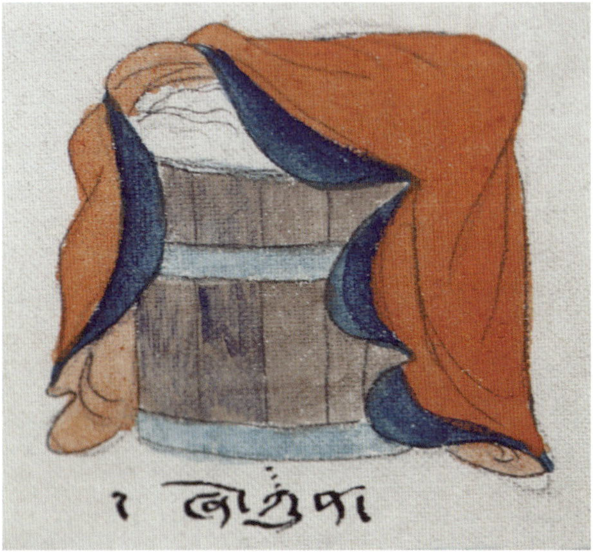

མར་མ་ཕྱུང་བའི་ཞོ་རྙུན་ནི་རོ་དང་ཞུ་རྗེས་གཉིས་ཀ་སྐྱུར། ནུས་པ་བསིལ་ལ་སྣུམ་པས་རྟུག་པ་སྐེམ། རླུང་ཚད་ལྡན་པ་སེལ་ཞིང་ཡི་ག་འབྱེད་དོ།།

未提炼酥油的牛奶制作的酸奶，消化前后其味均酸，性凉而油，具有使大便成型、祛除隆病引起的热症、提振食欲等功效。

The taste and post-digestive of whole milk yogurt are sour. It is cool and oily in quality and hardens the stools, eliminates hot diseases associated with *rlung* and stimulates appetite.

སྒོག་སྐྱ།
大蒜
Garlic

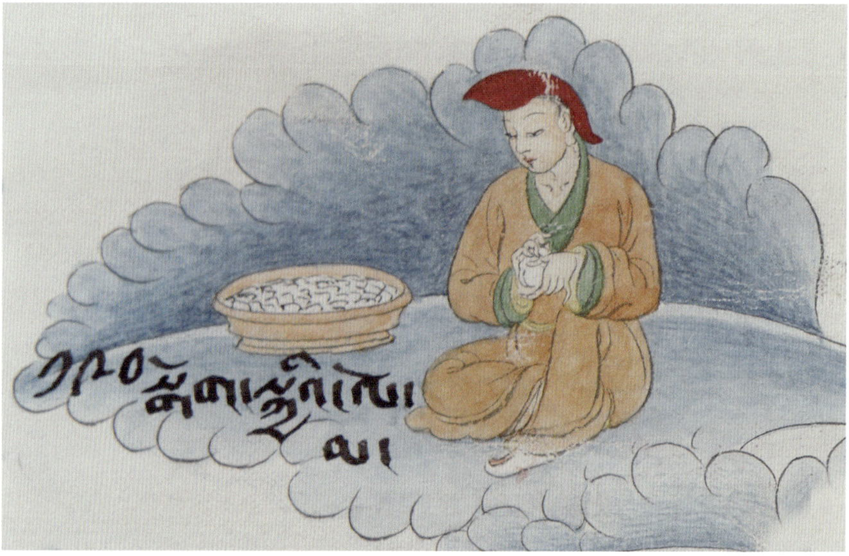

སྒོག་སྐྱ་ནི་ལྗི་ལ་བསིལ་བས་སྲིན་གྱི་ནད་དང་ཚད་རླུང་སེལ་བར་བྱེད་དོ།།

大蒜，性重而凉，能治疗虫症和隆病引起的热症。

Garlic has heavy and cool quality. It cures diseases caused by insects and hot associated with *rlung*.

ལ་ཕུག

萝卜

Radish

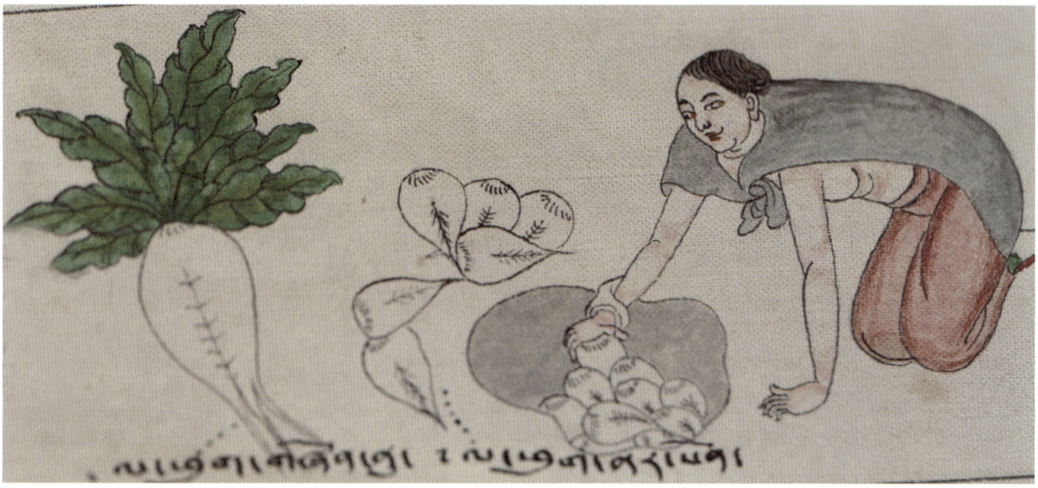

ལ་ཕུག་གཞོན་ནུ་ནི་ཡང་ལ་དྲོ་བས་མེ་དྲོད་སྐྱེད་ལ། ན་རྙིང་པ་སྙིང་པ་ནི་ལྕི་ལ་བསིལ་བས་འཇུ་དཀའ་བ་སྟེ་བད་ཀན་སྐྱེད་པར་བྱེད་དོ།།

嫩萝卜，性轻而温热，可助生胃火；老萝卜，性重而凉，难消化，可诱发培根病。

Fresh radish is light and warm in quality and generates digestive heat, whereas old radish is heavy and cool in quality and hard to digest. It generates *badkan* diseases.

ཉུང་མ།

蔓菁

Turnip

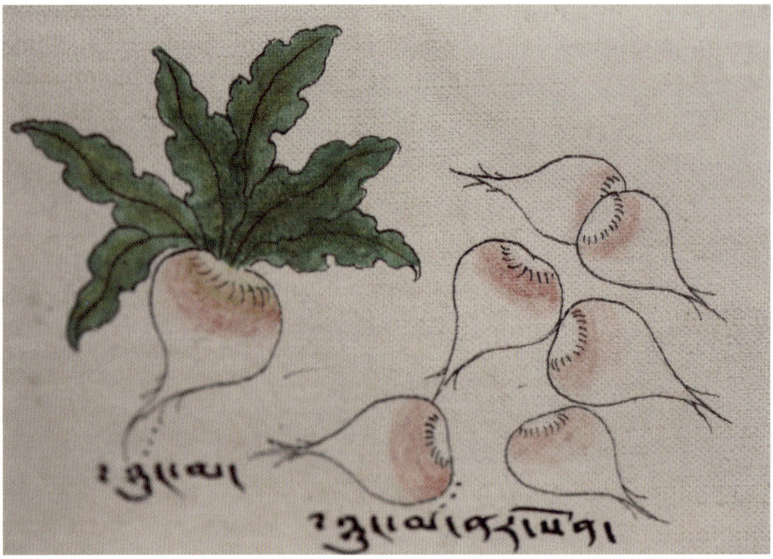

ཉུང་མའམ་ཡུངས་མ་ནི་ལ་ཕུག་གི་ཕན་ཡོན་དང་མཚུངས་ལ། ལྷག་པར་དུག་ནད་མ་ལུས་པ་བསྲུང་ངོ་།།

蔓菁，又称元根，其功能与萝卜相同，还能预防和治疗中毒。

Turnip has similar functions as radish. It can prevent and treat all poisonings particularly.

འབྲས་ཐུག་གར་པོ།

大米粥

Thick Rice Porridge

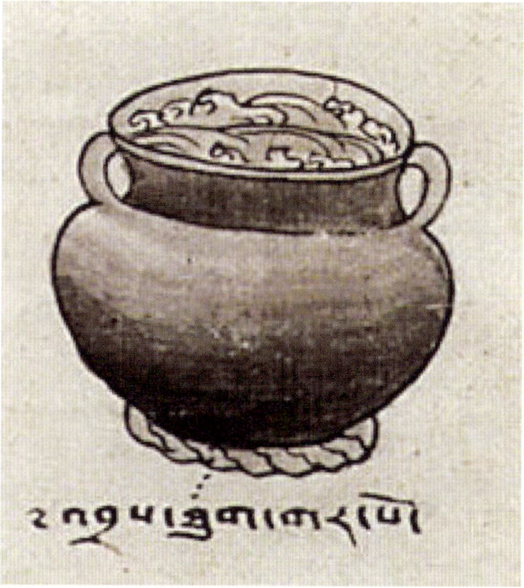

འབྲས་ཀྱི་ཐུག་པ་གར་པོ་ཡིད་དུ་འོང་། འཁྲུ་བ་གཅོད། སྐོམ་པ་སེལ་ལོ།།

大米粥，易食，具有止泻、解饥渴等功效。

Thick rice porridge is easy to digest. It stops diarrhea and quenches thirst.

འབྲས་ཐུག་སླ་བ།

大米稀饭

Thin Rice Porridge

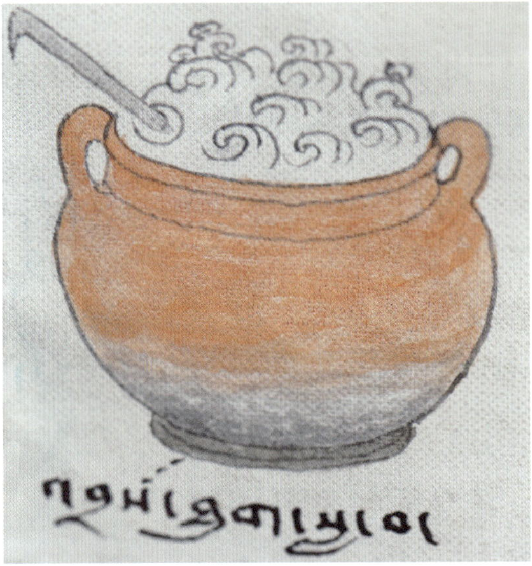

འབྲས་ཐུག་སླ་བ་འཇུ་བདེ་ཞིང་སྐོམ་པ་དང་ལུས་ཚོབ་པ་སེལ། ཟུངས་སྙོམས་པ་དང་དྲོད་བསྐྱེད། རྩ་སྦུབས་མཉེན་པར་བྱེད།

大米稀饭，易消化，具有止渴、平衡体能、助升胃火、软化血管等功效。

Thin rice porridge is easy to digest, quenches thirst, balances bodily constituents, help to increase digestive heat and soften arteries.

འབྲས་ཐུག་སྐྱ་བ།

大米稠粥

Medium Rice Porridge

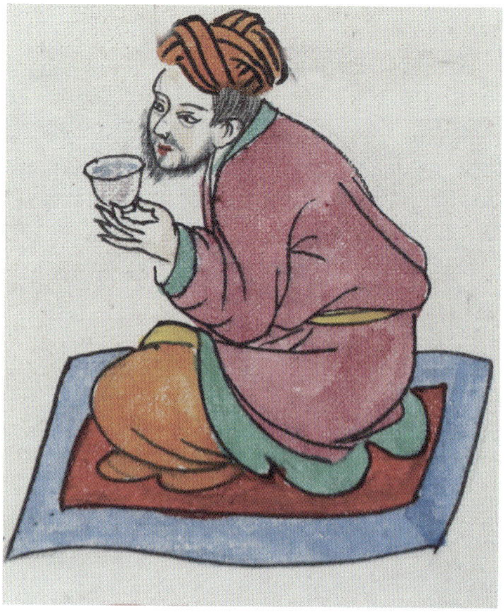

འབྲས་ཐུག་སྐྱ་བས་དྲོད་བསྐྱེད། ནད་འཛུ་བར་བྱེད། བཀྲེས་སྐོམ་དང་ལུས་ཉམ་ཆུང་བ། རྨུ་བ། དྲི་མ་འགག་པ་བཅས་སེལ།

大米稠粥，具有助升胃火、解饥渴解乏、通便等功效。

Medium rice porridge increases digestive heat, quenches thirst and hunger, treats weakness, lethargy and eases the constipation.

ཤ་ཁུ།
肉汤
Meat Broth

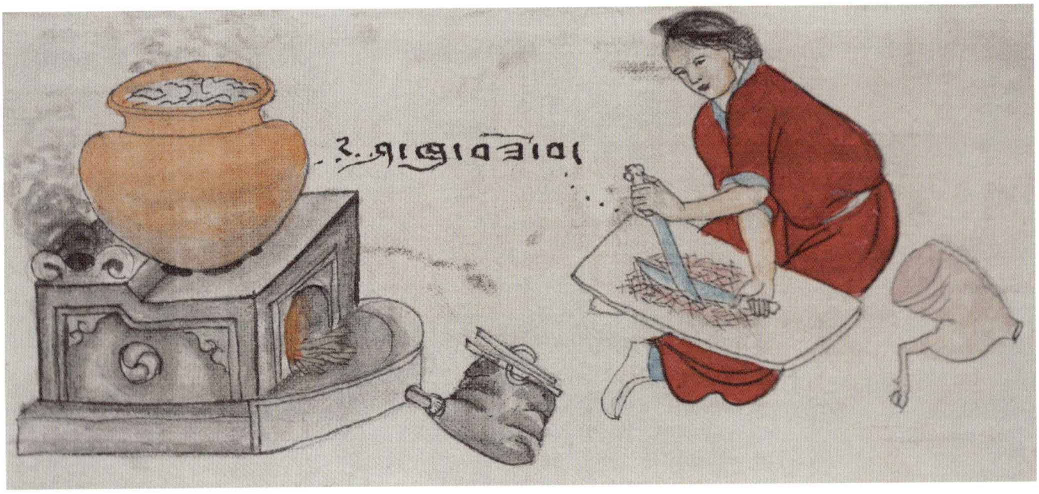

ཤ་ཁུས་ཉམས་སྟོབས་ཞན་པ་བརྟས་པར་བྱེད་ཅིང་། བཀྲེས་སྐོམ་ཆོམ་པར་བྱེད། རླུང་ནད་ཅན་ལ་ཕན་ནོ།།

肉汤，具有滋补强体、解饥解渴、治疗隆病等功效。

Meat broth can nourish the weak, improve the physique, remove hunger and thirst and treat *rlung* diseases.

ཟན་སྐམ་ཚོད་མ།

糌粑发酵粥

Broth Made with Dried *Tsampa*

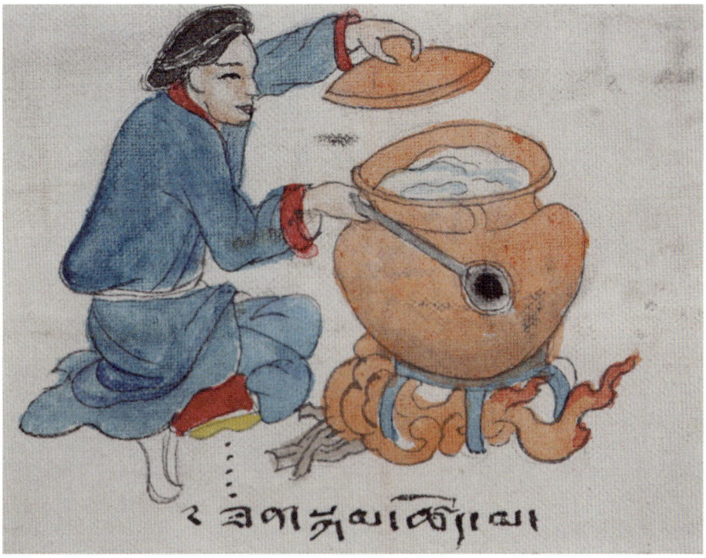

ཟན་སྐམ་ཚོད་མ་ནི། རླུང་ནད་ཅན་ལ་མཆོག་ཏུ་ཕན་ཏེ་བསྔགས་སོ།།

糌粑发酵粥，是治疗隆病的佳品。

Broth made with dried *tsampa* is an excellent food for treating *rlung* diseases.

རླུང་ནད་ཅན་ལ་ཕན་པའི་ཟས།
适宜隆病患者的食物
Food for Patients with *rLung* Diseases

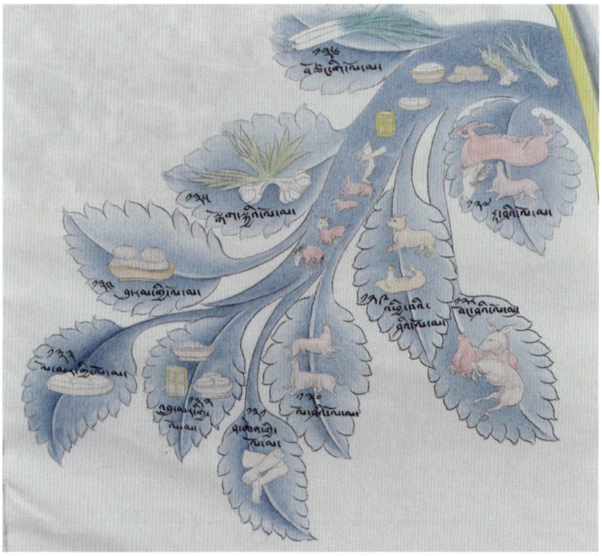

རླུང་ནད་ཅན་ལ་ཕན་པའི་ཟས་ནི། ལུག་ཤ་ཡིབ་མ་དང་། ལོ་ལོན་པའི་ཤ་རྙིང་། ཏིལ་སོགས་ཀྱི་འབྲུ་སྣུམ། ལོ་ལོན་པའི་མར་རྙིང་། བུ་རམ། སྒོག་བཙོང་སོགས་ཡིན།

适宜隆病患者的食物有放置于谷物中的羊肉、陈年旧肉、芝麻等谷物油、经年酥油、红糖、大蒜及葱等。

Food that is good for patients with *rlung* diseases are mutton hidden under grain, stored meat, sesame oil, aged butter, brown sugar, garlic and green onion.

རླུང་ནད་ཅན་ལ་ཕན་པའི་སྐོམ།
适宜隆病患者的饮品
Drinks for Patients with *rLung* Diseases

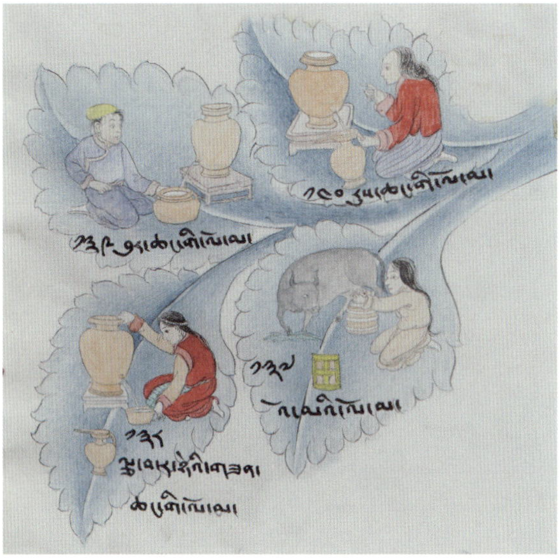

རླུང་ནད་ཅན་ལ་ཕན་པའི་སྐོམ་ནི། འོ་མ་དང་། ལྕུ་བ་ར་མཉེ་བཏབ་པའི་ཟན་ཆང་། བུར་ཆང་། རུས་ཆང་སོགས་སྣུམ་བཅུད་དང་ལྡན་པའི་རིགས་སོ།།

适宜隆病患者的饮品有奶、当归和黄精泡的谷酒、蔗糖酒和骨酒等性油富含营养的饮品。

Drinks that are good for patients with *rlung* diseases are milk, beer made from angelica sinensis, seal wort, brown sugar and bone.

མཁྲིས་ནད་ཅན་ལ་ཕན་པའི་ཟས།

适宜赤巴病患者的食物

Food for Patients with *mKhris Pa* Diseases

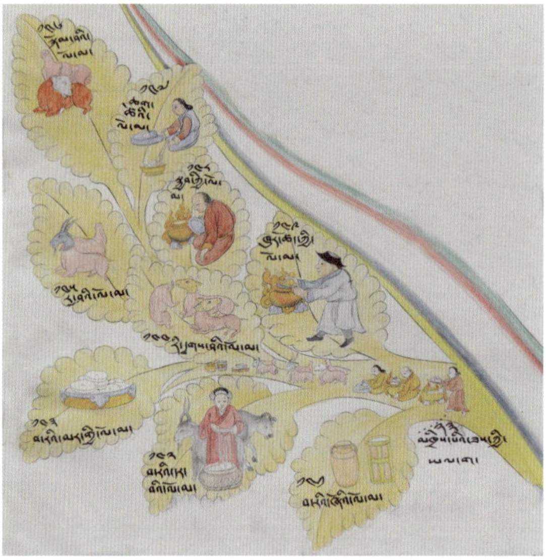

མཁྲིས་ནད་ཅན་ལ་ཕན་པའི་ཟས་ནི། བ་རའི་ཞོ་དར་དང་མར་གསར། ར་ཤ ཛོལ་ཤ བ་ལང་གི་ཤ་རྣམས་གསར་པ། ཆག་ཚེ། སྐྱབས་དང་ཁུར་ཚོད་སོགས་སོ།།

适宜赤巴病患者的食物有黄牛、山羊的酸奶和新鲜酥油；山羊、犏犊、黄牛等之鲜肉；青稞粥和蒲公英粥等。

Food that is good for patients with *mkhris pa* diseases are yogurt and butter milk made from cow and goat milk, fresh butter, meat of goat, cattle yak and bull, fresh barley porridge and stew of dandelion.

མཁྲིས་ནད་ཅན་ལ་ཕན་པའི་སྐོམ།

适宜赤巴病患者的饮品

Drinks for Patients with *mKhris Pa* Diseases

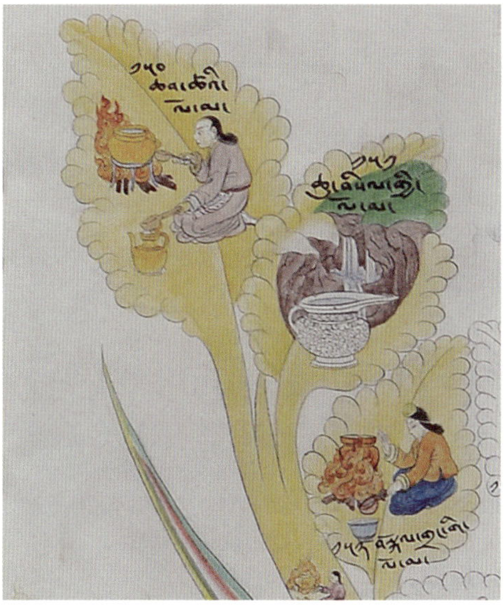

མཁྲིས་ནད་ཅན་ལ་ཕན་པའི་སྐོམ་ནི། ཆབ་ཚ་དང་། ཇ། གངས་ཆུ། རྫ་ཆུ། ཆུ་བསིལ། སྐོལ་གྲང་བཅས་མདོར་ན་བསིལ་ལ་ཡང་བའི་སྐོམ་རིགས་བསྟེན་ནོ།།

适宜赤巴病患者的饮品有开水、茶、雪水、岩山水、凉水及凉开水等性凉而轻的饮品。

Drinks that are good for patients with *mkhris pa* diseases are boiled water, tea, snow water, water from rock mountains, cold water from snow and glacier, cooled boiled water and other drinks in cool and light quality.

བད་ཀན་ནད་ཅན་ལ་ཕན་པའི་ཟས།

适宜培根病患者的食物

Food for Patients with *Badkan* Diseases

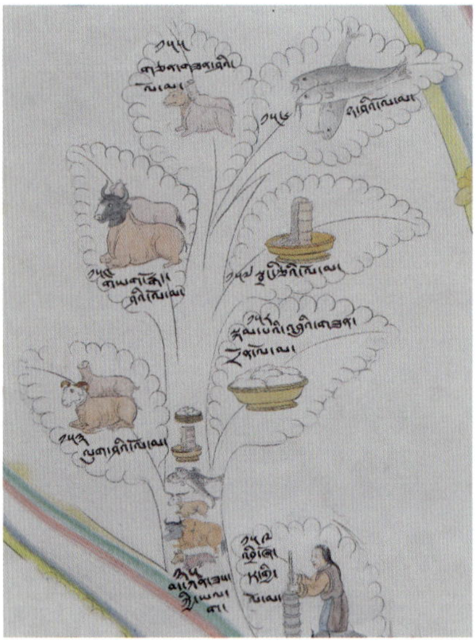

བད་ཀན་ནད་ཅན་ལ་ཕན་པའི་ཟས་ནི། ལུག་ཤ་དང་། གཡག་ཤ ཉ་ཤ སྦྲང་རྩི། སྐམ་སའི་འབྲུ་རྙིང་གི་རྩམ་པ་དང་དེས་བཟོས་པའི་ཟན་དྲོན་སོགས་སོ།།

适宜培根病患者的食物有绵羊肉、牦牛肉、鱼肉等肉类；蜂蜜；旱地陈青稞磨成的糌粑及其制成的茶煮酥油糌粑团等。

Food that is good for patients with *badkan* diseases are mutton, yak meat, fish, honey, warm dough made from *tsampa* grounded from aged highland barley that planted in dry land.

བད་ཀན་ནད་ཅན་ལ་ཕན་པའི་སྐོམ།
适宜培根病患者的饮品
Drinks for Patients with *Badkan* Diseases

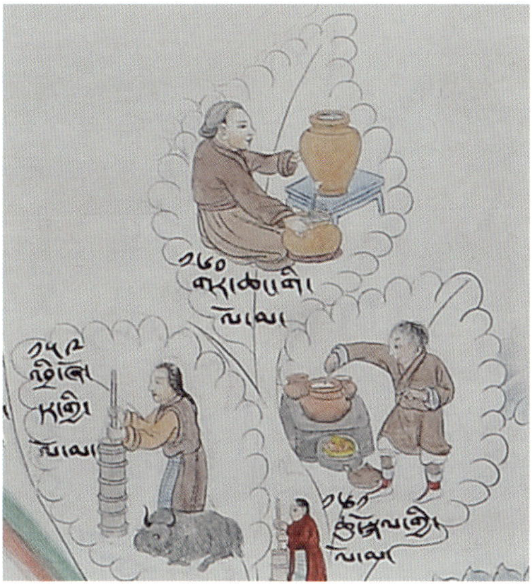

བད་ཀན་ནད་ཅན་ལ་ཕན་པའི་སྐོམ་ནི། འབྲི་ཡི་ཞོ་དར་དང་། གར་ཆང་། ཆུ་སྐོལ་བཅས་དྲོ་ལ་བཅུད་པའི་སྐོམ་བསྟེན་དགོས་པའོ།།

适宜培根病患者的饮品有牦牛酸奶酪浆、浓青稞酒及开水等性温而富含营养的饮品。

Drinks that are good for patients with *badkan* diseases are yogurt and buttermilk made from female yak milk, strong highland barley beer, boiled water and other drinks with a warm nature that are nutritious.

བད་ཀན་ནད་ཅན་གྱི་ཟས་མཆོག

培根病患者的最佳食物

Best Food for Patients with *Badkan* Diseases

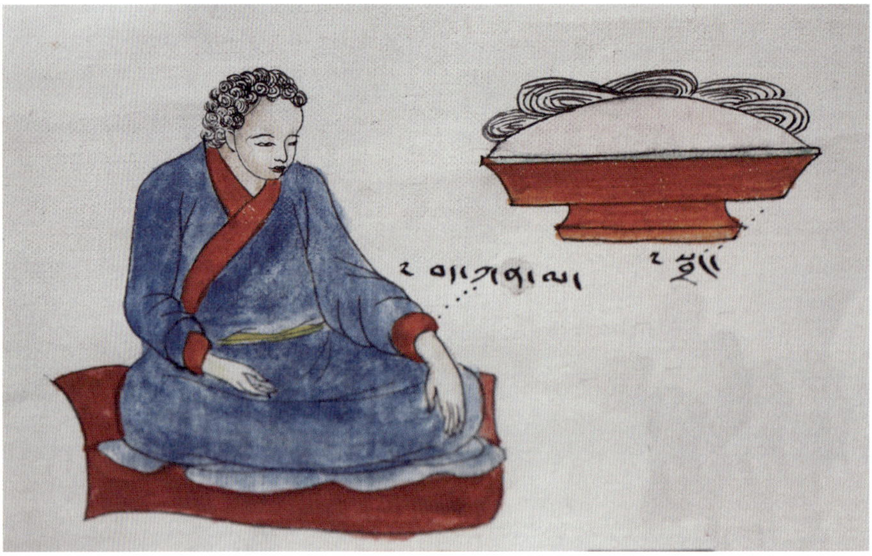

བད་ཀན་གྱི་ནད་ལ་སྦྲང་རྩིས་མཆོག་ཏུ་ཕན་ནོ།།

蜂蜜是治疗培根病的佳药。

Honey is the best food for *badkan* diseases.

བཅུ་པ། བོད་སྨན་བསྟེན་ཐབས་དང་རྒྱུན་སྤྱོད་སྨན་ནུས་སྐོར།

十、藏药的服用及其功效

X Instructions on Taking Tibetan Medicine and Efficacies of Tibetan Medicine

སྨན་པའི་ངག་བཞིན་སྨན་བསྟེན་རྒྱུ།

按医嘱服药

Taking Prescription

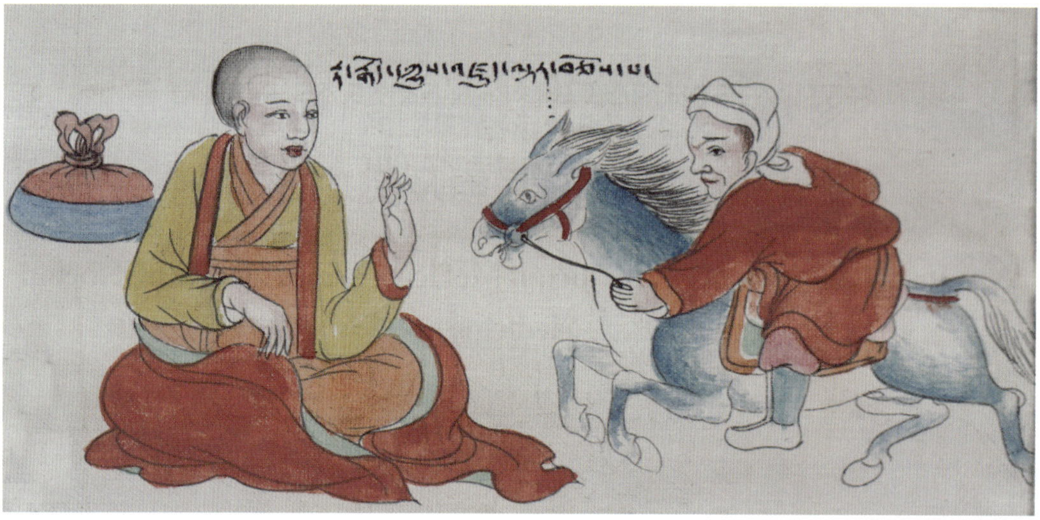

སྨན་བསྟེན་སྐབས་སྨན་པའི་ངག་བཞིན་དུས་ཐོག་ཏུ་ཐུན་ཚད་ཚུལ་བཞིན་བསྟེན་པ་ལས་གང་བྱུང་དུ་བསྟེན་མི་རུང་།

病人应根据医嘱按时、按量服用药物，不可随意用药。

Patients should follow the prescriptions and take medicines on schedule. Do not arbitrarily use drugs.

བོད་སྨན་བསྟེན་ཐབས།

藏药服用法

Instructions on Taking Tibetan Medicine

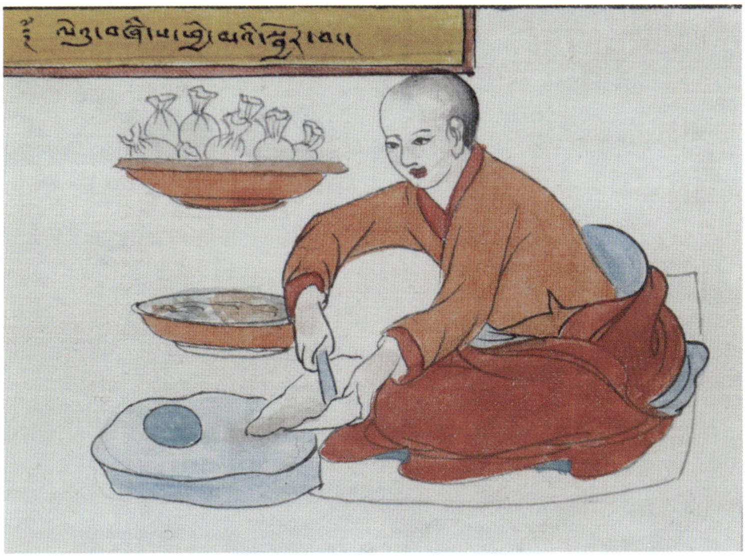

(༡) བོད་སྨན་བསྟེན་སྐབས། ཚ་སེལ་གྱི་སྨན་རྣམས་ཆུ་བསིལ་ལམ་ཆུ་སྐོལ་གྲང་གིས་འཕྱུལ་བ་དང་། དེ་ཡང་ཕོ་བའི་འཇུ་སྟོབས་ཞན་པ་ཡིན་ན་ཆུ་སྐོལ་ལེགས་ཤིང་། གྲང་སེལ་གྱི་སྨན་རྣམས་ཆུ་སྐོལ་ཚ་མོས་འཕྱུལ་དགོས།

① 服用藏药时，清热性的药用凉水或凉开水送服；若胃火衰弱、消化功能不强，则开水送服为佳；驱寒的藏药，须用开水送服。

（1） For relieving heat, one should take medicines with cold water or cooled boiled water. Moreover, it is better for taking medicines with boiled water while having digestive problems and one should take medicine with boiled hot water for relieving coolness.

བོད་སྨན་བསྟེན་ཐབས།
藏药服用法
Instructions on Taking Tibetan Medicine

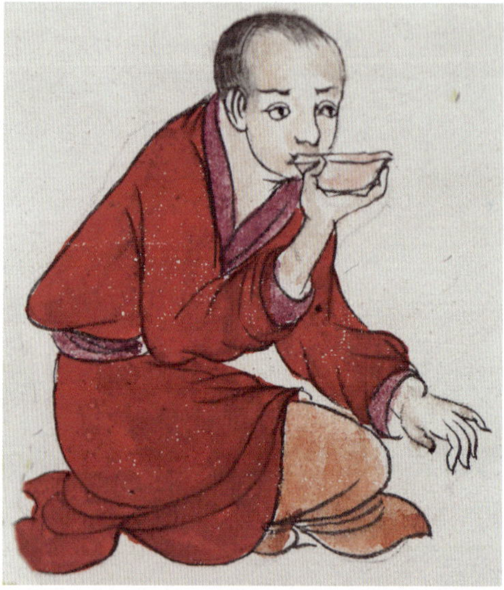

（༢） དམིགས་བསལ་གྱི་སྨན་རྣམས་ཕུད། སྔིར་ཟས་ཞུ་ཚོད་ཙམ་ལ་སྨན་དང་། སྨན་ཞུ་ཚོད་ཙམ་ལ་ཟས་བསྟེན་དགོས་ཤིང་། སྨན་བསྟེན་རིང་ཟས་སྐྱོམ་རུལ་བ་དང་། སྐྱུར་བ། འཇུ་དཀའ་བ་བཅས་སྤང་བར་བྱའོ།།

② 特殊药外，大部分药物应在食物消化后服用，或在药物完全吸收后进食为宜。服药期间，忌酸腐和难消化的饮食。

（2） Except for special medicines, most Tibetan medicines should be taken after food is digested or when the medicine is completely absorbed before meals. Decayed, sour or indigestible food and drink should be abandoned while taking medicine.

གྲང་ཐང་གི་བསྟེན་ཐབས།

泡汤服用法

Steeped Decoction

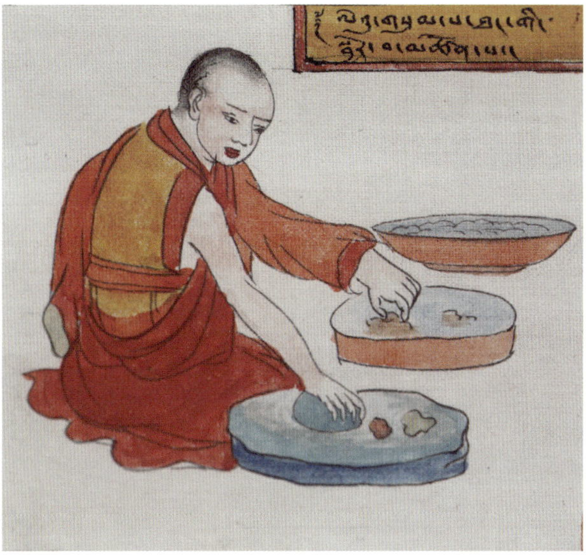

སྨན་ཐང་ལག་ལེན་ལ་གྲང་ཐང་དང་གདུས་ཐང་གཉིས་ལས། གྲང་ཐང་ནི་སྨན་དེ་ཉིད་ཆུ་ཁོལ་ནང་ཁུ་བ་མ་ཐོན་བར་སྦང་ནས་བསྟེན་དགོས།

汤剂分为泡汤和煎汤两种，泡汤须将剂药在适量开水中浸泡出汁后服用。

There are two types of decoction: steeped decoction and simmered decoction. Steeped decoction is to steep herbs in boiled water to extract herbal essences to the water.

གཏུས་ཐང་གི་བསྟེན་ཐབས།
煎汤服用法
Simmered Decoction

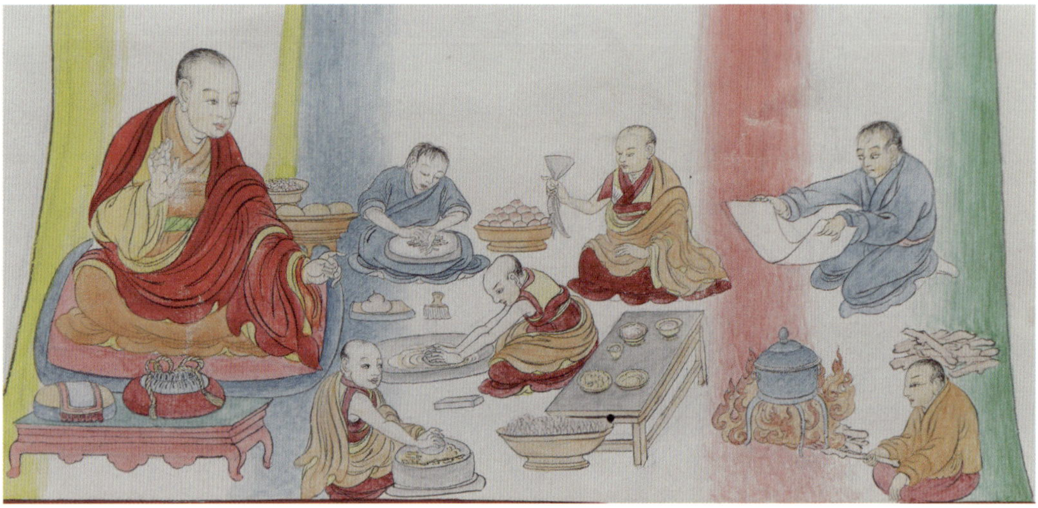

གཏུས་ཐང་ནི་ཆུ་གྲང་ལ་སླན་བཏབ་སྟེ་བསྐོལ་ནས་ཆུ་སུམ་ཆ་གཉིས་གཏུས་ཤིང་ཆ་གཅིག་ལུས་པར་མེ་འཇམ་ཐོག་བསྐོལ་དགོས།

煎汤须在剂药中加入适量凉水以文火煎煮至三分之一时服用。

Simmered decoction is to boil herbs with cold water and simmer it to one third of the original volume over a warm heat.

ཐང་བསྟེན་ཐབས།

汤药服用法

Instructions on Taking Decoction

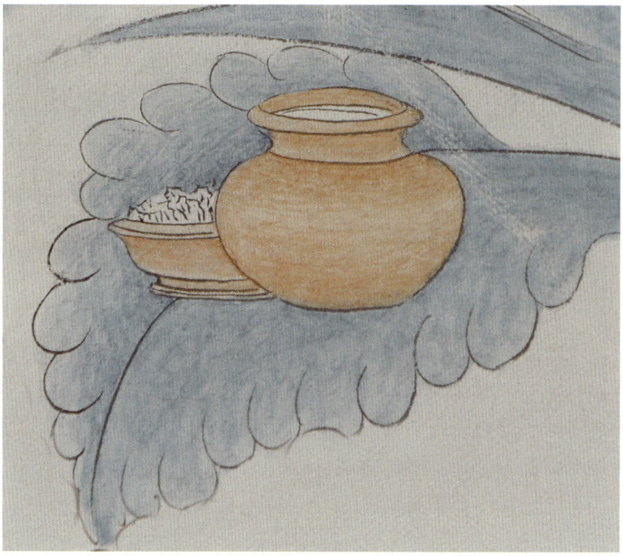

ཚ་བའི་ནད་སེལ་བའི་ཐང་གྲང་མོར་གཏོང་བ་དང་། གྲང་བའི་ནད་སེལ་བའི་ཐང་ཚ་པོར་གཏོང་བ། ཚ་གྲང་འདྲེས་པའི་ནད་ལ་ཐང་དྲོ་འཇམ་བསྟེན་དགོས།

清热之汤要凉服，驱寒之汤要热服，寒热合症要温服。

Cold decoction should be taken for curing hot diseases, whereas hot decoction should be taken for curing cold diseases and warm decoction for combining of heat cold discascs.

རིལ་བུ་བསྟེན་ཐབས།

丸剂药服用法

Instructions on Taking Pills

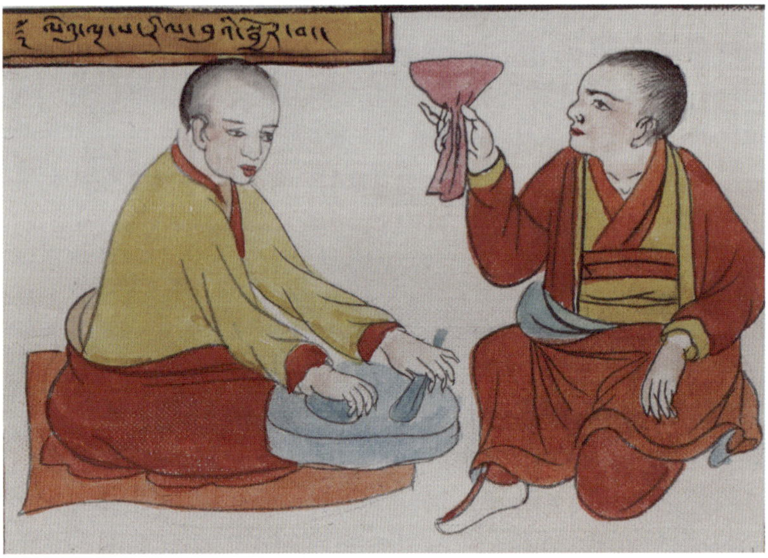

སྨན་རིལ་བུ་བསྟེན་སྐབས། རིལ་བུ་ཆུང་བ་རྣམས་སྨན་ཆུས་འཕྱུལ་ནས་མྱུར་མིད་བྱ་བ་དང་། ཆེ་བ་རྣམས་སོས་སྨུར་ནས་ཟ་དགོས། གལ་ཏེ་རིལ་བུ་སྲ་དྲགས་པའམ་སོ་ཡག་པོ་མེད་ན་ཞིབ་ཙམ་བརྡུངས་ནས་བསྟེན་པར་བྱའོ།།

小丸药可用水直接冲服，大丸药可含口中待其融化后咽下或直接嚼碎服之。若丸剂太硬或牙齿不好，可以捣碎后服用。

Instructions on taking pills: small pills can be taken directly with water. Large pills should be kept in mouth until it is melted. If the pills are too hard or the teeth are not strong enough, grind them before taking them.

སྨན་མར་བསྟེན་ཐབས།

酥油药丸服用法

Instructions on Taking Medicinal Butter Pills

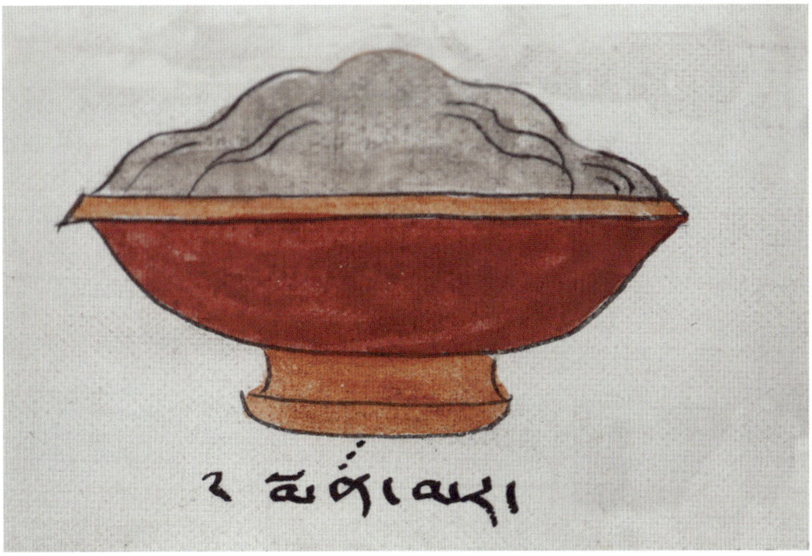

སྨན་མར་ནི་ཐོ་རངས་དུས་སུ་ཁམ་རེའམ་རིལ་བུ་རེ་ཆུ་སྐོལ་གྱིས་བསྟེན་དགོས་པ་དང་། སྐབས་དེའི་རིང་བསྙུན་གྲང་དང་བསེར་བུའི་གནས་སུ་འགྲོ་བ་དང་། དྲག་ཤུལ་གྱི་ལས་སྤང་དགོས་ཤིང་། འཇུ་དཀའ་བའི་ཟས་བསྟེན་མི་རུང་ལ། སྨན་མར་མ་ཞུ་ན་རྒྱམ་ཚྭ་བཞི་ཐང་གཏོང་། སྨན་ཟད་པའི་རྗེས་སུ་སྲ་མཐུད་ཟས་ཀྱིས་ལུས་ཟུངས་གསོ་དགོས།

酥油药丸须在黎明时用开水服用，服药期间忌受寒、受潮、剧烈活动和进食不易消化的饮食。如果酥油药丸不消化，可服用四味光明盐汤。服药后宜进食新鲜、易消化、富有营养的食物以滋补身体。

Instructions on taking medicinal butter pills: take one pill with boiled water at dawn. During the period of getting medicinal butter pills, it is forbidden to be affected with cold and dampness, engage in strenuous activity and have diet which is not easy to digest. If medicinal butter does not digest, you can take *gyam tsah shi thang*. After taking medicine, it is advisable to eat fresh, digestible and nutritious food to nourish the body.

རིན་ཆེན་སྨན་རིགས་བསྟེན་སྐབས་ཀྱི་འཛེམ་བྱ།
贵重藏药服用期间的禁忌
Contraindication of Taking Rare and Expensive Tibetan Medicine

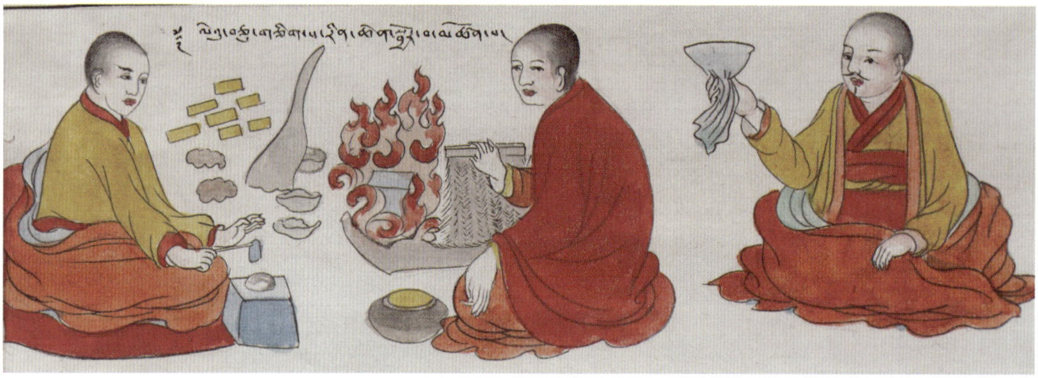

(༡) རིན་ཆེན་སྨན་རིགས་བསྟེན་སྐབས། བཤལ་སྐྱུགས་གཏར་ག་སོགས་བྱ་མི་རུང་ལ། མེ་དང་ཉི་མ། དྲག་ཤུལ། ཆགས་སྤྱོད་སོགས་སྤང་དགོས།

① 贵重藏药服用期间，忌烤火、晒太阳、剧烈运动、行房事，不能进行催吐催泄、放血等疗法。

(1) While taking rare and expensive Tibetan medicine, one should avoid warming body by fire, basking in the sunshine, engaging in vigorous activities and sexual activities. Avoid using therapies such as emetic, catharsis and bloodletting etc.

རིན་ཆེན་སྨན་རིགས་བསྟེན་སྐབས་ཀྱི་འཛེམ་བྱ།

贵重藏药服用期间的禁忌

Contraindication of Taking Rare and Expensive Tibetan Medicine

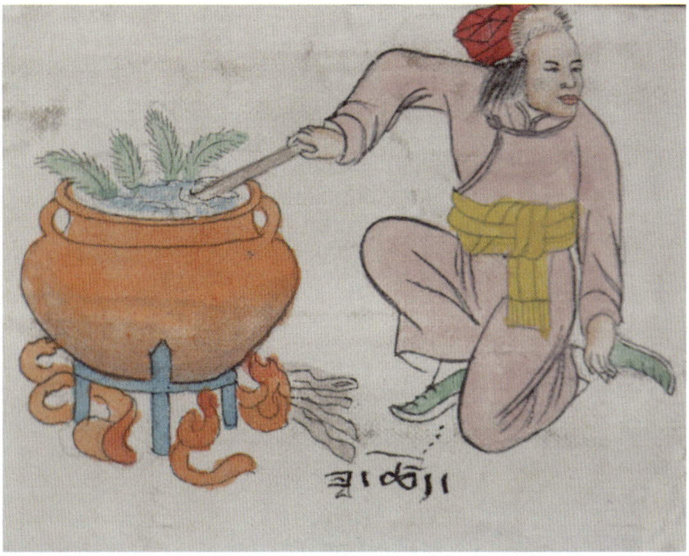

(༢) རིན་ཆེན་སྨན་རིགས་བསྟེན་སྐབས། ཟས་སྐྱོམ་རོ་ལན་ཚྭ་ཆེ་བ་དང་། སྟར་བུ། ཕྱུར་བ། ཁམ་བུ། ཀུ་ཤུ། ཟྭ་ཚོད་སྒོག་བཙོང་སོགས་སྦྱོར་དུག་གི་རིགས། ཞོ་དར་དང་རུལ་སུངས་སོགས་བསྟེན་མི་རུང་།

② 贵重藏药服用期间，忌食过咸、沙棘、杏子、苹果、荨麻等毒性、大蒜葱等辛辣刺激食物、奶制品及腐烂等饮食。

（2） While taking rare and expensive medicine, one should avoid eating excessive salty food, sea buckthorn, cheese, peach, apricot, apple, nettle, garlic, onion, yogurt, buttermilk and decayed food.

སྐྱུ་རུ་རའི་ཐང་།

余甘子汤

Olive Decoction

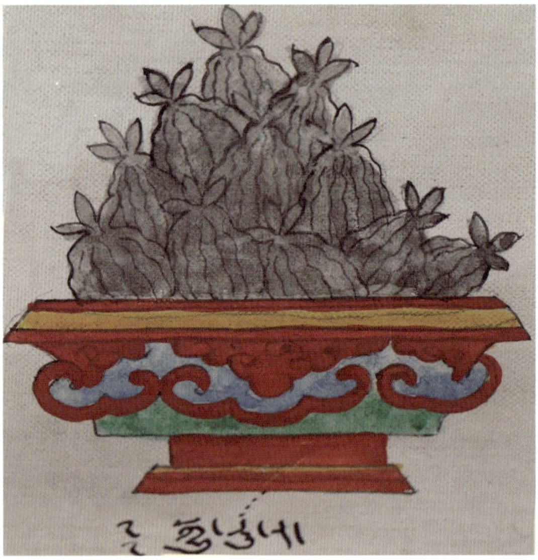

སྐྱུ་རུ་ར་ཆུ་ཁོལ་དུ་སྦྲངས་པའམ་གདུས་ཐང་བྱས་ནས་བསྟེན་ན། ཁྲག་ངན་འབྱེད་ཅིང་སྐྱིམ་པ་དང་ངན་ཁྲག་འཕེལ་བའི་ནད་ལ་ཕན།

余甘子浸泡于开水或煎汤服之，可起到化解坏血的作用，对治疗多血症有效。

Taking steeped or simmered olive decoction can help to get rid of impure blood and treat plethora.

སྒ་སྐྱའི་ཐང་།

干姜汤

Wild Ginger Decoction

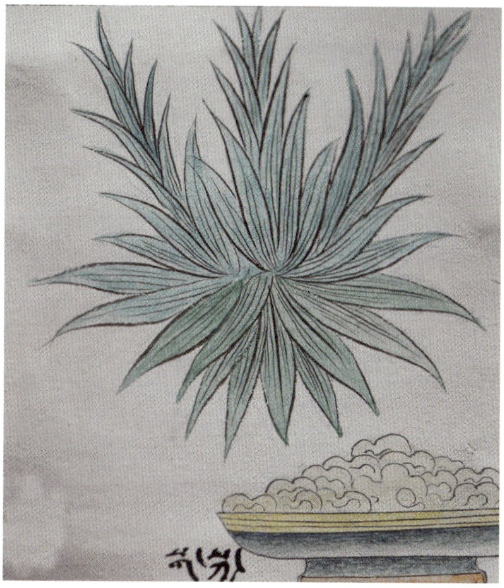

སྒ་སྐྱའི་ཐང་རྒྱུན་དུ་བསྟེན་ན་ཕོ་བའི་མེ་དྲོད་བསྐྱེད་ཅིང་བད་ཀན་ནད་འགོག་བཅོས་ཐུབ།

常喝干姜汤，能助升胃火，预防培根病。

Taking wild ginger decoction frequently generates digestive heat and prevents *badkan* diseases.

སྒ་ཆུ།
姜汤
Ginger Decoction

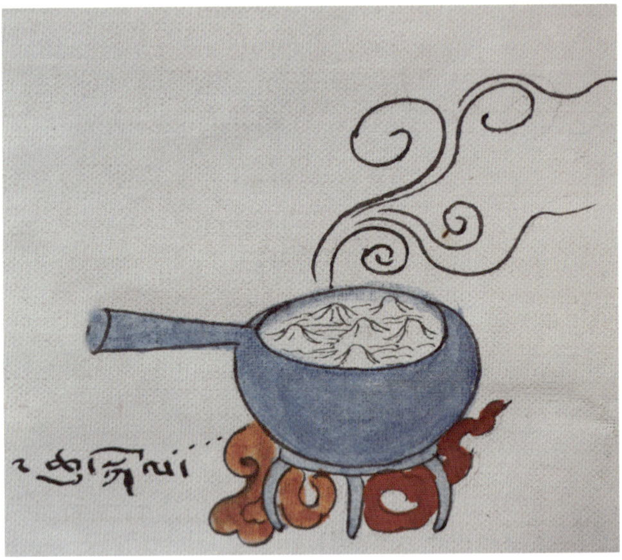

བད་ཀན་གྱི་ནད་ཅན་ལ་ཆུ་སྐོལ་ལམ་སྒ་བཏབ་པའི་ཆུ་སྐོལ་བསྟེན་ན་ཕན།

培根病患者，宜饮用热开水或浸泡生姜的开水。

It is good for patients with *badkan* diseases to drink boiled water or boiled water steeped with ginger.

ལོ་གྱོན་མ།
流感丸（罗君）
Flu Pill

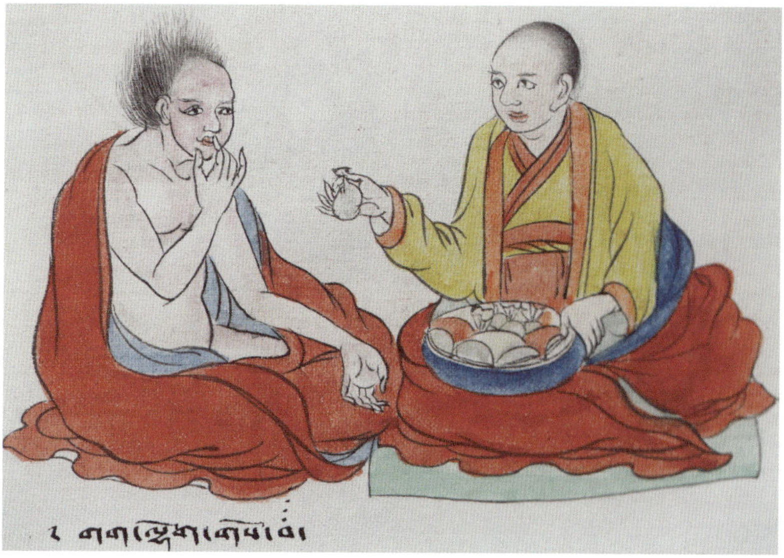

སྤྱིར་དགུན་དཔྱིད་དུས་སུ་ཟླ་རེ་བཞིན་ཚེས་གཅིག་ནས་ལྔ་བར་ལོ་གྱོན་རིལ་བུ་རེ་ཟོས་ན་གག་ལྷོག་ཆམ་རིམས་སོགས་སྔོན་འགོག་ཐུབ།

冬春两季，每月一日至五日每天服用流感丸（罗君）一粒，可以起到预防白喉和炭疽等流感的作用。

Taking one flu pill each day from 1st to 5th of every month in spring and winter can prevent diseases such as diphtheria and flu epidemic.

སེ་འབྲུ་ལྔ་པ་དང་གསོ་བྱེད་ཉི་མའི་དཀྱིལ་འཁོར།

五味石榴丸和石榴日轮丸

Se dru nga pa and *So che nyi ma gyil khor*

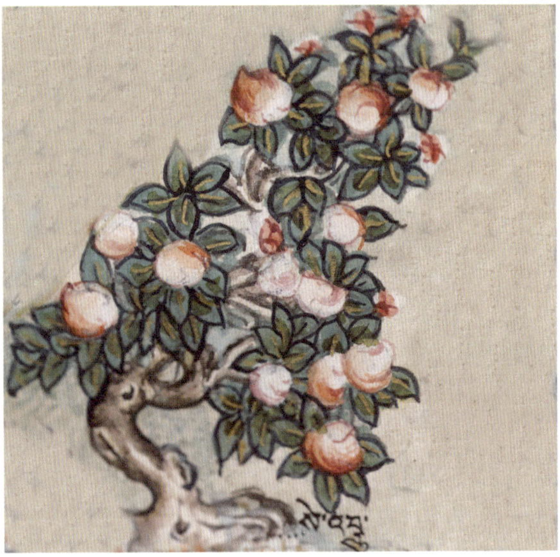

སེ་འབྲུ་ལྔ་པའམ་གསོ་བྱེད་ཉི་མའི་དཀྱིལ་འཁོར་གང་རུང་ཡུན་དུ་བསྟེན་ན་ཕོ་བའི་མེ་དྲོད་བསྲུང་ནུས་པ་དང་ཆུ་ནད་རིགས་འགོག་ནུས་སོ།།

长期服用五味石榴丸或石榴日轮丸，可起到温胃、利水消肿的作用。

Taking *Se dru nga pa* or *So che nyi ma gyil khor* for a long period, can keep one’s digestive heat and prevent dropsy.

དབང་རིལ་ཉེར་ལྔ།

二十五味马宝丸

Wang ril nyer nga

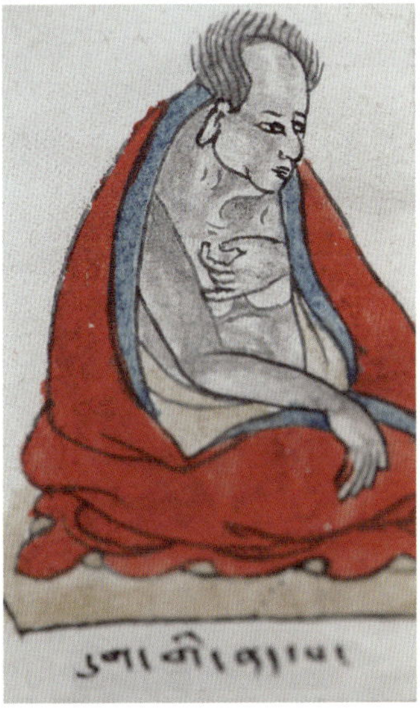

དབང་རིལ་ཉེར་ལྔ་བསྟེན་ན་དུག་རིགས་མཐའ་དག་འགོག་སྲུང་ཐུབ་པ་མ་ཟད་མཆིན་པ་བདེ་སྲུང་ཐུབ་པའོ།།

服用二十五味马宝丸，能预防各种中毒类疾病，也可起到保肝作用。

Taking *Wang ril nyer nga* not only prevent all poisonings, but also protect liver.

སེ་འབྲུ་དྭངས་གནས།

石榴健胃散

Se dru dang ney

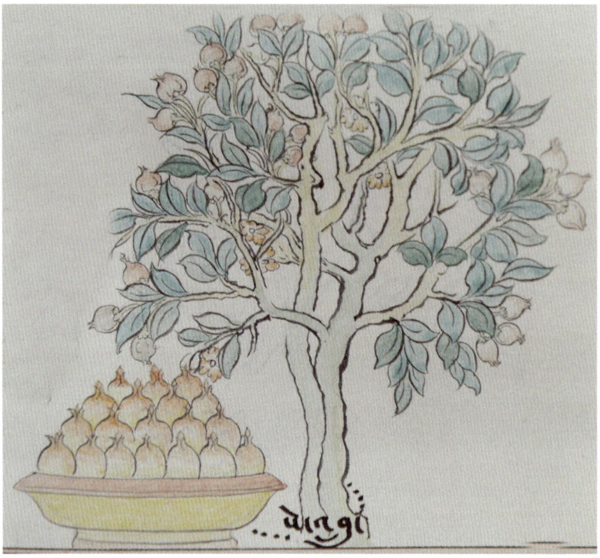

སེ་འབྲུ་དྭངས་གནས་ནངས་ནུབ་གང་རུང་ལ་ཆུ་སྐོལ་གྱིས་འཕུལ་ཞིང་ཆུ་གྲོལ་མང་ཙམ་བསྟེན་ན། དང་ག་འབྱེད་པ་དང་མེ་དྲོད་གསོ། དྭངས་མ་རང་གནས་སུ་འཛོག ཚ་གྲང་འཐབ་པའི་ཁ་འཛིན། ལུས་ཀྱི་མདངས་སྟོབས་བསྐྱེད་པ་སོགས་བདེ་སྲུང་གི་ནུས་པ་མཆོག་ཏུ་གྱུར་པའོ།།

早晚用开水服用石榴健胃散后多喝水，能起到提振食欲、助升胃火、恢复元气、平衡寒热、焕发精神、增强体质等作用，因此是上好的保健药。

Taking *Se dru dang ney* with boiled water in the morning or at night and drinking more water afterwards helps to stimulate appetite, increase digestive heat, restore energy, balance the radically changing temperature, generates complexion and physical strength.

རྩི་བཞི་དྭངས་མ་ལྔའི་སྨན་མར།

四露五精酥油丸

Tsi zhi dang ma nga Medicinal Butter Pills

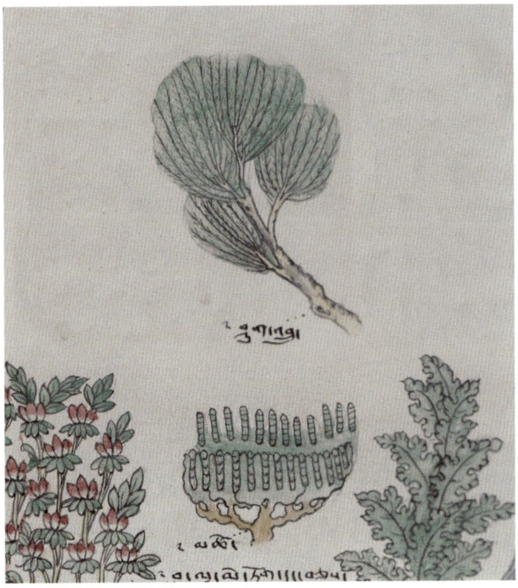

རྩི་བཞི་དྭངས་མ་ལྔའི་སྨན་མར་ཚུལ་བཞིན་སྦྱར་བ་དེ་ཡར་ངོའི་ཚེས་གཅིག་གི་ཐོ་རངས་ནས་བསྟེན་ན། ནད་ཟུང་བ་དང་། རྒས་ཀ་སྲ་བ། རྩལ་སྟོབས་དང་མདངས་རྒྱས་པ། ཚེ་རིང་བ་སོགས་འབྱུང་།

藏历初一黎明服用按照标准制作的四露五精酥油丸，能起到预防疾病、滋补身体、增强体力、滋润肤色和延年益寿等作用。

Taking *Tsi zhi dang ma nga* medicinal butter pill at dawn on the first day of a month can prevent diseases, aging, increase physical strength, complexion and prolong life.

འབའ་སམ་སྣུན་མར།

巴桑母酥油丸

Bha sam Medicinal Butter Pills

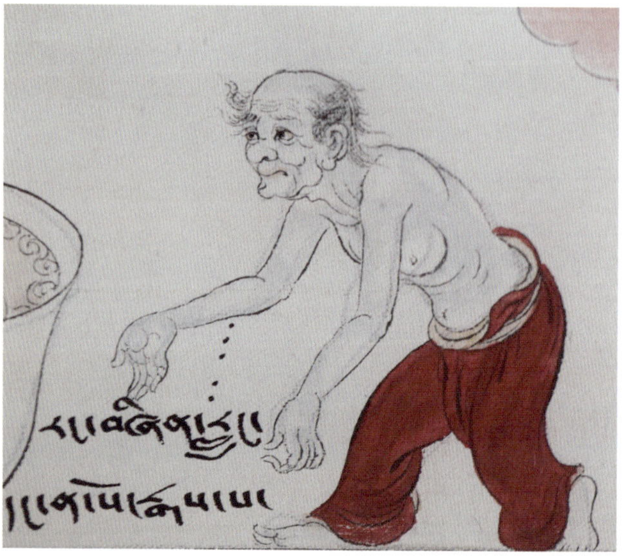

འབའ་སམ་སྣུན་མར་གྱི་ཕན་ཡོན་ནི་དབང་པོའི་ནད་སེལ་ཞིང་དབང་པོ་གསལ་བ་དང་། མགོ་ནད་རྩ་བྲེར། མགོ་རླུང་། སྙིང་རླུང་། མཁལ་མའི་གྲང་ནད། རླུང་ཚབས་སོགས་སྟོད་སྨད་ཀུན་ལ་ཕན་ཞིང་ནད་མེད་ཀྱིས་བསྟེན་ན་བདེ་སྲུང་གི་ནུས་པ་ཐོན།

巴桑母酥油丸不仅可以医治五官疾病使五官灵敏，对于脉散头病、头部隆症、心脏隆症、肾寒症以及妇科隆症等诸多疾病都有明显的疗效。健康人士服用其可以起到保健的作用。

Bha sam medicinal butter pill can treat the diseases of the five sensory organs and refresh sensibility. It has obvious effects on curing many diseases all over the body, including headache, cold diseases in kidney, also the head, heart and gynecological diseases caused by *rlung*.

བཟི་ཡོད་པའི་སྨན་རིགས་ཀྱི་བསྟེན་ཐབས།

毒性药物的服用法

Instructions on Taking Drugs with Toxic Nature

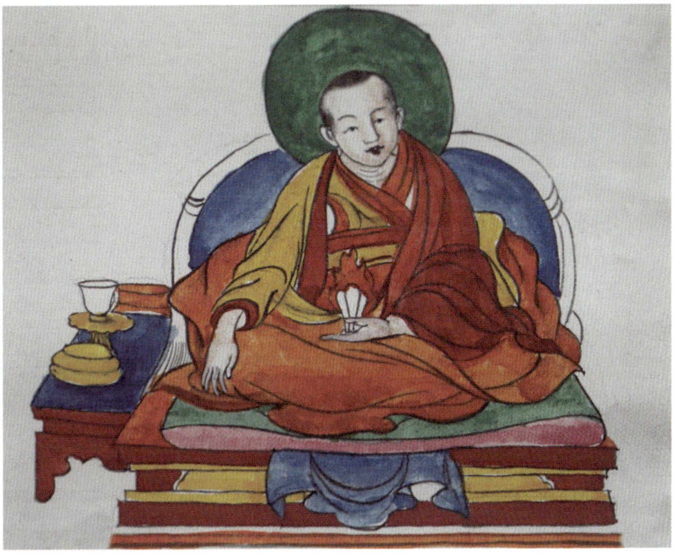

ཁྱུང་ལྔ་དང་། ཏ་ཟི་དམར་པོ། སྦོས་ཁྱུང་བཅོ་ལྔ། སྤང་རྩི་བཅུ་གཉིས་སོགས་བཟི་ཡོད་པའི་རིགས་ལ་སྨན་པའི་མངག་བཅོལ་ལྟར་བསྟེན་པ་ལས་ཚད་ལས་བརྒལ་ནས་བཏང་ན་ཉེན་ཁ་ཡོད།

五鹏丸、达思玛布丸、十五味乳鹏丸和十二味翼首草丸等有毒性的药物应在医生的指导下服用，切忌过量。

Follow prescriptions strictly when taking drugs with toxic nature such as *Khyung nga, Ta zi mar bo*, *Bo khyung jo nga* and *Bang tsi jo nyi etc*. It could be dangerous if taken excessive doses.

གླ་རྩིའི་ཞོར་སྐྱོན།

麝香的副作用

Undesirable Side-Effects of Musk

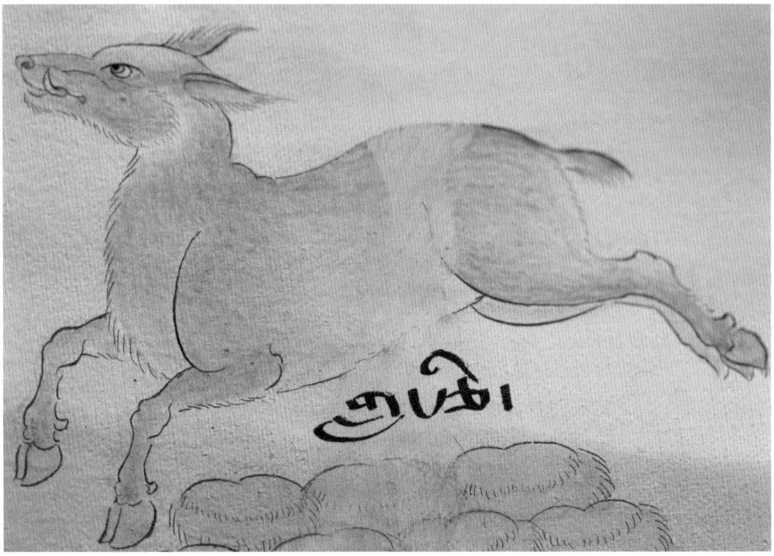

གླ་རྩི་ཚད་ལས་བརྒལ་བར་བསྟེན་ཚེ། མཁལ་མའི་ནུས་པར་ཕོག་ཐུག་ཐེབས་ནས་གཅིན་ཁ་སྒྲི་ཞིང་ཚོར་བ་མེད་པར་ཤོར་བ་སོགས་འབྱུང་།

过量使用麝香会影响双肾功能，严重时可引起尿频甚至小便失禁。

Taking musk excessively will have negative effects on kidneys and even cause frequent urination and incontinence.

མཁྲིས་པའི་རིགས་ཀྱི་ཕན་ཡོན།

胆类的功效

Functions of Gallbladder

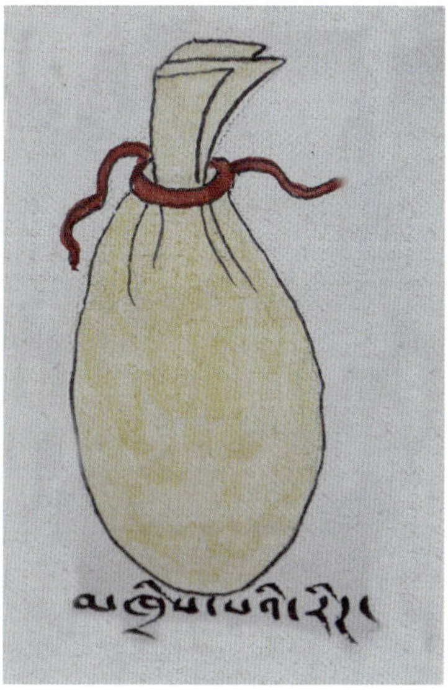

མཁྲིས་པའི་རིགས་ཐམས་ཅད་ཀྱིས་རྩ་ཁ་སྡོམ་པར་བྱེད། རུལ་གཙོད། ཤ་གསོ། དུག་སེལ། མིག་ལ་ཕན།

一切胆类具有收紧脉管、去腐生肌、解毒等功效，还可以治眼疾。

All kinds of gallbladder can tighten the vessels, remove necrotic parts of the body, nourish flesh, detoxify and treat eye diseases.

ཁྱི་སྤྱང་གོང་མོའི་བྱུན་གྱི་ཕན་ཡོན།

狗、狼和雪鸡等粪便的功效

The Feces of Dogs, Wolves and Tibetan Snow Cocks

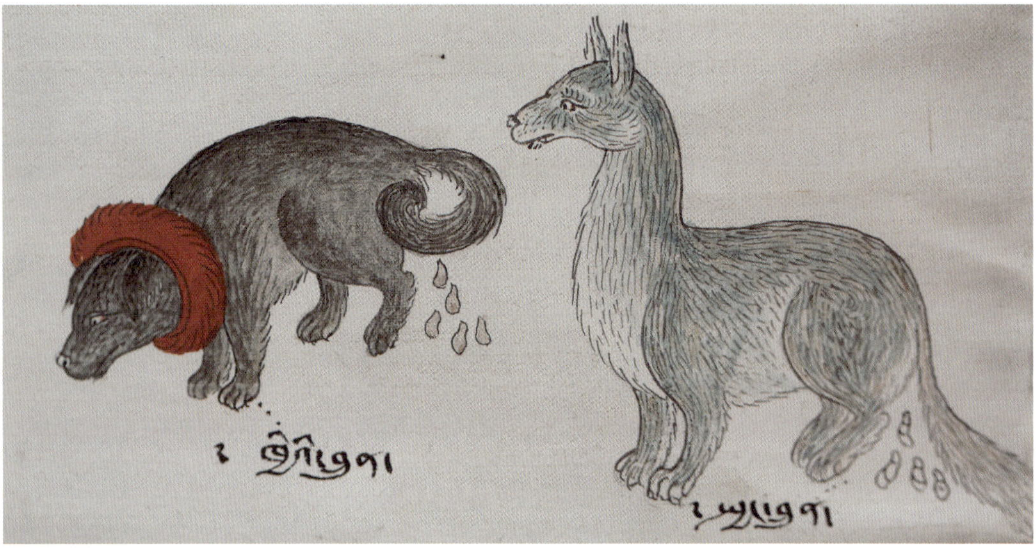

ཁྱི་སྤྱང་གོང་མོའི་བྱུན་གྱིས་སྐྲངས་པ་འཇོམས་པར་བྱེད།

狗、狼和雪鸡等三种动物的粪便，具有消肿的作用。

The feces of dogs, wolves and Tibetan snow cocks reduce swelling.

བྱ་དང་བྱི་བའི་བྲུན་གྱི་ཕན་ཡོན།

鸡屎和老鼠屎的功效

The droppings of Chickens and Rats

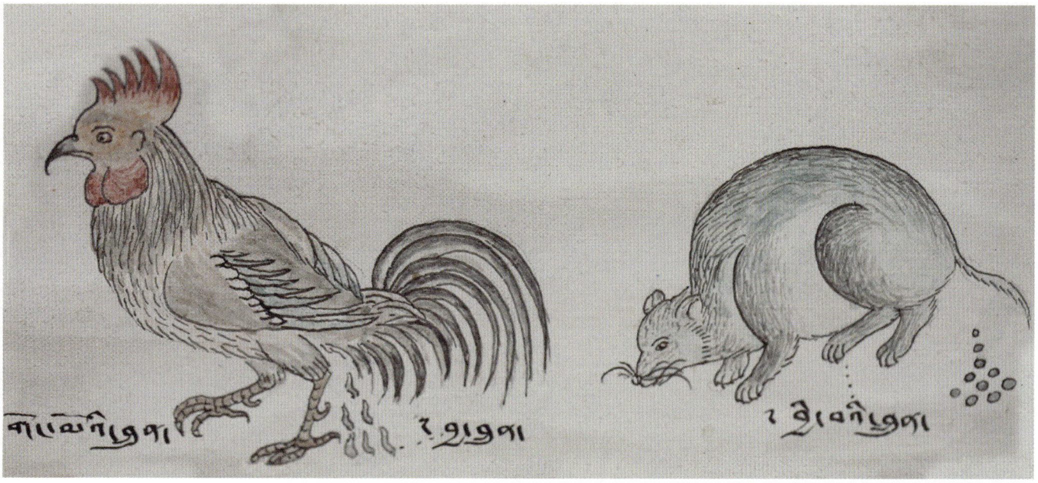

བྱ་བྲུན་དང་བྱི་བའི་བྲུན་བྲུགས་པས་རྣག་སྣ་འདྲེན་ནུས།

在化脓处涂抹鸡屎和老鼠屎，可以排脓。

Smearing droppings of chickens and rats can help to drain pus.

ཕུག་རོན་བྲུན་གྱི་ཕན་ཡོན།

鸽子屎的功效

Pigeon Droppings

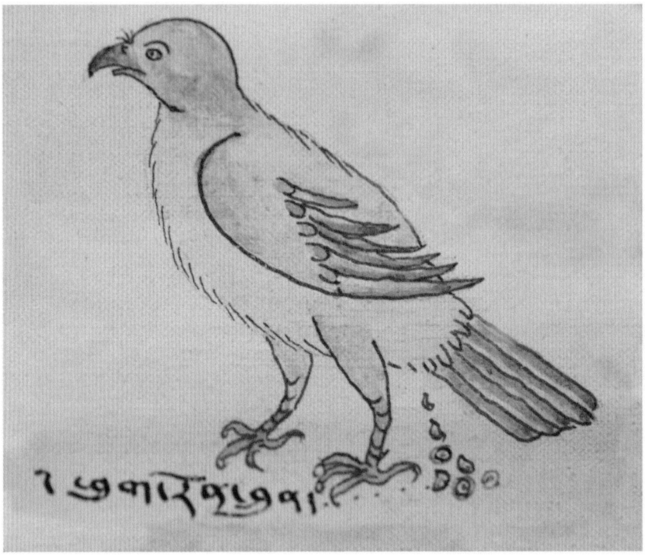

ཕུག་རོན་བྲུན་གྱིས་སྐྲངས་པ་རྣག་ཏུ་འགྱུགས་ཐུབ།

鸽子屎能使肿胀成脓。

Pigeon droppings can suppurate inflamed swelling.

བཅུ་གཅིག་པ། ཟས་སྨན་གྱི་རོའི་ཕན་ནུས་སྐོར།

十一、药食物味之功效

XI Efficacies of Food and Medicine with Different Tastes

རོ་མངར་བའི་ཕན་ཡོན།

甘味药食的功效

Efficacies of Sweet Taste

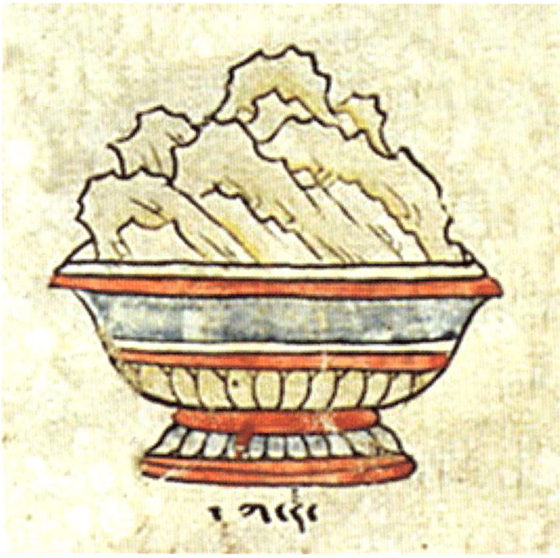

(༡) རོ་མངར་བའི་ཕན་ཡོན་ནི་ལུས་ཀྱི་ཟུངས་སྟོབས་འཕེལ་བར་བྱེད་ཅིང་། རྒས་པ་དང་། བྱིས་པ། ཤ་སྐམ་པོ། གྲེ་བ་དས་ཚད་ཀྱི་ནད། གློ་རྡོལ་གྱིས་ཁྲག་འདོང་བ་རྣམས་ལ་ཕན།

① 甘味药食能增长元气和体力，对老人和小孩有滋补作用，能治疗消瘦病、气管炎、肺穿孔引起的咯血等疾病。

(1) The sweet taste helps to strengthen bodily constituents and is good for the elderly, children and thin body. It relieves bronchitis and hemoptysis caused by lung perforation.

རོ་མངར་བའི་ཕན་ཡོན།

甘味药食的功效

Efficacies of Sweet Taste

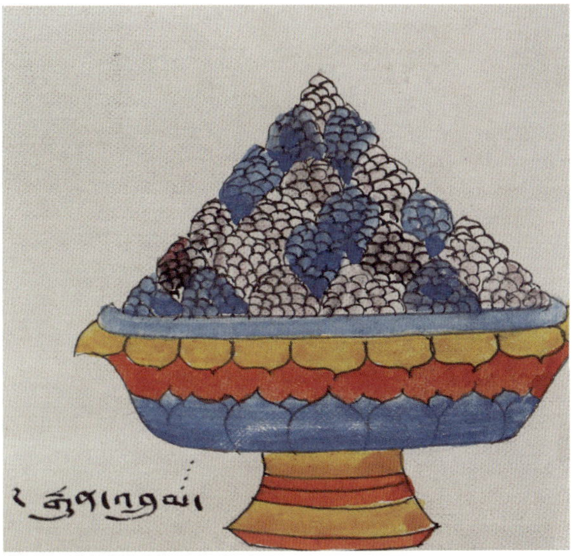

(༢) རོ་མངར་བའི་ཕན་ཡོན་རོ་མངར་བས་ལུས་བརྟས། རྨ་འགྲོར་བར་བྱེད། བཀག་མདངས་སྐྱེད། དབང་པོ་གསལ། ཚེ་རིང་། དུག་དང་། རླུང་མཁྲིས་ནད་སོགས་སེལ།

② 甘味药食具有滋补强身、愈合伤口、焕发容颜、五官灵敏、延年益寿等作用，对中毒症、隆病和赤巴病都有效。

(2) The sweet taste can nourish and strengthen the body, heal wounds, make the facial complexion radiant, improve sensibility and prolong life. It has positive effects on treating nosotoxicosis, *rlung* and *mkhris pa* diseases.

རོ་མངར་བ་བསྟེན་དྲགས་པའི་སྐྱོན།
过量服用甘味药食的危害
Disadvantages of Overdoses of Sweet Taste

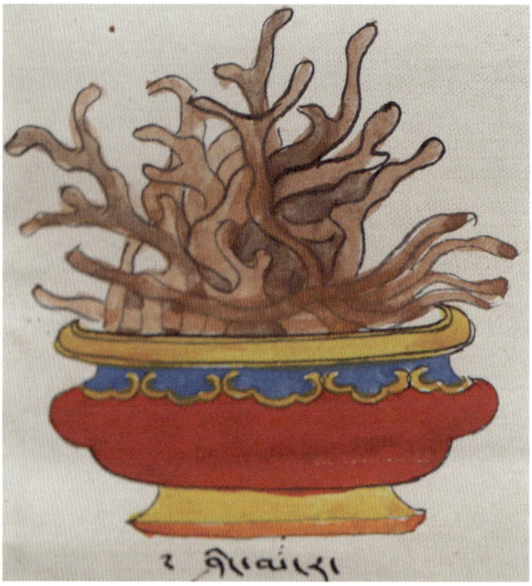

རོ་མངར་བ་བསྟེན་དྲགས་ན་བད་ཀན་དང་ཚིལ་སོགས་འཕེལ་ནས་མེ་དྲོད་བྲི། ལུས་ལྷག་པར་སྦོམ། གཅིན་སྙིའི་ནད་དང་ལྦ་བ། རྨེན་བུ་སོགས་ཀྱང་སྐྱེད་པར་བྱེད།

过量服用甘味药食，会败胃火，诱发培根病、肥胖症、糖尿病、甲状腺肿大及淋巴结炎等疾病。

Excess consumption of the sweet taste increases *badkan* diseases, fats, weakens digestive heat, causes obesity, diabetes, goiter and lymphnoditis etc.

རོ་སྐྱུར་བའི་ཕན་ཡོན།

酸味药食的功效

Efficacies of Sour Taste

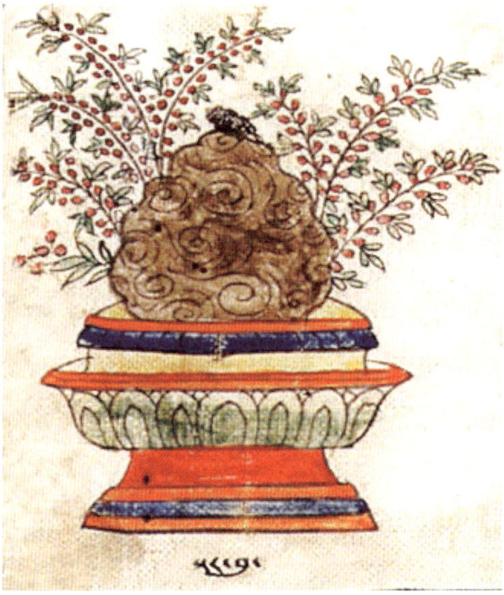

(༡) རོ་སྐྱུར་བའི་ཕན་ཡོན་ནི་ཁོང་གི་མེ་དྲོད་བསྐྱེད། ཟས་སྐོམ་ལེགས་པར་འཇུ་བས་ཡི་ག་འབྱེད་པ་དང་། ཚིལ་འཇུ་ཞིང་འཇུལ་བ་དང་གཅོད་པར་བྱེད་དོ།།

① 酸味药食具有助升胃火、助消化、振食欲、稀释油脂等功效。

（1） The sour taste can generate digestive heat, help with digestion, improve appetite and dilute fat.

རོ་སྐྱུར་བའི་ཕན་ཡོན།

酸味药食的功效

Efficacies of Sour Taste

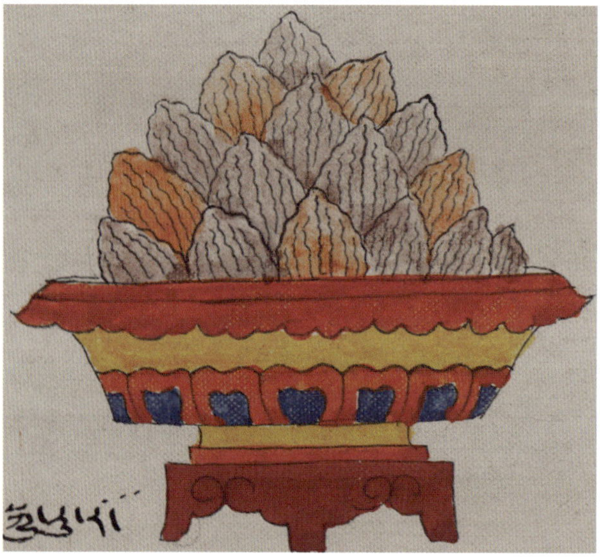

（༢） རོ་སྐྱུར་བའི་ཁུ་བས་བཀྲུས་སམ་དུགས་བྱས་ན། རེག་བྱའམ་པགས་སྐྱི་ལ་གནས་པའི་ཚ་བ་བྲི་བས་བསིལ་བར་བྱེད། འཇུ་བྱེད་ཀྱི་ནུས་པས་རྩ་ལམ་འབྱེད་པས་རླུང་འགགས་པ་རང་སོར་རྒྱུ་ཐུབ།

② 用酸味药汁洗浴或外敷，可以祛除存在于表皮的热症，使皮肤清凉；能疏通脉络，理顺气血。

（2） The sour taste gives a cooling effect when bathed or applied on skin externally, dredges channels and veins, relives blocked *rlung* and helps circulate smoothly.

རོ་སྐྱུར་བ་བསྟེན་དྲགས་པའི་སྐྱོན།

过量服用酸味药食的危害

Disadvantages of Overdoses of Sour Taste

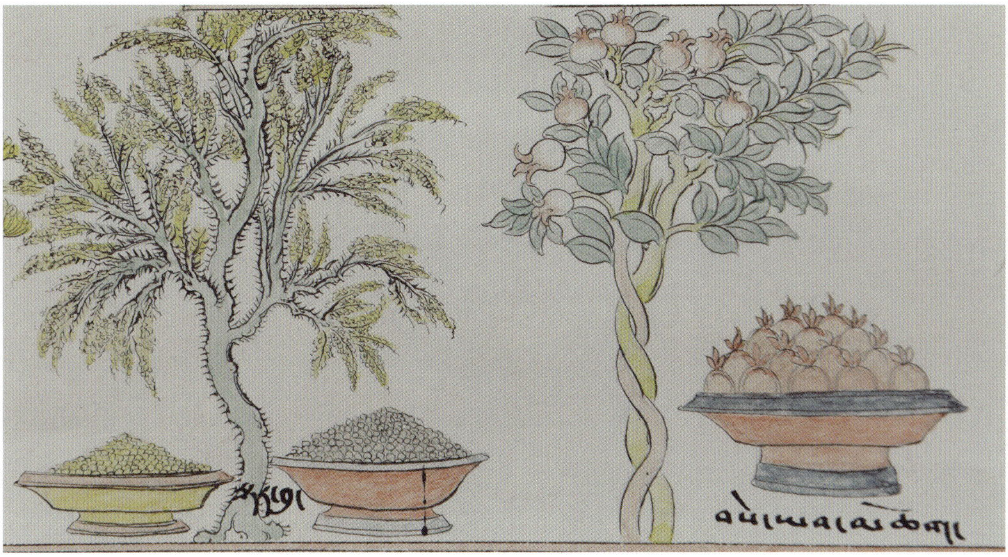

རོ་སྐྱུར་བ་བསྟེན་དྲགས་ན་ཁྲག་དང་མཁྲིས་པ་བསྐྱེད། ལུས་ཀྱི་ཤ་ལྷ་སྡེ་ལྷོད་པོར་འགྱུར། མིག་ལ་རབ་རིབ་ཀྱི་ནད་འབྱུང་། མགོ་འཁོར་བ་དང་། སྐྱ་རྦབ། འོར་ནད། མེ་དབལ། གཡན་པ། ལུས་ལ་ཐོར་པ་འབྱུང་བ། སྐོམ་དད། རིམས་ནད་སོགས་བསྐྱེད་དོ།།

过量服用酸味药食，会诱发血和赤巴病、皮肤松弛、体倦无力、视力模糊、头晕、浮肿、丹毒、疥癣、皮疹、口干烦渴和疫病等病症。

Overdoses of sour taste can give rise to blood and *mkhris pa* diseases, a flaccid body, blurred vision, dizziness, dropsy, erysipelas, scabies, rashes excessive thirst, and epidemic diseases.

རོ་ལན་ཚྭ་བའི་ཕན་ཡོན།

咸味药食的功效

Efficacies of Salty Taste

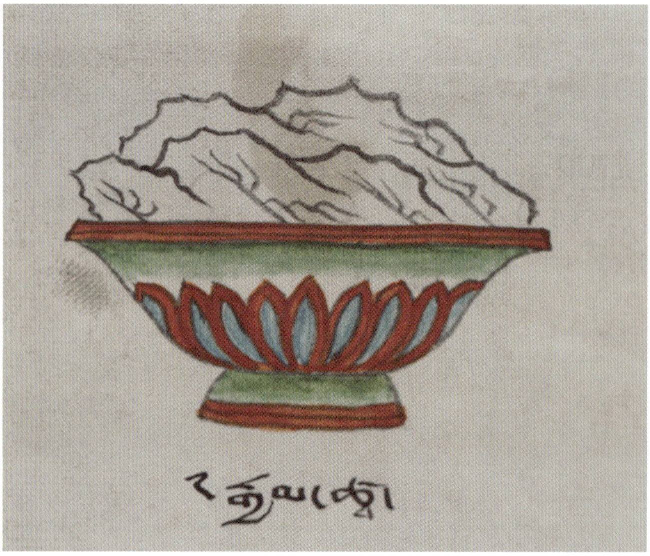

རོ་ལན་ཚ་བའི་ཕན་ཡོན་ནི་ལྟོ་བ་སྲ་སྟེ་ཟས་སྨན་འཇུ་དཀའ་བ་སླི་བར་བྱེད་ཅིང་། བེ་སྣབས་འཇུ་བས་ཐུར་སེལ་རླུང་འཁྱིལ་བའི་གླང་ཐབས་དང་། དྲི་མ་འགགས་པ་ཕྱིར་འབྱིན། ལན་ཚྭའི་དུགས་ཀྱིས་རྔུལ་འདོན་པར་བྱེད། དྲོད་སྐྱེད། ཡི་ག་འབྱེད།

咸味药食具有助消化和疏通气脉的作用，可以治疗闭塞梗阻症。用之热敷，可以起到排汗、助升胃火及开胃等作用。

The salty taste can help digestion, dredge the air pulse and treat the downward-clearing air and constipation. Using a hot compress with them can help generate sweat, digestive heat, and improve appetite.

རོ་ལན་ཚ་བ་བསྟེན་དྲགས་པའི་སྐྱོན།

过量服用咸味药食的危害

Disadvantages of Overdoses of Salty Taste

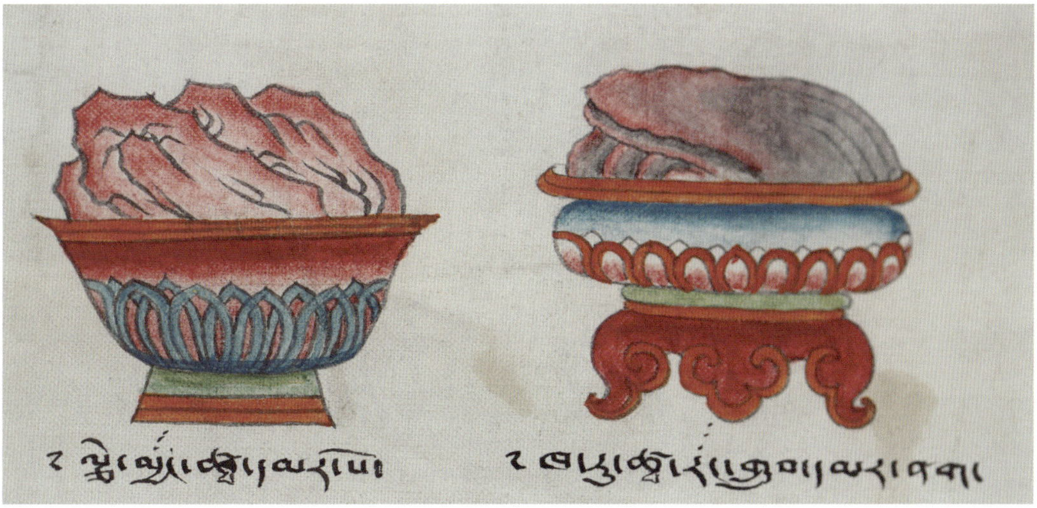

རོ་ལན་ཚ་བ་བསྟེན་དྲགས་ན་ཁྲག་ཚད་ཀྱི་ནོད་ནྡངས་མགོ་ལ་དོན་པས་སྐྲ་བྱི་བ་དང་སྐྲ་དཀར་པོར་འགྱུར། གཉེར་མ་མང་། ལུས་སྟོབས་ཡི། སྐོམ་ནད་དང་། མཛེ་ནད། མེ་དབལ་འབྱུང་། མདོར་ན་ཁྲག་དང་མཁྲིས་པའི་ནད་བསྐྱེད་དོ།།

过量服用咸味药食，会导致脱发、生白发、面部皱纹增多、体力衰弱等，也能诱发口干烦渴、麻风、丹毒等症。总之会引发血病、赤巴病等多种疾病。

Overdoses of salty taste causes hair loss, increases gray hair and facial wrinkles. It also causes the loss of physical strength, thirst, leprosy and erysipelas etc. In a word, it generates blood and *mkhris pa* diseases.

རོ་ཁ་བའི་ཕན་ཡོན།

苦味药食的功效

Efficacies of Bitter Taste

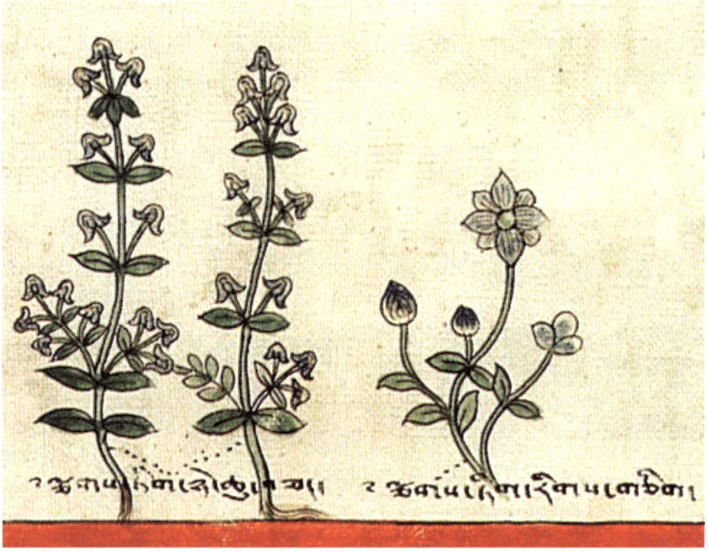

རོ་ཁ་བའི་ཕན་ཡོན་ནི་ཡི་ག་འཆུས་པ་དང་། སྲིན་ནད། སྐོམ་ནད། དུག་ནད། མཛེ་ནད། བརྒྱལ་བ། རིམས་ནད། སྐྱུགས་པའི་ནད། མཁྲིས་ནད་བཅས་སེལ། ཚིལ་ཞག་འཛད། ཡིད་གཞུངས། ནུ་མའི་ནད་དང་སྐད་འགག་སེལ་བའོ།།

苦味药食可使心智敏锐；能治疗食欲不振、虫疾、口干烦渴、中毒症、麻风、昏厥、疫病、呕吐、赤巴病、乳房疾病、声音嘶哑等病症；有助于降血脂。

The bitter taste improves appetite, relieves diseases caused by parasites, quenches thirst, relieves toxicosis, leprosy, syncope, epidemic diseases, vomiting, *mkhris pa* diseases, breast diseases and hoarseness. It is also helpful for reducing blood fat and enhancing the mental alertness.

རོ་ཁ་བ་བསྟེན་དྲགས་པའི་སྐྱོན།

过量服用苦味药食的危害

Disadvantages of Overdoses of Bitter Taste

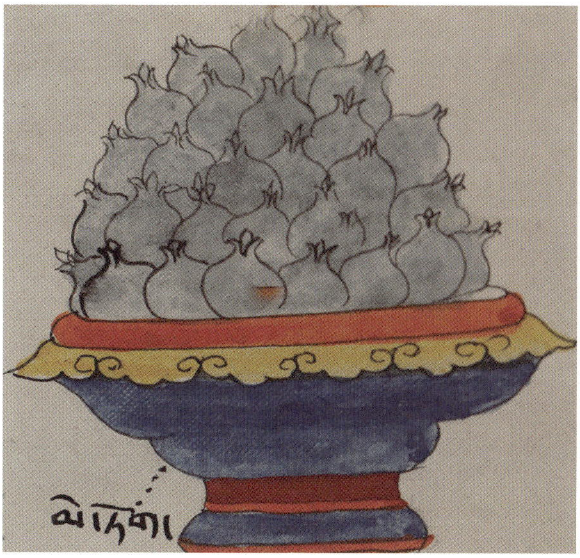

རོ་ཁ་བ་བསྟེན་དྲགས་ན་ཟུངས་འཛད་ཅིང་རླུང་དང་བད་ཀན་སྐྱེད་པར་བྱེད་དོ།།

过量服用苦味药食，会导致体力衰弱，出现隆、培根等疾病。

Overdoses of bitter taste can weaken the physique, and aggravate *rlung* and *badkan* diseases.

རོ་ཚ་བའི་ཟན་ཡོན།

辛味药食的功效

Efficacies of Acrid Taste

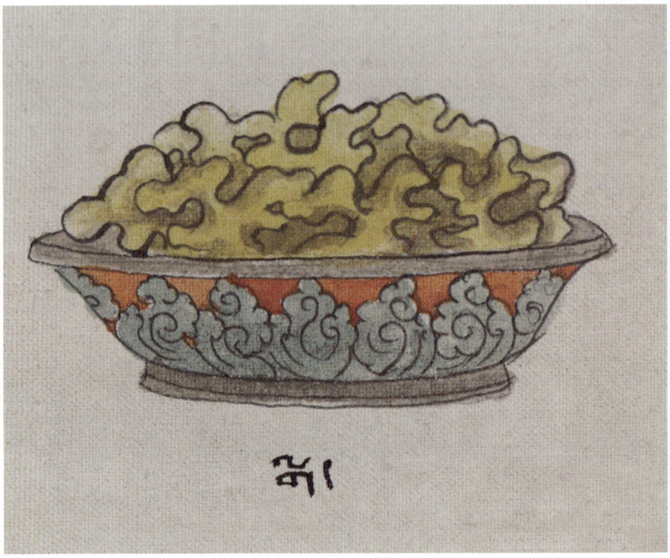

རོ་ཚ་བའི་ཟན་ཡོན་ནི་ལྐོག་ནད་དང་། གག་པ། མཛེ། འོར་ནད་སོགས་སེལ་བ་མ་ཟད། རྨ་བཤིག དྲོད་སྐྱེད། ཡི་ག་འབྱེད། ཐུར་དུ་སྦྱོང་ཞིང་རྩའི་སྒྲུབས་འབྱེད་པར་བྱེད་དོ།།

辛味药食能治疗下颌病、喉蛾和麻风等疾病，具有增升体温、开胃、疏通脉管等功效，但不利于伤口愈合。

The acrid taste not only relieves larynx diseases, throat inflammation, leprosy and edema, but also destroys wounds, increases body temperature, stimulates appetite and dredges blood vessels.

རོ་ཚ་བ་བསྟེན་དྲགས་པའི་སྐྱོན།

过量服用辛味药食的危害

Disadvantages of Overdoses of Acrid Taste

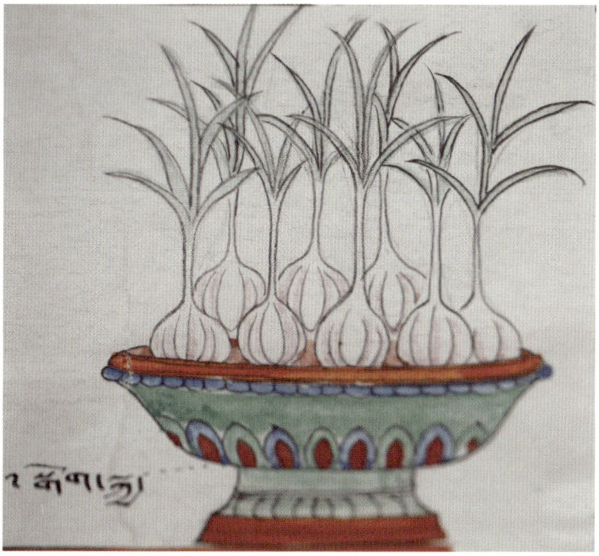

རོ་ཚ་བ་བསྟེན་དྲགས་ན་ཁུ་བ་དང་ལུས་སྟོབས་ཟད་པ། ལུས་འཁུམས་ཤིང་འདར། བརྒྱལ་ཞིང་སྐེད་པ་དང་རྒྱབ་སོགས་ན་བར་བྱེད།

过量服用辛味药食，会损耗精液和体力，出现身体蜷缩、抽搐、晕厥及腰背疼痛等症状。

Overdoses of the acrid taste reduces semen, weakens physical energy, causes contraction and tremors of the body, fainting, pain in the back and waist.

རོ་བསྐ་བའི་ཕན་ཡོན།

涩味药食的功效

Efficacies of Astringent Taste

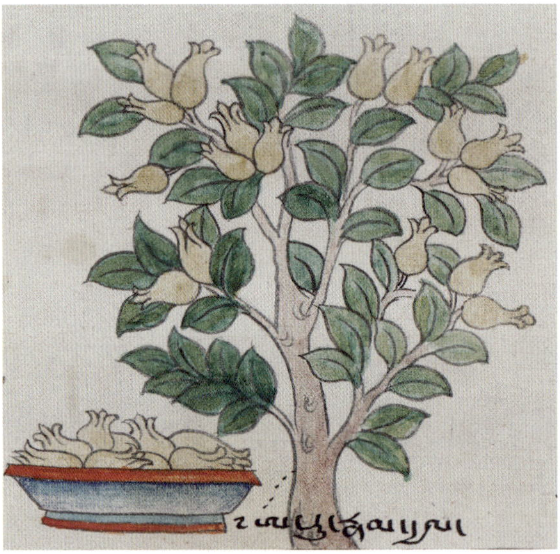

རོ་བསྐ་བའི་ཕན་ཡོན་ནི་ཁྲག་མཁྲིས་ནད་སེལ། ཚིལ་དང་འཇུལ་བག་སྐེམ་ཞིང་བྲི། རྨ་འཚོ། ལུས་བསིལ། པགས་མདོག་དྭངས་པར་བྱེད།

涩味药食能医治血病、赤巴病、脂肪增多症等病症，具有去腐、减肥、解热、愈合伤口、润泽皮肤等功效。

The astringent taste cures many diseases including blood diseases, *mkhris pa* diseases, dries up fats, heals wounds, cools down the body heat and replenishes the color of skin.

རོ་བསྐ་བ་བསྟེན་དྲགས་པའི་སྐྱོན།

过量服用涩味药食的危害

Disadvantages of Overdoses of Astringent Taste

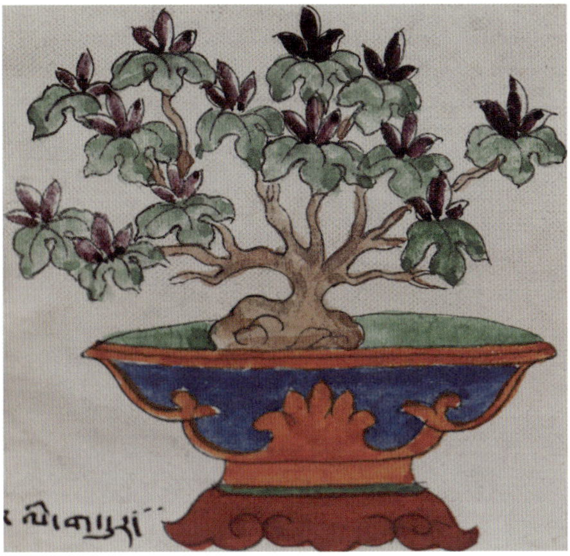

རོ་བསྐ་བ་བསྟེན་དྲགས་ན་བེ་སྣབས་གསོག་པ་དང་བཤང་བ་སྲི། ལྟོ་བ་སྦོ་ཞིང་སྙིང་ནད་འབྱུང་། ལུས་སྐེམ་པར་བྱེད་པ་དང་བུ་གའི་ལམ་དང་རྩ་སྒོ་འགག

过量服用涩味药食，容易导致胃液淤积、便秘、腹胀、心脏病、消瘦、消化通道和脉管阻塞等病症。

Overdose of the astringent taste causes gastric juice stasis, constipation, abdominal distention, heart disease, weight loss, and blockage of digestive and vascular channels.

རླུང་སྨན་རོའི་ཡལ་ག
治疗隆病的药味
Medicines that Can Treat *rLung* Diseases with Different Taste

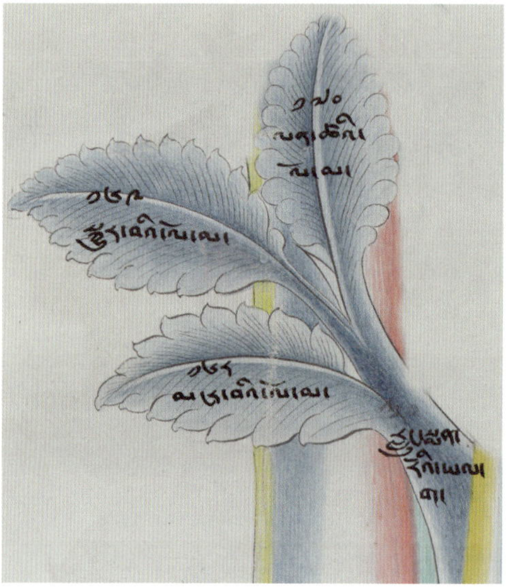

སྤྱིར་ཟས་སྨན་རོ་མངར་བ་དང་། སྐྱུར་བ། ལན་ཚ་བ་གསུམ་གྱིས་རླུང་འཇོམས་པར་བྱེད་དོ།།

甘、酸和咸等味的药食，能医治隆病。

Generally, the food and medicine with sweet, sour, and salty tastes can pacify *rlung* diseases.

མཁྲིས་སྨན་རོའི་ཡལ་ག

治疗赤巴病的药味

Medicine that Can Treat *mKhris Pa* Diseases with Different Taste

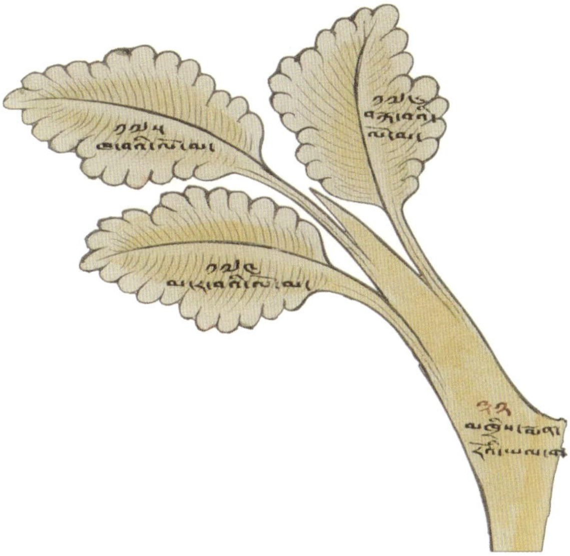

སྤྱིར་ཟས་སྨན་རོ་ཁ་བ་དང་མངར་བ། བསྐ་བ་གསུམ་གྱིས་མཁྲིས་པ་སེལ།

苦、甘和涩等味的药食，能医治赤巴病。

Generally, food and medicine with bitter, sweet and astringent tastes can relieve *mkhris pa* diseases.

བད་ཀན་སྨན་གྱི་རོའི་ཡལ་ག

治疗培根病的药味

Medicine that Can Treat *Badkan* Diseases with Different Taste

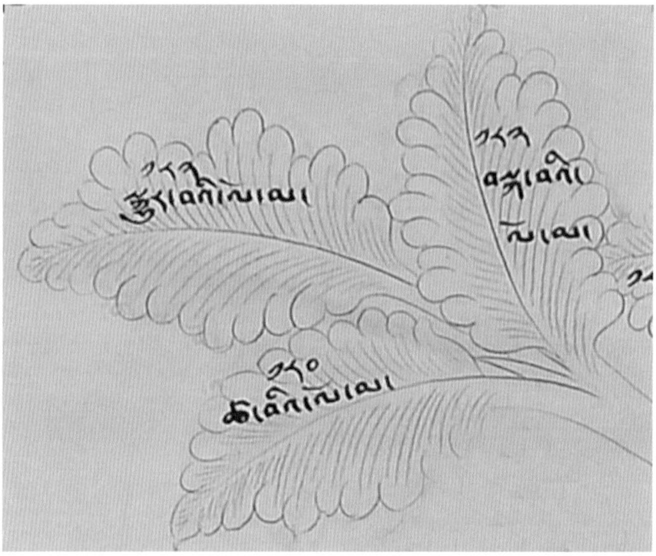

སྦྱོར་ཟས་སྨན་རོ་ཚ་བ་དང་། སྐྱུར་བ། ལན་ཚྭ་བ་གསུམ་གྱིས་བད་ཀན་སེལ་བར་བྱེད།

辛、酸和咸等味的药食，能医治培根病。

Food and medicine with acrid, sour and salty tastes can cure *badkan* diseases.

བཅུ་གཉིས་པ། སྦྱོང་དང་དཔྱད་བཅོས་ཤེས་བྱའི་སྐོར།

十二、泻下疗法与外治疗法

XII Evacuation and External Therapies

བཤལ་ལེགས་པའི་ཕན་ཡོན།

催泻法的功效

Effects of Purgation

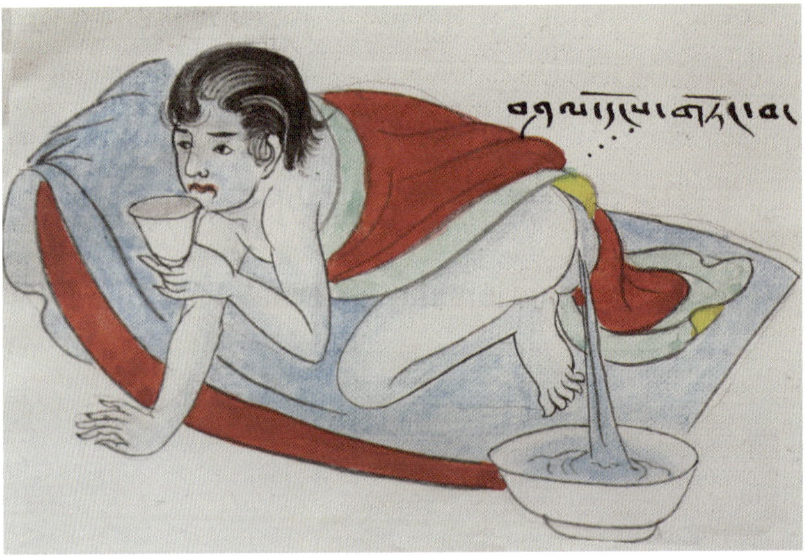

བཤལ་ལེགས་པའི་ཕན་ཡོན་ནི། ནད་ཀྱི་རྩ་བ་ཆོད་པ་དང་། ཁྱད་པར་དུ་བད་མཁྲིས་ཀྱི་ནད་དག་པ། ལུས་ཡང་བ། ཁོང་པའི་དྲོད་འབར་བ། ཡི་ག་འཕྱེད་པ། བཀྲེས་སྐོམ་དུས་སུ་འབྱུང་བ། བཤང་གཅི་བདེ་བར་འབྱིན་པའོ།།

正确使用催泻法可根治疾病，尤其可消除培根赤巴混合症，具有使身体轻盈、增升胃火、提振食欲、饥渴正常、大小便通畅等功效。

Purgation eradicates the pathogenic factors, especially *badkan-mkhris pa* diseases, makes the body feel light, raises digestive heat, improves appetite, enhances timely hunger and thirst and creates smooth defecation.

སྐྱུགས་བཅོས་ལེགས་པའི་ཕན་ཡོན།
催吐法的功效
Effects of Emetics

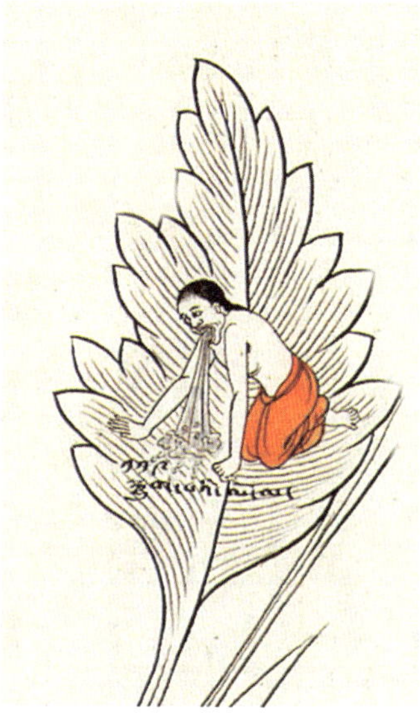

སྐྱུགས་བཅོས་ལེགས་པའི་ཕན་ཡོན་ནི། དབང་པོ་གསལ། ལུས་ཡང་། དང་ཀ་བདེ། ཁ་དྲི་ཞིམ། མཆིལ་སྣབས་དང་ལུད་པ་དག་པ་སོགས་འབྱུང་།

正确使用催吐法能使五官灵敏，身体轻盈，提振食欲，消除口臭，消除鼻涕、痰液等浊物。

Emetics can increase sensibility, make the body feel light, improve appetite, eliminate halitosis and other turbid substances such as nasal mucus and sputum.

དཔྱད་ཀྱི་དབྱེ་བ།
外治法的分类
Types of External Therapies

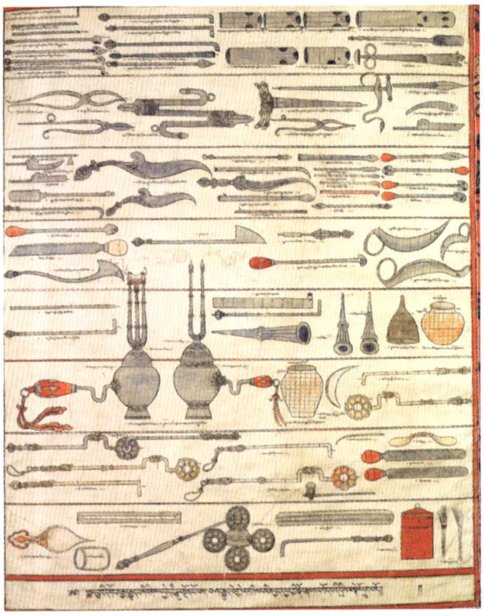

དཔྱད་ལ་དབྱེ་ན་འཇམ་རྩུབ་དྲག་པོ་གསུམ་ལས། འཇམ་པོའི་དཔྱད་ལ་དུགས་ལུམས་བྱུག་པ་གསུམ་དང་། རྩུབ་པའི་དཔྱད་ལ་གཏར་སྲེག་ཐུར་མ་གསུམ། དྲག་པོའི་དཔྱད་ལ་འདྲལ་བ། གཙོད་པ། འདྲུད་པ། འབྱིན་པ་བཅས་བཞིའོ།།

外治法分为缓和、峻猛和猛厉等三种。缓和的外治法有熏疗、浴疗、敷疗；峻猛的外治法有放血、火灸、穿刺疗法；猛厉的外治法有割裂皮肤、截骨、拔除骨肉、取出体内异物等疗法。

The external therapy constitutes three different methods, mild, rough and drastic. Mild therapies include compresses, medicinal bathing and oil massage; rough therapies include bloodletting, cauterization and spoon surgery; drastic therapies include skin cutting, osteotomy, extraction and expulsion.

རླུང་ནད་ཅན་གྱི་དཔྱད་བཅོས།

隆病患者的外治法

External Therapies for Patients with *rLung* Diseases

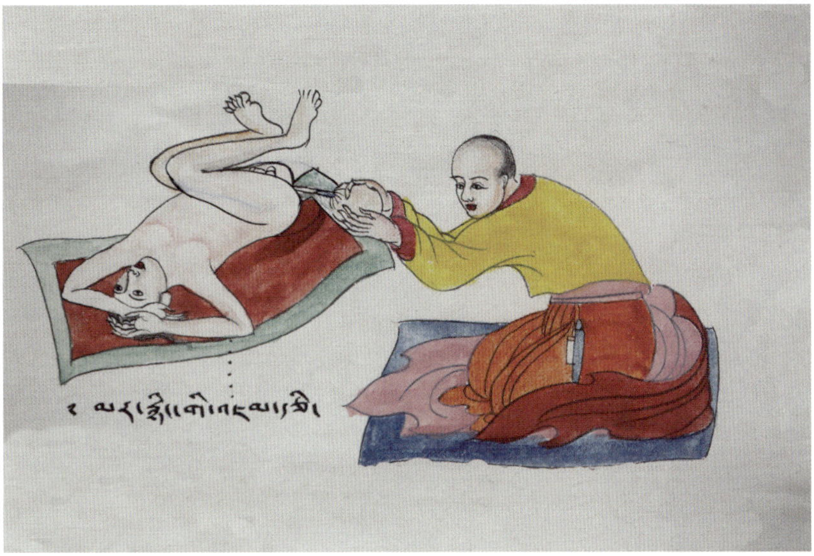

རླུང་གི་ནད་ཅན་ལ་ལོ་མར་རྙིང་པའི་བསྐུ་མཉེ་བྱ་བ་དང་། སྣུམ་ལྡན་དུགས་ཀྱིས་གཟེར་བའི་གནས་སུ་བདུག་པར་བྱའོ།།

隆病患者，宜以陈旧酥油涂擦按摩，或以油脂热敷于疼痛部位。

For patients with *rlung* diseases, it is good to rub and massage the body with aged butter or compresses of oil on the side of pain.

མཁྲིས་པའི་ནད་ཀྱི་དཔྱད་བཅོས།

赤巴病患者的外治法

External Therapies for Patients with *mKhris P*a Diseases

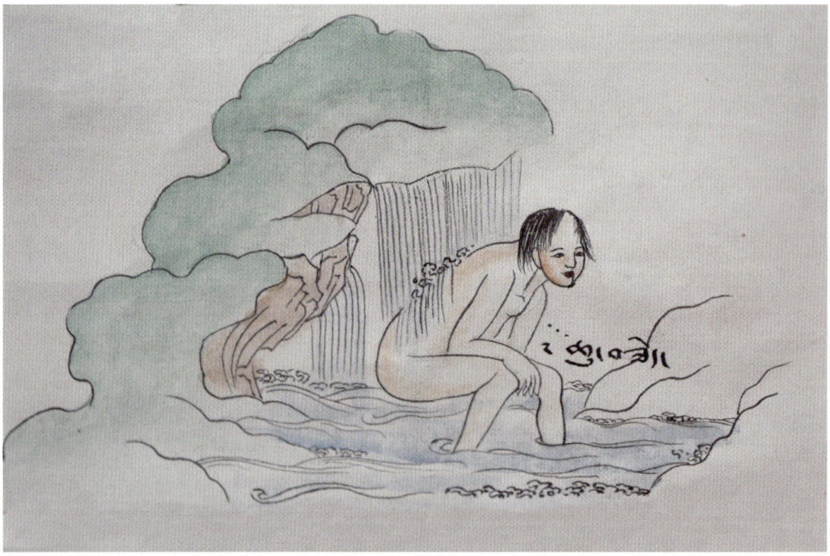

མཁྲིས་པའི་ནད་ཅན་ལ་རྔུལ་དབྱུང་བ་དང་ཆུའི་འཕྲུལ་འཁོར་བསྟེན་པར་བྱའོ།།

赤巴病患者，宜以凉水沐浴或以令其发汗的方法治疗。

For patients with *mkhris pa* diseases, it is good to shower with cold water or treatments that can help generate sweat.

བད་ཀན་ནད་ཀྱི་དཔྱད་བཅོས།

培根病患者的外治法

External Therapies for Patients with *Badkan* Diseases

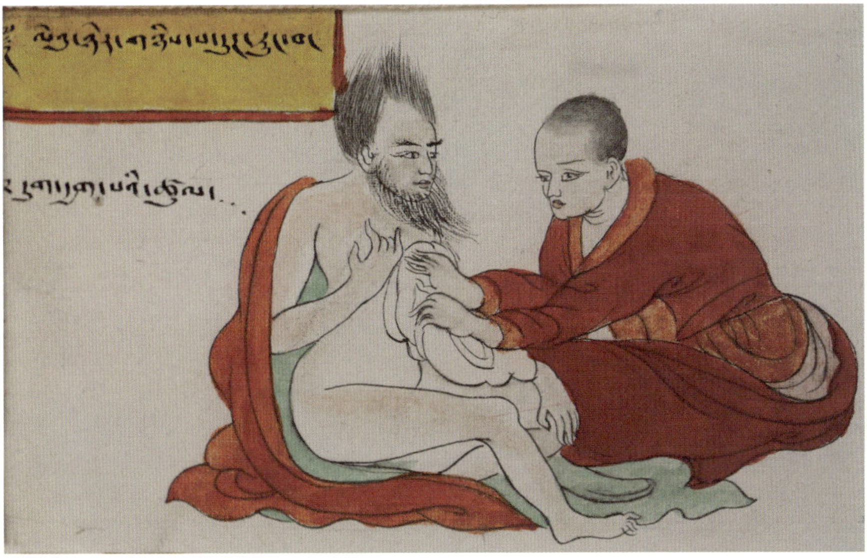

བད་ཀན་ནད་ལ་སྐྱུགས་གཏོང་བ་དང་། ཚྭ་དུགས་བསྙེན་ཞིང་། ཁྱི་སྤྱང་གཡི་སོགས་ཀྱི་པགས་པའི་སྐྱུ་དུགས་རྐེད་པར་དཀྲི་བར་བྱའོ།།

对于培根病患者来说，催吐法是最佳的外治法。也可采用盐渣热敷，腰裹狗皮、猞猁皮与狼皮等方法治疗。

For patients with *badkan* diseases, the best external therapy is emetic. It is also good to use hot compresses with heated salts or wrap waist up with dog, wolf, or Tibetan lynx fur as additional treatment.

གཏར་གའི་སྔོན་གྱི་སྦྱོད་ལམ།
放血前的准备
Preparations for Bloodletting

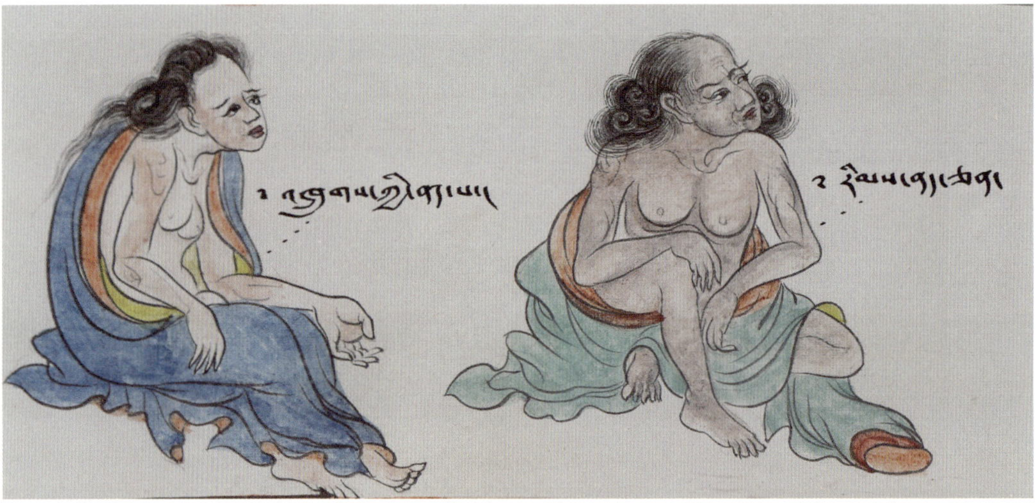

གཏར་གའི་སྔོན་གྱི་སྦྱོད་ལམ་ནི། སྨན་པའི་མངག་བྱ་བཞིན་ཉིན་བདུན་ནམ་གསུམ་གྱི་གོང་ནས་དབྱེ་ཐང་གཏོང་དགོས་པ་དང་། གཏར་བའི་སྔ་ནུབ་ཏུ་ནད་ཁྲག་རྩར་འདྲེན་པའི་ཐང་གཏོང་དགོས། གཏན་འཁེལ་བྱས་པའི་ཉིན་དེའི་སྔོ་དྲོ་མེ་ཉིས་དྲོས་པར་བསྒོ་ཞིང་རྩོལ་བཅག་དང་ཇ་ཐང་བཏུང་བ་སོགས་ལུས་དྲོ་བར་བྱ་བ་དང་། འགྲུལ་བསྐྱུང་དགོས།

实施放血疗法前需做以下准备：根据医嘱，在实施放血疗法前三至七天，服用三果汤使病血与好血（正血）分开；放血的前夜，服用荜茇汤以引导病血流入放血脉道，正式放血之前要喝清茶、适当活动、晒太阳或烤火取暖；放血时谢绝访客，以免干扰施术和传染其它疾病。

According to prescription, one should take three-fruits decoction to separate bad blood from normal blood three to seven days prior to the bloodletting operation. They should take long pepper decoction to usher the bad blood out of the vessels. Before the operation, patients should drink tea, do proper exercises and keep body warm by sitting close to the fire or bask in the sunlight. Avoid meeting any guests during operation in case of disturbances and dangers of being infected with other diseases.

གཏར་གའི་སྐབས་ཀྱི་འཛེམ་བྱ།
放血时的注意事项
Cautions of Bloodletting

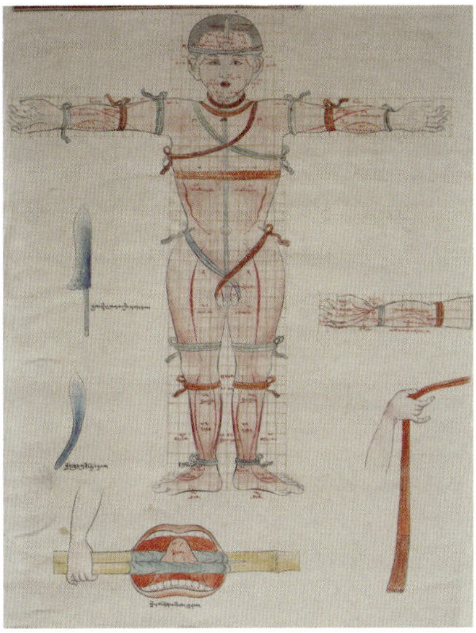

གཏར་ག་བྱེད་སྐབས་ནད་པའི་ལུས་གྲང་བ་དང་། ཟས་ཀྱིས་འགྲངས་དྭགས་པ། དངངས་སྐྲག་སྐྱེ་བ། འགྲུལ་སྣ་མི་སྣང་བ་བཅས་ཀྱིས་ཁྲག་མི་ཐོན་པའི་རྒྱུ་བྱེད་པས་གཟབ་དགོས།

实施放血疗法时，如果出现患者身体受寒、饮食过饱、恐惧紧张、来客打扰等情况，可能会出现放不出血的情况，故须警惕以上情况的发生。

One should be cautious of the condition which may lead the operation to a failure. For instances, getting cold, eating too much, frightening and having visitors.

གཏར་གའི་ཕྱི་རྗེས།

放血后的注意事项

Post Bloodletting

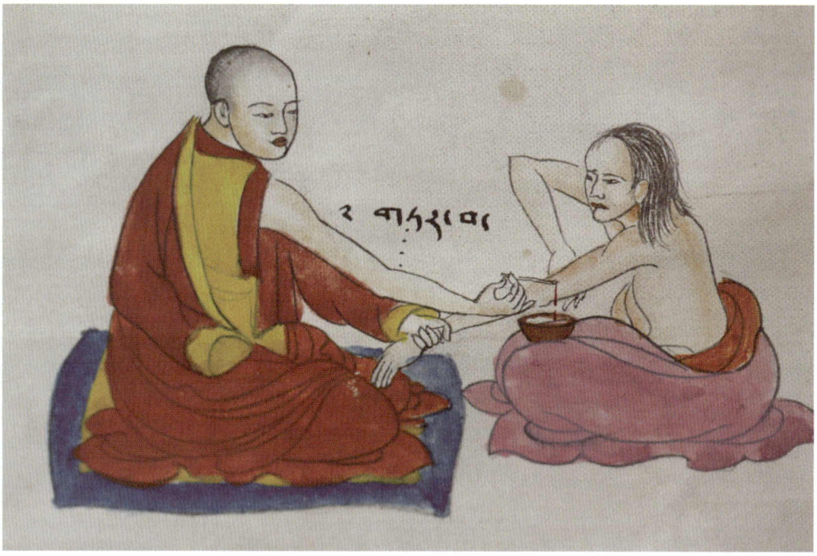

གཏར་ག་བརྒྱབ་རྗེས་འགྲོ་འགུལ་ཤུགས་དྲག་མི་བྱེད་པར་དལ་བར་སྡོད་པ་དང་། ཁྲག་འཚོར་བར་དོགས་གཟབ་བྱ་དགོས་ཤིང་། ཉིན་ཤས་རིང་ཁྲག་ངན་སླར་མི་སྐྱེ་བའི་ཆེད་ཆང་སོགས་མི་བཏུང་བ་སོགས་སྨན་པའི་མངག་བྱ་བཞིན་བྱ་དགོས།

放血后应遵从医嘱，避免过度活动，警惕放血口出血；放血后的几日内禁止饮酒，以免坏血（病血）再生。

Patients should follow the prescriptions after bloodletting. Avoid excessive exercise which may cause renewed bleeding. Avoid drinking liquor for several days after bloodletting in case it affects the blood.

གཏར་ག་ལེགས་པའི་ཕན་ཡོན།

放血疗法的功效

Effects of Bloodletting

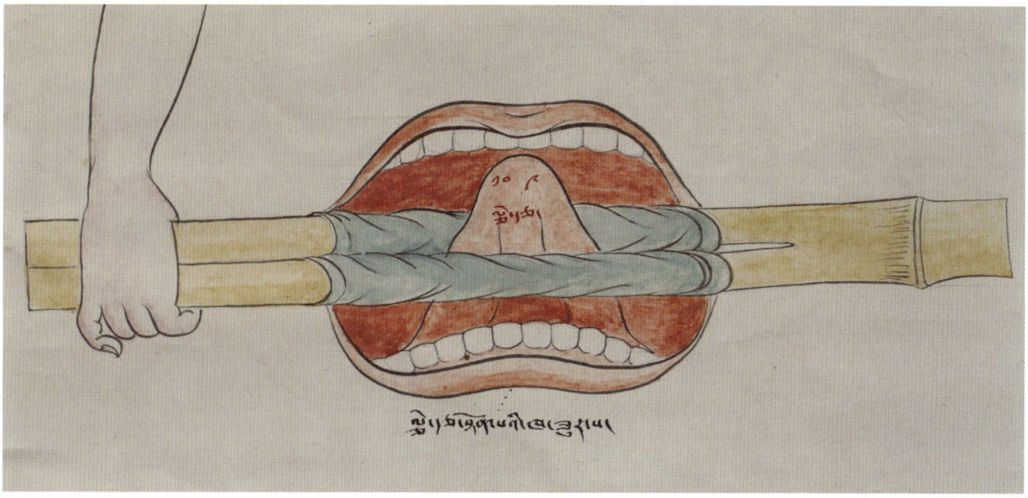

གཏར་ག་ལེགས་པའི་ཕན་ཡོན་ནི། རྩ་ནད་དང་ནད་ཁྲག་སྦྱོང་། ཟུག་གཟེར་གཅོག སྐྲངས་པ་འཇོམས། འདྲུལ་བ་བཏྲས། རྣག་ཆུ་གཅོད། རྨ་ཡི་མདོག་འབྱིན། ནད་ལྷངས་འདོན། སྦོམ་པོ་ཕྲི། སྐེམ་པོ་ཤ་རྒྱས་པ་སོགས། གཏར་ག་ནི་ནད་དངོས་ཕྱིར་འབྱིན་པའི་དཔྱད་མཆོག་ཅིག་གོ།།

正确实施放血疗法能祛除脉管病、病血，止痛消肿，促进病变肌肤新生，排除脓液、黄水，促进疮伤愈合，驱除病气，使肥胖者消瘦，使消瘦者丰满，总之放血疗法是肃清体内疾病的最好外治法。

Droper bloodletting can eliminate vessel diseases and affected blood, relieve pain, remove swelling, eliminate necrotic tissue and generate new tissue, drain pus and yellow fluid and help to heal wounds. It can help overweight people to lose weight and emaciated people to gain weight. Bloodletting is the best external therapy to remove diseases from the body.

མེ་བཙའི་ཕན་ཡོན།

火灸的功效

Efficacies of Moxibustion

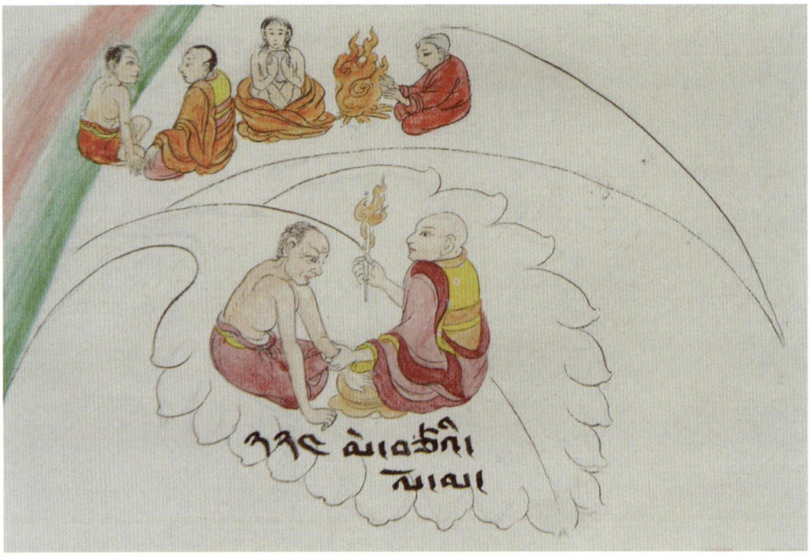

(༡) རྩ་ཡི་འགྲོས་འཕྲང་འགེགས། ཟ་ནའི་ཟུག་གཅོག རླུང་ཁ་གནོན། མ་ཞུ་འཇུ་ཞིང་ལྟེན་སྐྲན་བཤིག འབྲས་དང་རྨ་རྐན་ཤ་རོ་ངན་པ་གཅོད།

① 阻止疾病扩散、镇痛、抑制隆势上升、消除脘症、除瘤及陈疮腐肉等。

(1) Moxibustion can block channels and prevent diseases from spreading to other parts of the body, ease pain, inhibit the increase of *rlung*, treat indigestion, cure abdominal lumps, remove tumors and necrotic flesh.

མེ་བཙའི་ཕན་ཡོན།

火灸的功效

Efficacies of Moxibustion

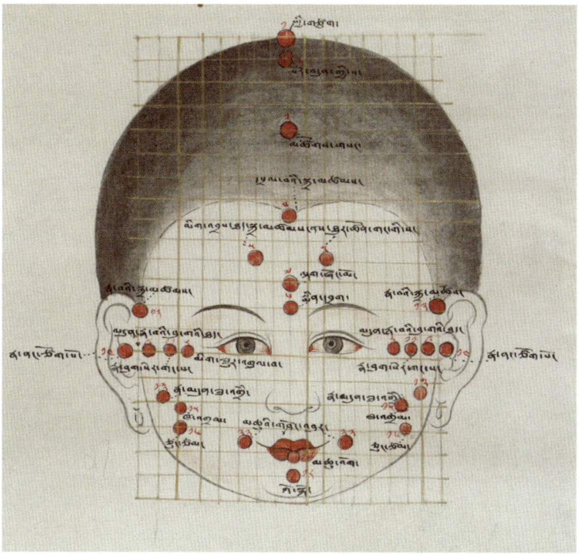

(༢) སྐྲངས་པའི་མགོ་གནོན། ཆུ་སེར་འདྲེན་སྐེམ་སྡོམ། དོན་སྣོད་སྒོ་སྲུང་། དྲོད་སྐྱེད། དྲན་པ་གསལ་བ་སོགས་དཔྱད་ཐབས་གཞན་གྱིས་བཅོས་བཏུགས་པའི་ནད་ཕལ་ཆེར་ལ་ཕན།

② 具有消肿、除黄水、守护腑脏门户、增升胃火、神志变清醒等功效。

(2) Moxibustion can reduce swelling, dry up pathological yellow fluid, protect the viscera, increase digestive heat and sharpen the mind. It may yield satisfactory results when other approaches do not.

མེ་བཙའི་ཕྱི་རྗེས།

火灸后的注意事项

Dost Moxibustion

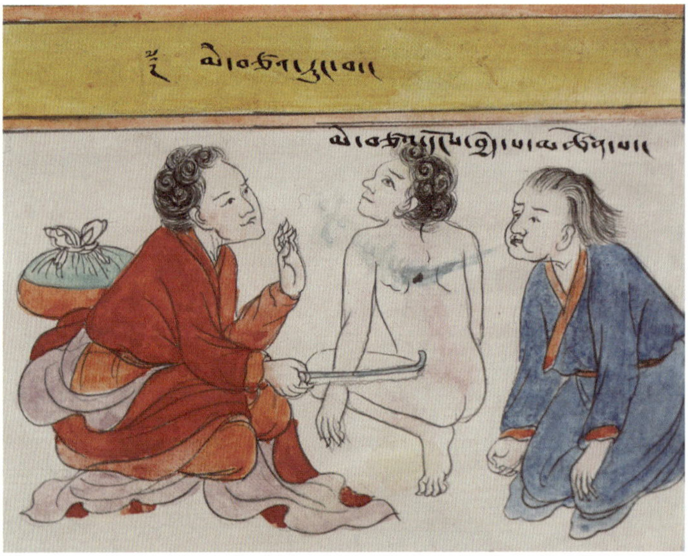

མེ་བཙའ་བརྒྱབ་རྗེས་ནད་པ་ཤར་ཕྱོགས་སུ་ཁ་གཏད་དེ་སངས་རྒྱས་སྨན་བླར་གསོལ་བ་རྩེ་གཅིག་ཏུ་བཏབ་ནས་གོམ་པ་འགའ་བཅག་དགོས་པ་དང་། དེ་ནུབ་ཆུ་བཏུང་མི་རུང་སྟེ། བཅག་པས་ལུས་ནུས་བརྟས་པ་དང་། ཆུ་བཏུངས་ན་མེ་བཙའི་དཔལ་གསོད་པས་སོ།།

火灸之后，患者可起身面朝东向药师佛虔心祈祷，并慢慢行走几步以恢复元气，当天夜晚禁止喝水，饮水会影响其疗效。

After getting moxibustion, the patient can get up, face east and pray to the Medicine Buddha wholeheartedly, as well as take several slow walks for improving the physiques. Avoid drinking water because it weakens the effects of moxibustion.

དུགས།
敷疗法
Compress Therapy

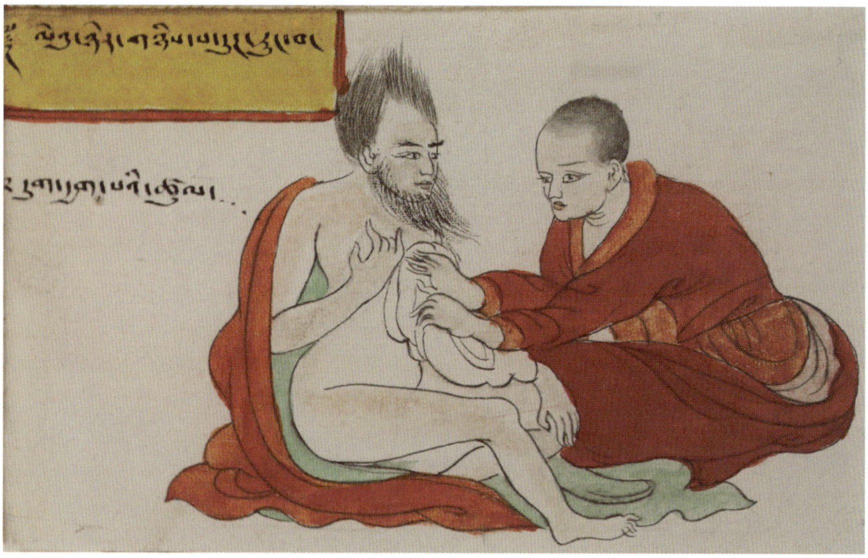

དུགས་ཀྱི་བཅོས་ཐབས་ནི་ནད་ལ་ཕན་པའི་རྫས་གང་ཞིག་ཚ་པོར་བཟོས་ནས་བདུག་པའི་དྲོད་དུགས་དང་། གྲང་མོར་བདུག་པའི་བསིལ་དུགས་ཏེ། ན་སར་བདུགས་པའམ་སྦྱར་བས་ནད་ཟུག་འཕྲལ་དུ་གཅོག་པའི་དཔྱད་མཆོག་ཅིག་གོ།།

敷疗法，可分为将益于疾病的药物和盐巴等物加热后敷于患处的热敷和冷敷两种。是直接作用于疼痛部位、立刻见效的一种外治法。

Compress therapy consists of applying hot compresses of heated salt, and cold compresses. It is an external therapy that can be applied directly to painful areas and have immediate effects.

ཚྭ་དུགས།

盐热敷法

Hot Compress with Salt

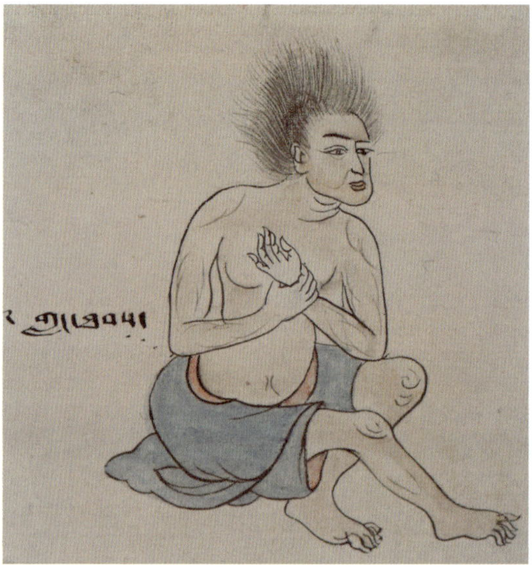

ཚྭ་བརྔོས་ཏེ་སྣམ་རས་སོགས་ཀྱི་ནང་བཏུམས་ནས་ན་སར་དྲོད་དུགས་བྱས་ན། མ་ཞུ་གླང་ཐབས་ནད་ལ་ཕན།

将炒热的盐巴用氆氇或布包裹后，热敷于疼痛部位，可以治疗消化不良、急性腹痛等症。

It is good for indigestion and cramps when heated salt is packed in woolen or cotton cloth and apply on the painful area.

ལག་མཐིལ་གྱི་དུགས།

手掌热敷法

Hot Compress with Palm

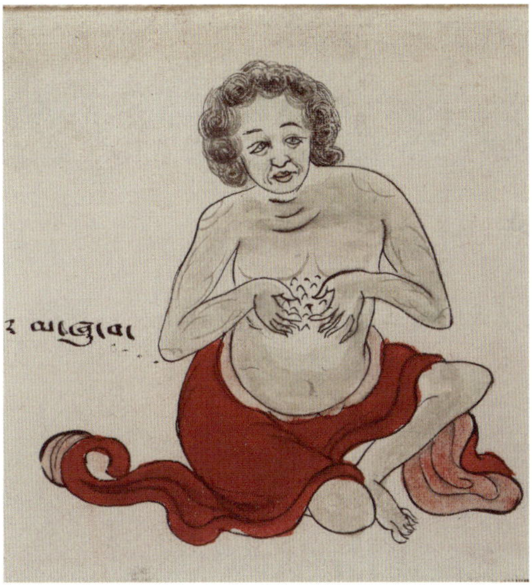

ལག་མཐིལ་གྱི་དུགས་ཞེས་པ་ནི་རང་རང་གི་ལག་མཐིལ་ཕན་ཚུན་ཤུགས་ཀྱིས་བརྡར་ནས་ཕོ་ལོང་སོགས་ན་བའི་གནས་སུ་ཚ་པོར་བདུགས་ན་ཕོ་བ་དང་རྒྱུ་ལོང་གྲང་བས་གཟེར་བར་འཕྲུལ་དུ་ཕན།

所谓手掌热敷法是指患者双手搓热后热敷于疼痛部位如胃肠处，可医治胃肠的寒症。

Hot compress with palm refers to rub both palms really hard to generate heat and press palms on painful areas like stomach and intestines to treat cold diseases.

ལུམས།

药浴

Medicinal Baths

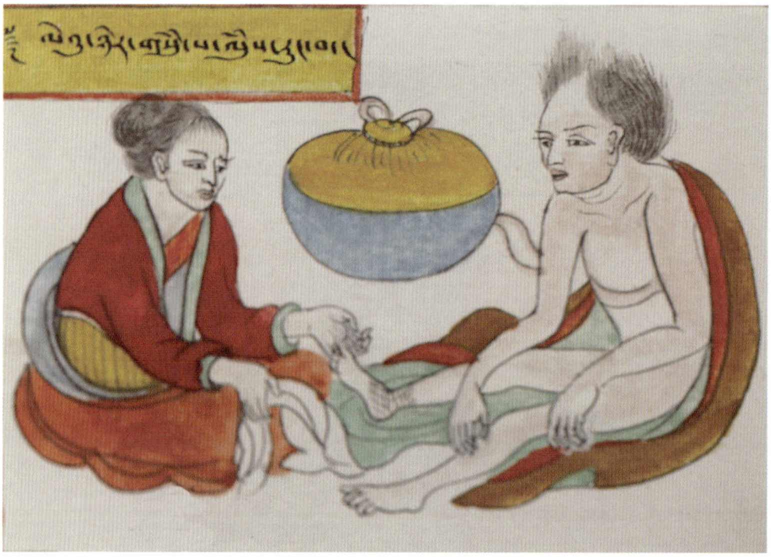

ལུམས་ཀྱི་བཅོས་ཐབས་ནི་རང་བྱུང་ཆུ་ཚན་གྱི་ལུམས་དང་བཅོས་མའི་ལུམས་གཉིས་ཡོད། བཅོས་མའི་ལུམས་ལ་འང་ནང་གསེས་ཆུ་ལུམས་དང་། རྔངས་ལུམས། བཅིངས་ལུམས་བཅས་ཡོད་དོ།།

药浴可分为天然温泉浴和人工浴疗。人工浴疗又分为药浴疗法、蒸气疗法和缚浴法。

There are two kinds of medicinal baths. One is natural hot spring bath and the other is therapeutic bath. The therapeutic bath consists of three types, namely, herbal baths, steam baths and binding baths.

བྱུག་པ།
涂抹疗法
Applying

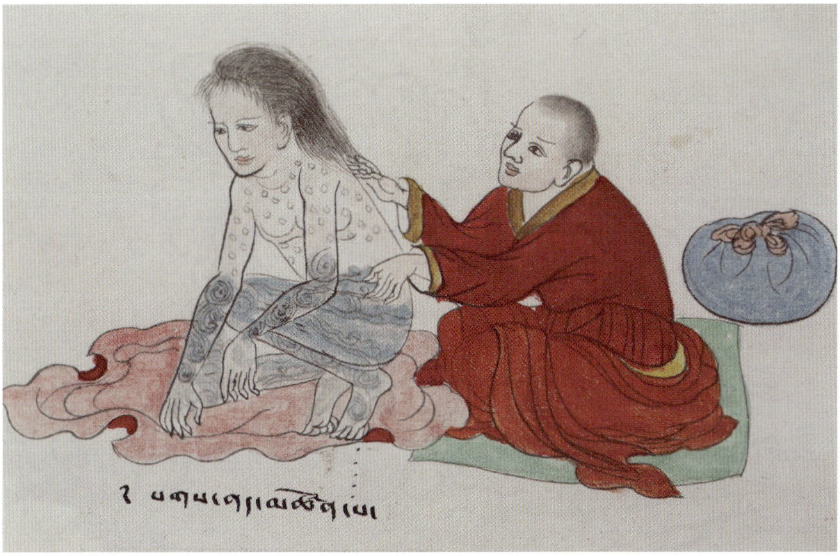

བྱུག་པའི་བཅོས་ཐབས་ནི། ནད་རང་རང་ལ་ཕན་པའི་སྨན་དག་སྣུམ་དང་སྦྱར་བའམ། ལྡེ་གུ་བྱས་ནས་ནད་དམིགས་སུ་བྱུགས་པས་ནད་སོ་སོར་ཕན་པ་དང་། ཚེ་རིང་ཞིང་དབང་པོ་གསལ་བར་བྱེད་དོ།།

涂抹疗法是指将治疗各种疾病的药物同动、植物油一起配伍制成药膏后涂于患处，可以起到治疗疾病、五官灵敏、延年益寿的作用。

Applying ointment made by mixing medicine with oil on the affected area for treating diseases, clearing the sensory organs and prolonging life.

བསྐུ་མཉེ་བྱ་ཐབས།

涂抹按摩法

Massage Method

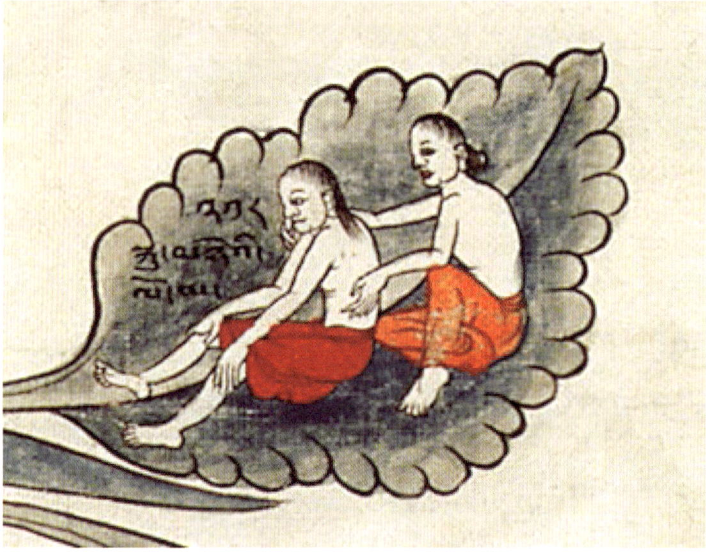

བསྐུ་མཉེ་བྱ་ཐབས་ནི། བྱུག་སྨན་དེ་ཉིད་ནད་དམིགས་སྟེང་བྱུག་ཅིང་དེའི་སྟེང་འཕྱུར་མཉེ་བྱེད་པ་དང་། བསྐམས་ནས་སྨན་རོ་རྣམས་སྲན་ཕྱེ་དང་རྩམ་པ་ལྟ་བུ་བཏབ་སྟེ་དྲིལ་ཕྱིས་བྱ་དགོས།

涂抹按摩法是指将药物涂于患处并进行揉搓按摩，待干后用豆粉或糌粑粉擦拭干净。

Applying medicines on the affected areas and massage. After medicine dries up, scrubbing the body with bean powder or *tsampa*.

དྲིལ་ཕྱིས་བྱེད་པ།

实施涂抹后擦拭干净

Scrubbing

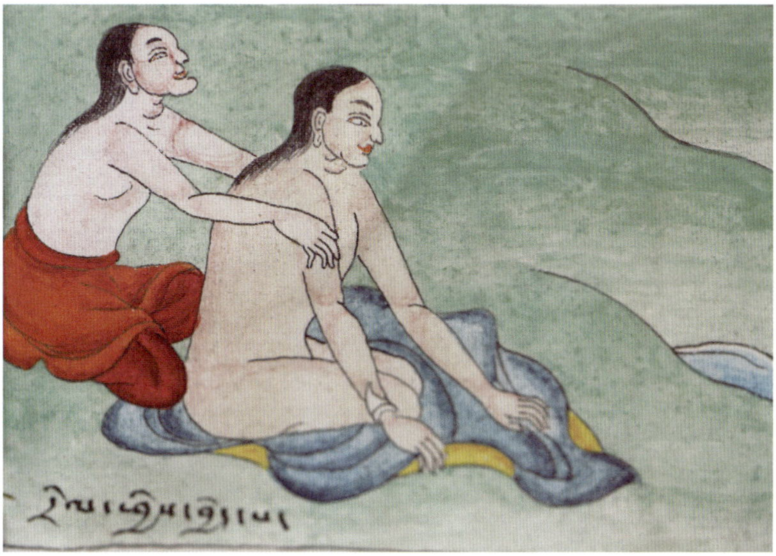

བསྐུ་མྱུག་བྱས་པའི་རྗེས་སུ་སྲན་ཕྱེ་ལ་སོགས་པ་སྐམ་པའི་རྡུལ་གྱིས་འཕྱུར་ཏེ་སྐྱུར་ཡང་དྲིལ་ཕྱིས་བྱས་པས་ནི་བད་ཀན་ནད་སེལ་ཞིང་ཚིལ་འཇུ་བ་དང་། པགས་མདོག་གསལ་ཞིང་ཡན་ལག་བརྟན་པར་བྱེད་པའི་མཆོག་ཡིན།

实施涂抹疗法后，用豆粉等擦拭干净可防止培根增长，涂抹疗法是减肥、润泽皮肤、强健四肢的最佳方法。

After a thorough massage, wiping off stains with bean powder can prevent an increase of *badkan* and is the best method for losing weight, clearing complexion and making the lambs firm.

བྱུག་པའི་ཕན་ཡོན།

涂抹疗法的功效

Efficacies of Rubbing Therapy

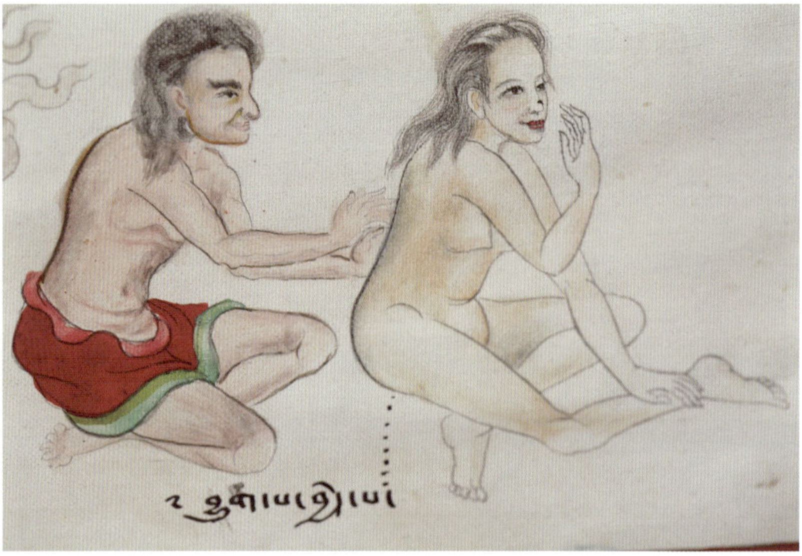

མི་གང་ཞིག་དུས་རྟག་ཏུ་ལུས་ལ་སྣུམ་བསྐུ་ཞིང་བྱུགས་པ་དང་མཉེ་བའི་ཆོ་ག་ལེགས་པར་སྤྱད་ན། རྒས་པ་ལས་བསྲིང་ཞིང་ངལ་བ་དང་རླུང་གི་ནད་འཇོམས་པར་བྱེད་དོ།།

经常用正确的方法在身上涂油按摩，能起到消除疲劳、延年益寿、预防隆病等作用。

Rubbing oil and performing proper massage on the body prolongs life, eliminates fatigue and prevents *rlung* diseases.

བཅུ་གསུམ་པ། རྩ་ཆུ་བརྟག་པའི་སྔོན་འགྲོའི་སྒྲོར།

十三、脉诊尿疹的注意事项

XIII Preparations for Pulse and Urine Examination

རྩ་བལྟ་བའི་སྔོན་གྱི་འཛེམ་བྱ།

脉诊前的注意事项

Preparations for Pulse Examination

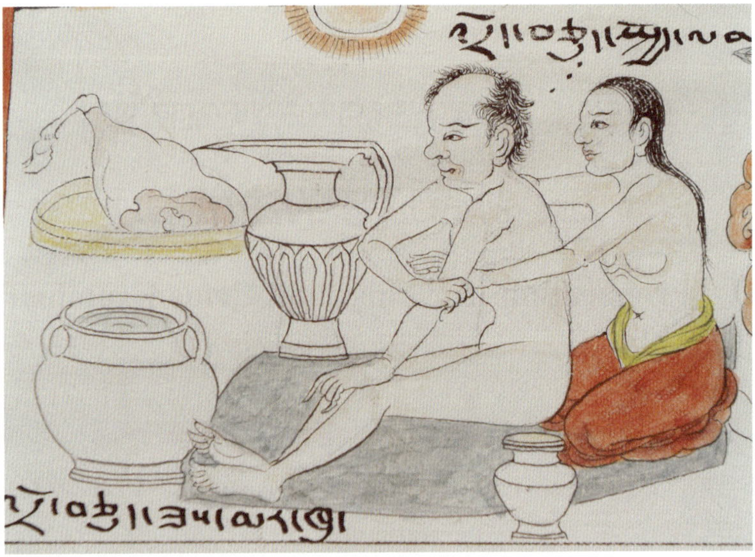

(༡) སང་ཞོགས་རྩ་བལྟ་བའི་དོ་ནུབ་ནས་ཤ་ཆང་སོགས་དྲོད་བཅུད་ཆེ་བའི་བཟའ་བཏུང་དང་། སྦྱོ་ངད་རུལ་སྔུངས་སོགས་འཇུ་དཀའི་རིགས་དང་། ཇ་དང་ར་ཕག་གི་ཤ་ལ་སོགས་པ་བསིལ་ཆེ་བའི་བཟའ་བཏུང་རྣམས་བསྟེན་མི་རུང་།

① 诊脉前一晚，病人不能进食以下食物：酒肉等热性和富含营养的饮食；腐食、野菜等难消化的食物；浓茶、山羊肉和猪肉等凉性饮食。

(1) On the eve before pulse-taking, one should avoid hot or nutritious food including meat or liquor, food that is hard to digest including decayed food, wild vegetables and foods in cool quality including strong tea, pork, chevon and mutton.

རྩ་བལྟ་བའི་སྔོན་གྱི་འཛེམ་བྱ།

脉诊前的注意事项

Preparations for Pulse Examination

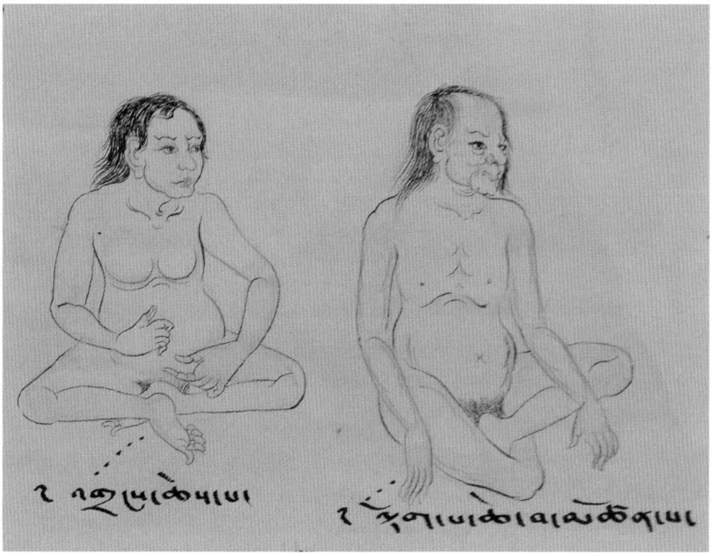

(༢) སང་ཞོགས་རྩ་བལྟ་བའི་དོ་ནུབ་ནས་ཧ་ཅང་ལྟོགས་ཆེས་པ་མི་བྱེད་ལ། བསིལ་དྲོད་སྙོམས་པའི་བཟའ་བཏུང་ཡིན་ཡང་ཧ་ཅང་འགྲངས་ཆེས་པའང་བྱེད་མི་རུང་བ་ཡིན།

② 诊脉前一晚，病人不可以挨饿或过饱，即便是凉热适宜的饮食也不能食用过饱。

（2） On the eve before pulse-taking, one should avoid eating too little or too much, though the food is balanced in terms of cool and warm quality.

རྩ་བལྟ་བའི་སྔོན་གྱི་འཛེམ་བྱ།

脉诊前的注意事项

Preparations for Pulse Examination

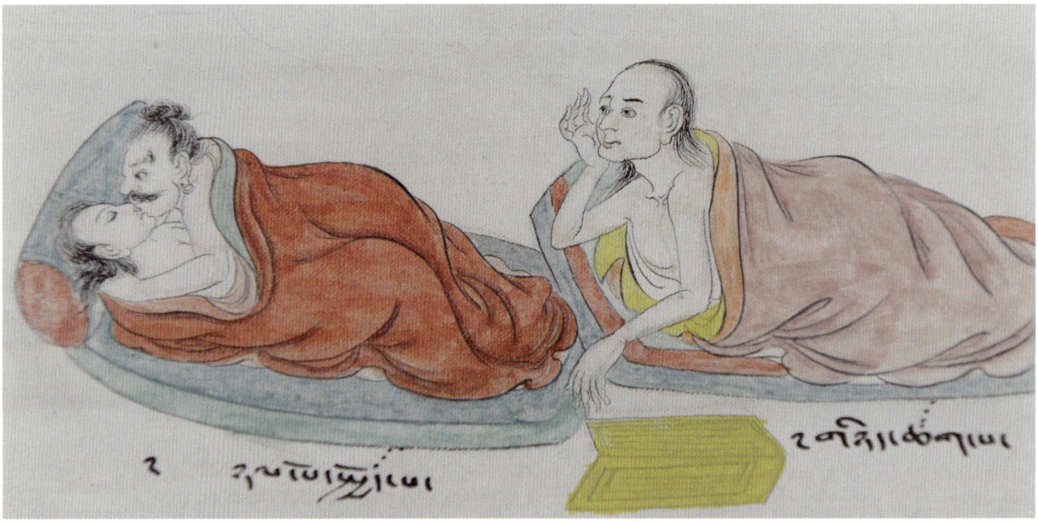

(༣) སང་ཚོགས་རྩ་བལྟ་བའི་དོ་ནུབ་ནས་མེ་ཉིར་བསྲོ་བཞིན་བྱུག་པ་དྲག་པོ་བྱེད་པ་དང་། ཉལ་པོ་སྤྱོད་པ། བྱ་ལས་ཀྱིས་གཉིད་ཆག་པ་སོགས་བྱེད་མི་རུང་།

③ 诊脉前一晚，病人忌用烤火、晒太阳等方式进行过度涂抹疗法，忌行房事及因工作等引起的失眠。

(3) On the eve before pulse-taking, one should avoid excessive rubbing by sitting close to the fire or basking in the sunlight, sexual activity and insomnia caused by work should be avoided too.

རྩ་བལྟ་བའི་སྔོན་གྱི་འདོམས་བྱ།

脉诊前的注意事项

Preparations for Pulse Examination

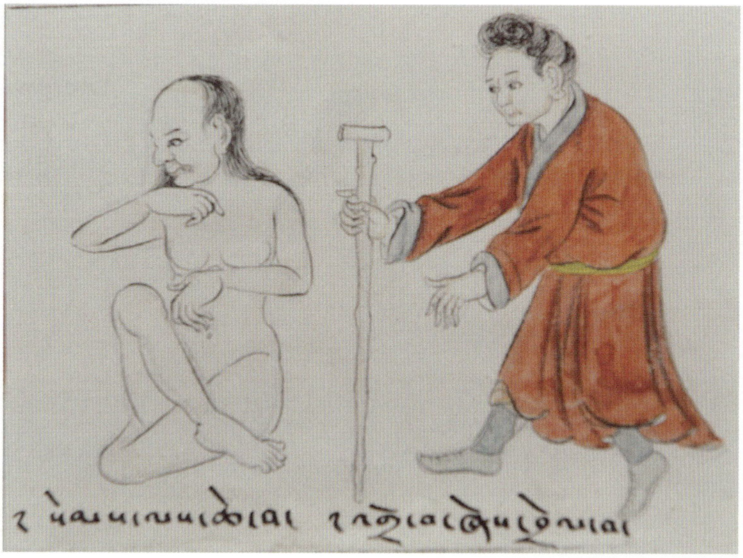

(༤) སང་ཚོགས་རྩ་བལྟ་བའི་དོ་ནུབ་ནས་སྨྲ་བརྗོད་མང་བ་དང་། མྱ་ངན་དང་ཡིད་མི་བདེ་བ་སོགས་ཀྱི་སེམས་ལས་སྤང་དགོས།

④ 诊脉前一晚，病人忌多语、悲伤和忧虑等劳心之事。

（4） On the eve before pulse-taking, one should avoid talking too much, being melancholic or in great sorrow.

ནད་མེད་ཐ་མལ་གྱི་གཞི་རྩ་གསུམ།

三种平脉

Three Types of Plain Pulse

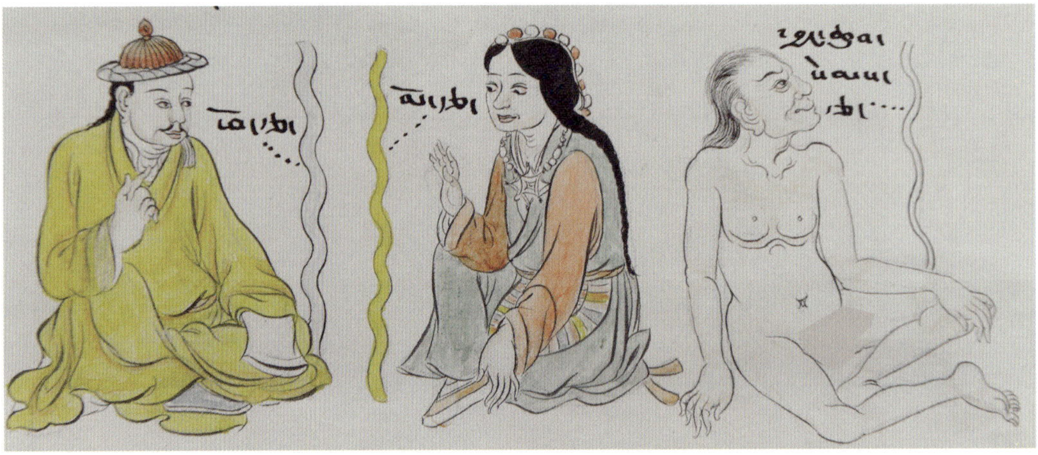

གཞི་རྩ་གསུམ་ནི། རྣེན་ཕོ་མོ་ལ་མ་བལྟོས་པར་ནད་མེད་ཀྱི་རྩ་ཡི་འཕར་ཚུལ་ལ་བྱ་སྟེ། ཕོ་རྩ་སྦོམ་ལ་རགས་པར་འཕར་བ་དང་། མོ་རྩ་ཕྲ་ལ་མྱུར་བར་འཕར། བྱང་ཆུབ་སེམས་རྩ་རྒྱུན་རིང་འཇམ་ལ་མཉེན་པར་འཕར་བའོ།།

所谓三种平脉，指无性别之分的人体的三种正常脉象，即阳脉脉象粗壮而搏动缓慢，阴脉脉象细而搏动迅速，中性脉的脉象流长而光滑柔和。

The three kinds of plain pulse refer to the three normal pulse manifestations of the human body regardless of gender. Masculine pulse is rough and robust, pulsating low and mild; feminine pulse is soft but pulsates quickly; neutral pulse is long and smooth and pulsates moderately.

གཞི་རྩ་ཤེས་དགོས་པ།

知平脉

Knowing Your Normal Pulse Condition

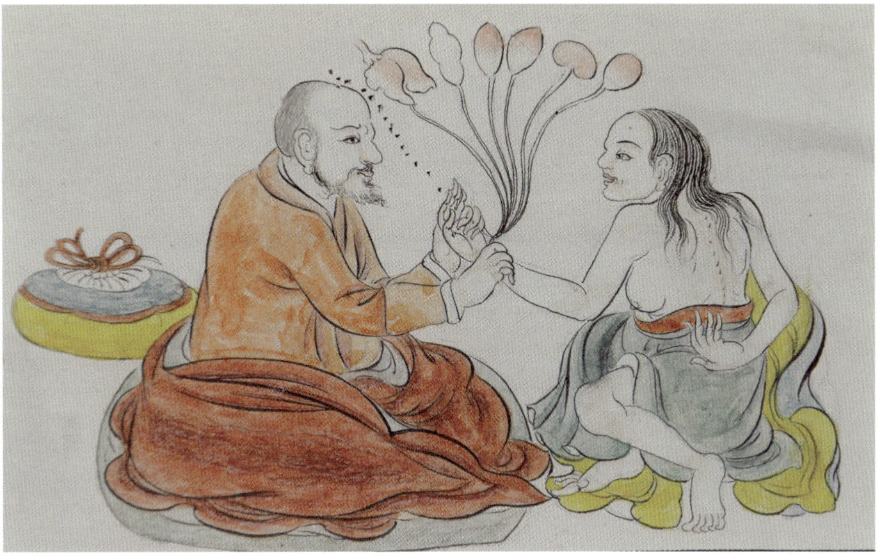

མི་སོ་སོས་རང་ཉིད་ཀྱི་གཞི་རྩ་གང་ཡིན་ཤེས་པར་མ་བྱས་ན། སྨན་པས་རྩ་ལ་བརྟེན་ནས་ནད་ཡོད་མེད་དང་ནད་ངོས་འཛིན་ནོར་སྲིད་པས། རང་ཉིད་ཀྱི་གཞི་རྩ་གང་ཡིན་ཤེས་པ་དང་དེ་སྨན་པར་ཞོད་ཤེས་པ་དགོས།

医生通过脉象有可能会误诊，因此患者应清楚自己的平脉或常脉，在脉诊时及时告知医生。

People should know their normal pulse condition and tell it to their physician to avoid misdiagnoses.

ཆུ་བརྟག་པའི་སྔོན་གྱི་འཛེམ་བྱ།

尿诊前的注意事项

Preparations for Urine Examination

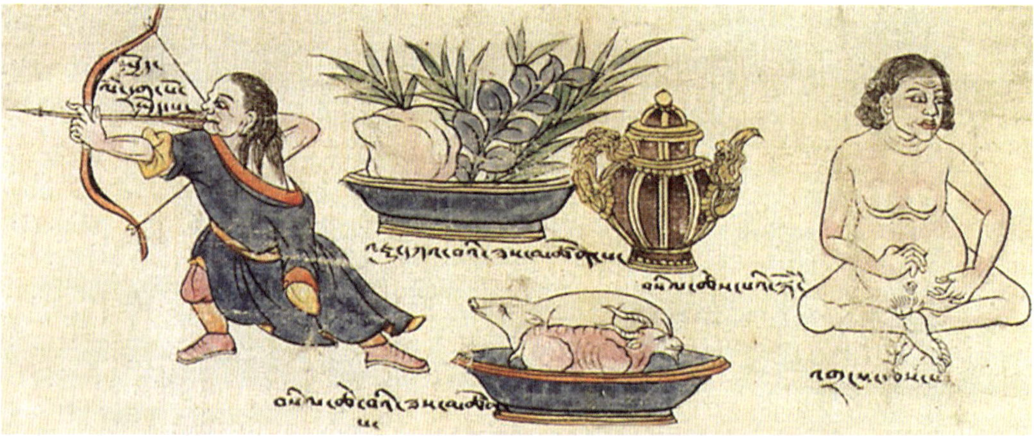

(༡) དེ་ཆུར་མ་བརྟག་པའི་སྔ་ནུབ་ནས་ཇ་དང་། དར་བ། ཆང་དང་ཨ་རག་སོགས་རྒྱུན་ལྡན་མིན་པའི་ཟས་སྐོམ་སྤང་དགོས།

① 尿诊前一日，应避免饮用浓茶、酪浆和酒类等。

（1） On the day prior to urine examination, one should avoid abnormal diet like drinking strong tea, buttermilk or liquor.

ཆུ་བརྟག་པའི་སྔོན་གྱི་འཛེམ་བྱ།

尿诊前的注意事项

Preparations for Urine Examination

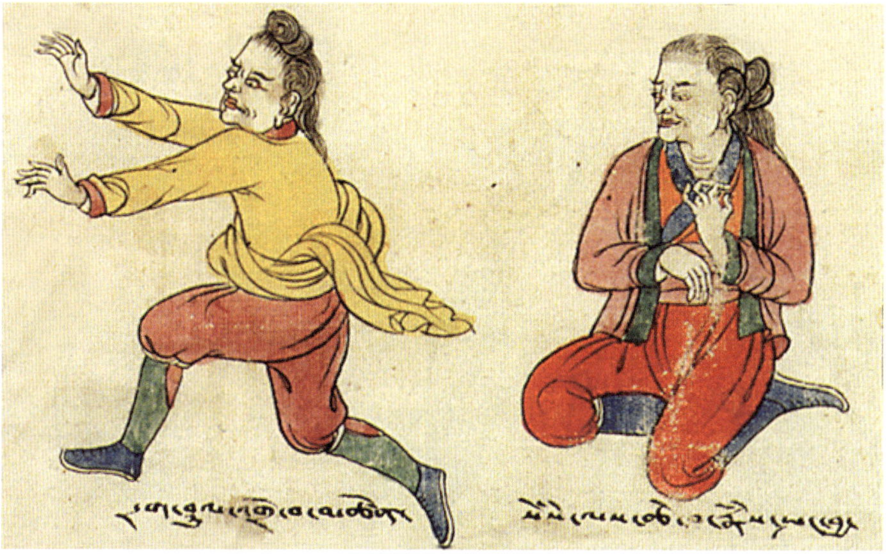

(༢) ཆུ་བརྟག་པའི་སྔ་ནུབ་ནས་སྐོམ་ཐལ་དྲགས་པ་བཏུང་རྒྱུ་མེད་ལ། ཁ་སྐོམ་པར་ཡང་སྡོད་མི་རུང་ཞིང་། དེ་ནུབ་ཉལ་པོ་(ཆགས་སྤྱོད་)སྤང་བ་དང་། གཉིད་ཆག་མི་རུང་ལ། འགྲོ་འདུག་ཆེ་བ་སོགས་ཤུགས་ལས་དང་སེམས་ལས་ཆེ་བ་སོགས་ཆུ་འཁྲུགས་པའི་ལས་སྤང་ཞིང་། གལ་ཏེ་ཟས་སྤྱོད་སྨན་སོགས་ཆུ་རྟགས་འགྱུར་བའི་གནས་ཚུལ་ཡོད་ཚེ་སྨན་པར་ཞུ་དགོས།

② 验尿前一晚不宜过多饮水、也不宜忍渴，当夜应避免行房事、熬夜、剧烈行走、劳累、过分静坐、过分悲伤等劳心费神的行为。若出现因饮食起居或药物引起尿象紊乱的情况，应及时告知医生。

（2） On the night prior to urine examination, one should avoid drinking too much water or be thirsty. Avoid engaging in sexual activities, staying up late, vigorous walking, fatigue, excessive sitting or worrying. In case of a urinary disorder caused by diet, lifestyle or medication, patients should inform their physician ahead of time.

སྣུན་པར་ཆུ་སྟོན་ཚུལ།
尿样的选用
Urinalysis

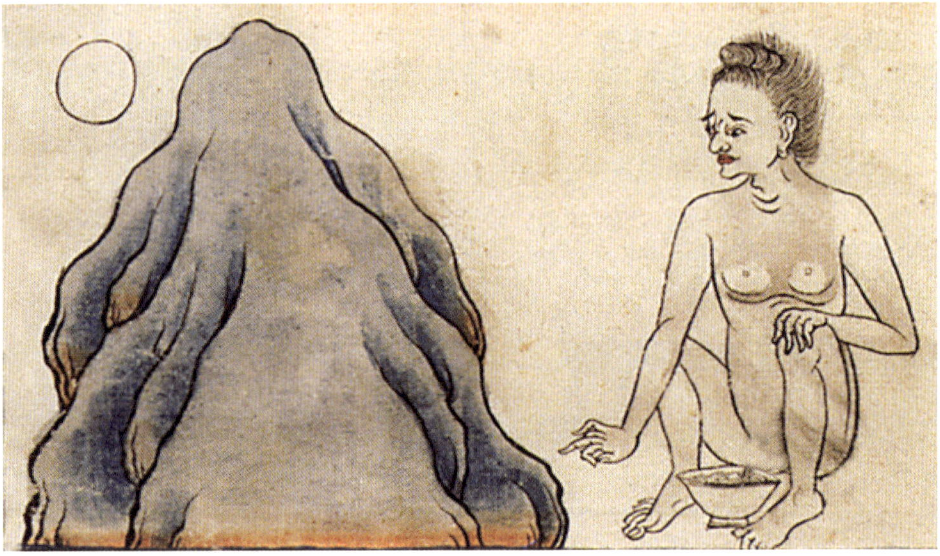

ནམ་ཕྱེད་ཕན་ཆད་ཀྱི་གཅིན་ནི་ཟས་ཆུ་ཡིན་ཕྱིར་ནད་རྟགས་མི་ངེས་པས་ཕྱིར་གཏོང་དགོས་ཤིང་། ནམ་སྨད་ཀྱི་གཅིན་ནི་ཟུངས་ཆུའམ་ནད་ཆུ་ཡིན་ཕྱིར་ཞོགས་པ་སྣོད་གཙང་མའི་ནང་བཏང་ནས་སྨན་པར་སྟོན་དགོས་པའོ།།

前半夜的尿在腹中停留时间不长，为饮食之尿液，反映不出相关疾病，故不可作为验尿之用，可排解。后半夜尿液能反映各种疾病，可置于干净容器中作为医生验尿之尿样。

Urine in the first half of the night should be discarded because it doesn't reflect diseases and can't be used for urinalysis. Urine in the second half of the night can reflect the real conditions of the body and can be collected in a clean container as a sample for urinalysis.

ཆུ་བརྟག་དུས་དང་བརྟག་སྣོད།
验尿时间和盛尿容器
Time for Urine Examination and Container for Urine

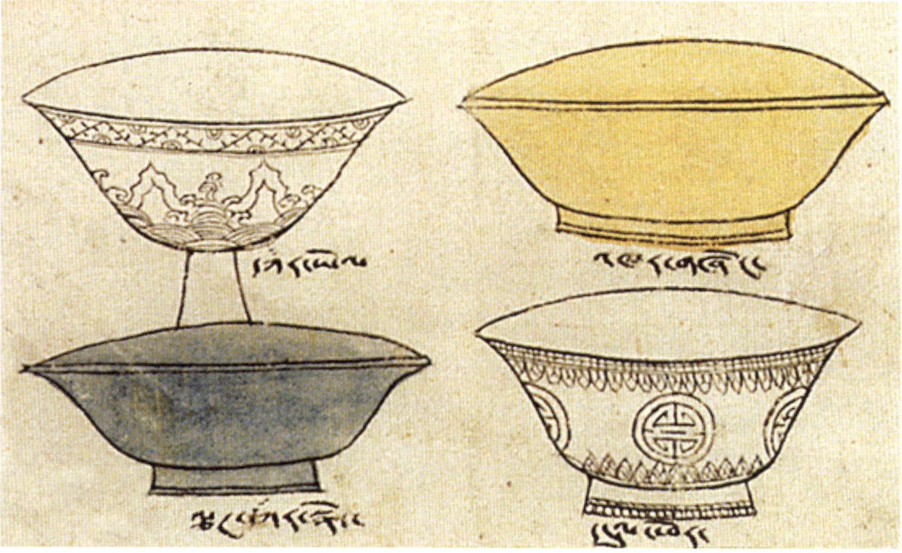

ཆུའི་མདོག་དང་ཀུ་ཡ་སོགས་གསལ་པོར་བརྟག་ཐུབ་ཕྱིར། ཞོགས་པ་སྔོད་ལ་ཉི་མདངས་བྱུང་དུས་བརྟག་དགོས་པ་དང་། ཆུའི་མདོག་མི་འགྱུར་ཕྱིར་དཀར་ཡོལ་སོགས་སྣོད་དཀར་པོའི་ནང་བརྟག་དགོས་པའོ།།

为了能够更准确地查验尿色和尿中沉淀物，验尿时间以晨曦初露为好。要选择不影响尿色呈现的白色瓷碗等容器盛放。

To exam the color and the sediments of urine more accurately, the optimum time for examination is when the sun shines on the container in the morning. The container for the urine should be a white porcelain bowl.

བཅུ་བཞི་པ། ནད་རིམས་སྔོན་འགོག་བྱ་ཐབས་སྐོར།

十四、疾病的预防

XIV Prevention of Diseases

ནད་ཀྱི་སློང་རྐྱེན།

疾病的诱因

Causes of Diseases

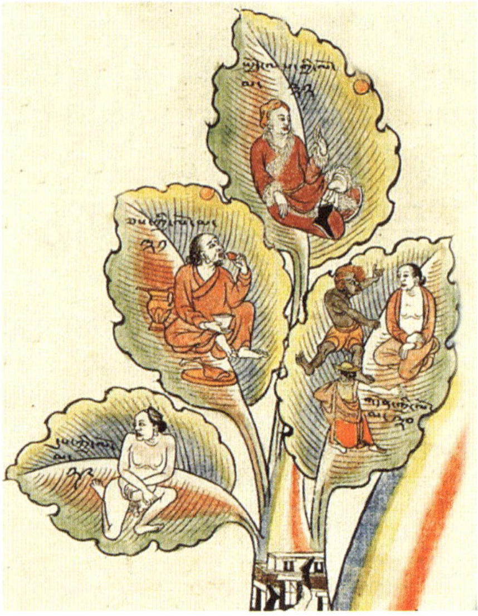

ང་ཚོས་ལུས་ཁམས་ལ་ནད་མི་འབྱུང་བར་ཡུན་རིང་བདེ་ཐང་དང་གནས་པའི་ཆེད་དུ། དུས་དང་རྣམ་པ་ཀུན་ཏུ་ནད་སློང་བར་བྱེད་པའི་རྐྱེན་མཐའ་དག་ཤེས་ཤིང་ལོང་དུ་ཆུད་པའི་སྒོ་ནས་སྲུང་བར་བྱ་དགོས།

为减少疾患，健康生活，要了解各种疾病的诱因，保持合理的饮食起居。

To prevent diseases, keep healthy and happy, we should be fully aware of the causes of diseases at all times and maintain a proper diet and lifestyle.

ནད་ཀྱི་སློང་རྐྱེན་གཙོ་བོ།

疾病的主要诱因

Main Causes of Diseases

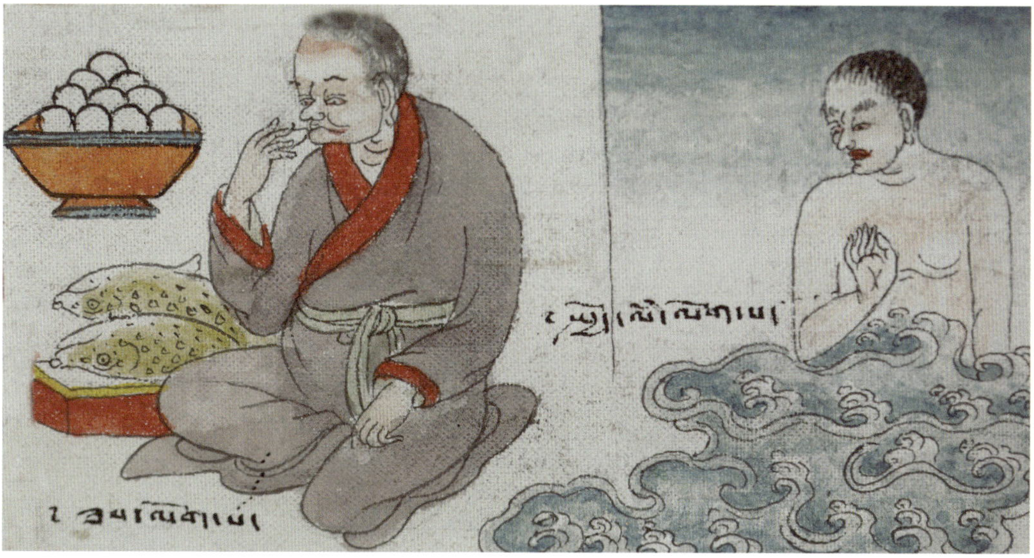

ནད་སློང་བར་བྱེད་པའི་རྐྱེན་རྣམས་ཀྱི་གཙོ་བོ་ཟས་མི་མཐུན་པ་དང་སྤྱོད་ལམ་མི་མཐུན་པ་གཉིས་ཡིན་པས་དྲན་དང་ཤེས་བཞིན་པའི་ངང་ནས་དུས་རྟག་ཏུ་ཟས་དང་སྤྱོད་ལམ་མི་མཐུན་པ་སྤང་བར་བྱའོ།།

疾病主要是由饮食不当和起居不慎引起的，所以要保持合理的饮食和行为起居。

Diseases are mostly caused by improper diet and lifestyle. We must place importance on developing a proper diet and lifestyle.

རླུང་ནད་ཀྱི་སྔོན་འགོག
隆病的预防
Prevention of *rLung* Diseases

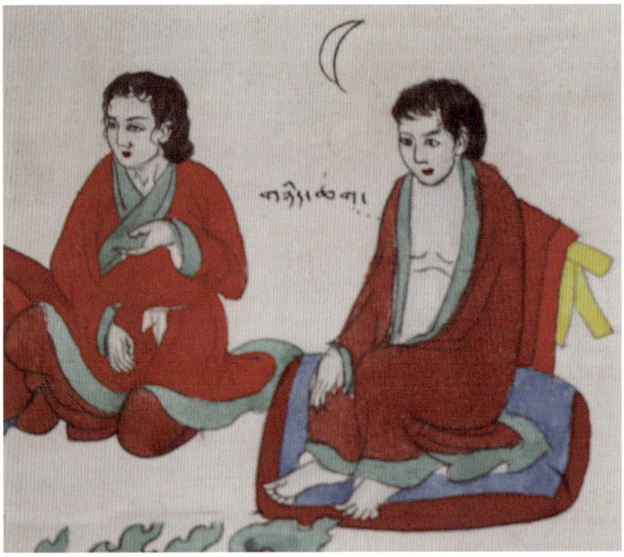

（༡） ཁ་ཟས་རོ་ཁ་བ་དང་ནུས་པ་ཡང་རྩུབ་ཅན་ནམ་བཅུད་མེད་ཁ་ཟས་གཅིག་པོ་ནར་ཡུན་དུ་བསྟེན་དགས་པ། ལྟོ་དང་གཉིད་ཆག་པ། ལྟོ་སྟོང་དུ་ལུས་ངག་གི་བྱ་བ་དྲག་ཤུལ་སོགས་སྤང་དགོས།

① 避免长期食用轻而味涩苦的饮食或缺乏营养的单一饮食，避免饥饿、失眠、空腹劳作等。

（1） Avoid taking diet with light, astringent and bitter tastes for a long time, or a monotonous diet devoid of nutrients. Excessive physical exertion, hunger and insomnia should be avoided too.

རླུང་ནད་ཀྱི་སྔོན་འགོག
隆病的预防
Prevention of *rLung* Diseases

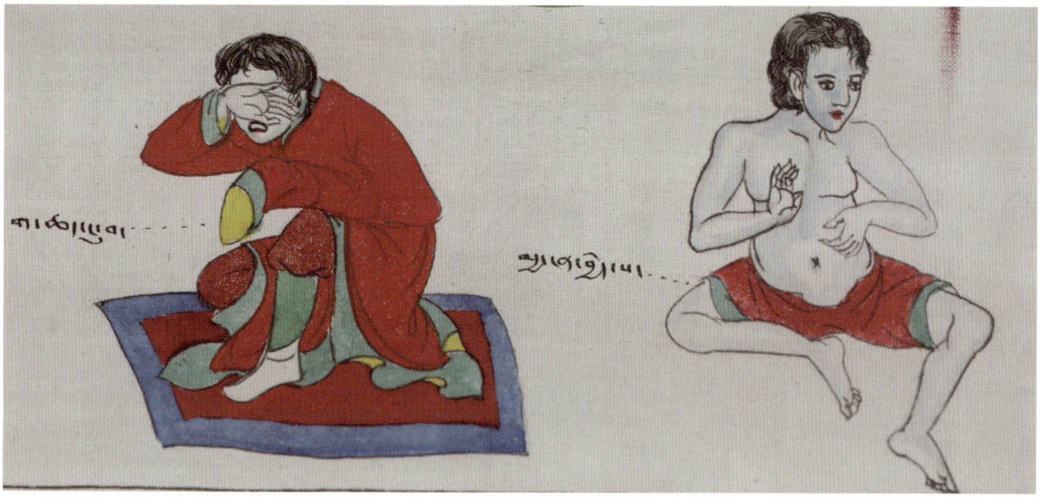

(༢) མྱ་ངན་དང་སེམས་ལས་ཆེ་དྲགས་པ། བཤང་གཅི་སོགས་བཀག་དྲགས་པ་དང་བཙིར་དྲགས་པ་སྤང་དགོས།

② 避免忧伤劳心过度，忌常憋大小便或解大小便时用力过猛等。

(2) Avoid excessive sadness and depression. Avoid excessive inhibition of urination and defecation or straining in defecation.

མཁྲིས་ནད་ཀྱི་སྔོན་འགོག

赤巴病的预防

Prevention of *mKhris Pa* Diseases

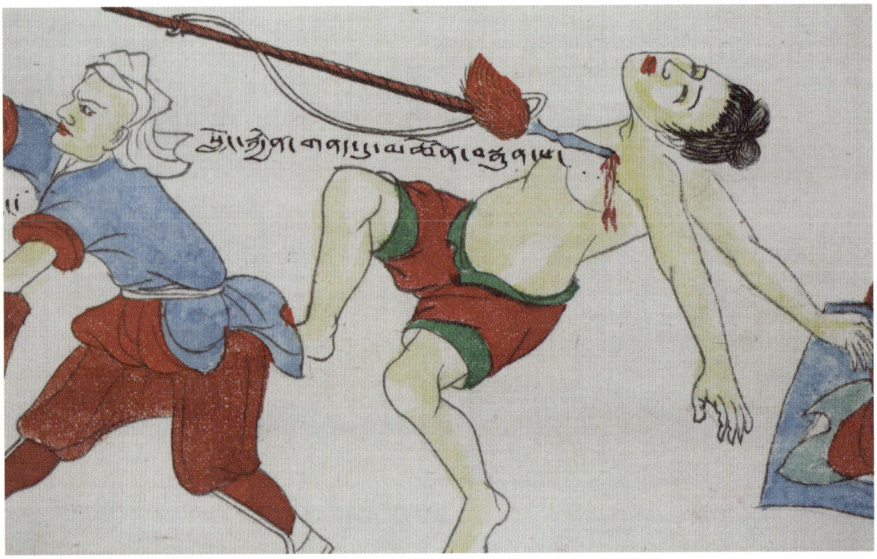

ལུས་ཀྱི་གནད་རྣམས་སུ་མཚོན་མ་ཕོག་པ་དང་། བརྡབ་འགྲམས་མ་ཤོར་བ་བྱ་རྒྱུ། ཟས་སྐོམ་ཚ་སྐྱུར་སྣུམ་པའི་རིགས་དང་། མི་འཕྲོད་པའི་རིགས་སྤང་རྒྱུ། ཁ་ཟས་འཇུ་སླ་བའི་རིགས་བསྟེན་རྒྱུ། སྤྱོད་ལམ་གཙང་སྦྲ་དང་། ཁོང་ཁྲོ་ཆེན་པོ་མ་ལངས་པ་བྱ་དགོས།

尽量避免身体重要部位的跌打损伤，禁食辛、酸、油性及不适应的饮食，进食易消化的饮食。讲究卫生，忌暴怒。

One should avoid injuries to critical parts of the body, having diet with pungent, sour and oily in taste and incompatible food. Maintaining a diet that is easy to digest. Keep sanitary and avoid emotional disturbances, especially rage.

བད་ཀན་ནད་ཀྱི་སྔོན་འགོག
培根病的预防
Prevention of *Badkan* Diseases

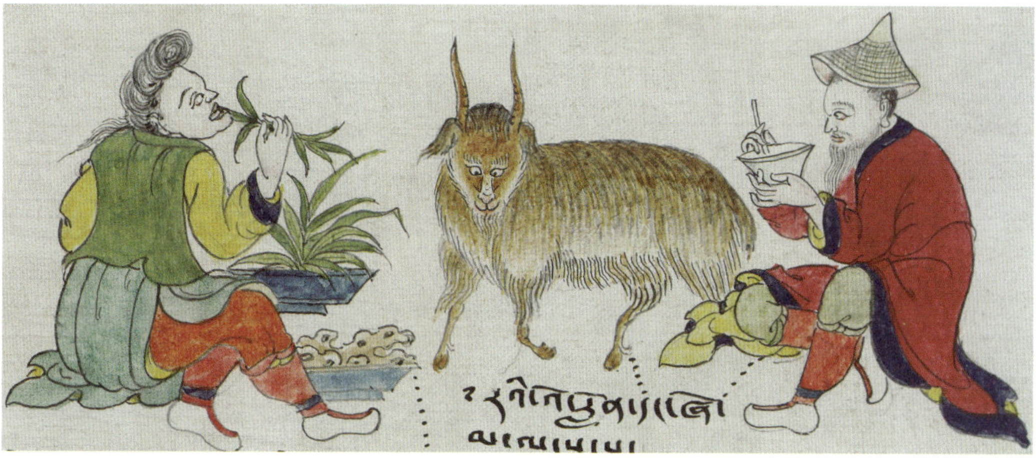

(༡) ཁ་ཟས་རོ་ཁ་མངར་དང་ནུས་པ་ལྕི་བསིལ་སྣུམ་པའི་རིགས་ཏེ། གྲོ་སྙན་མ་སྨིན་པ་དང་། ར་ཤ ཚིལ་བུ། རི་སྒོག་སོགས་རྫེན་ཟས་དང་། མ་ཚོས་པ། ཚིག་པ། ཀྱོང་བ། བ་རའི་འོ་ཞོ་སོགས་བསྟེན་དྲགས་མི་རུང་།

① 饮食方面要做到以下：避免过量食用甘味而性重、凉和油的饮食，如未熟的小麦和豆类、山羊肉、动物油脂、野蒜等；忌食未熟、烧焦或干硬的食物；不可过量食用黄牛奶、山羊奶和酸奶等。

（1） Avoid having diet with sweet taste, quality of heavy, cool and oily, such as immature wheat and beans, goat meat, animal fats and wild garlic. Avoid eating undercooked or burnt, dry or hard foods, and drinking excessive milk and yogurt from cow or goat.

བད་ཀན་ནད་ཀྱི་སྔོན་འགོག

培根病的预防

Prevention of *Badkan* Diseases

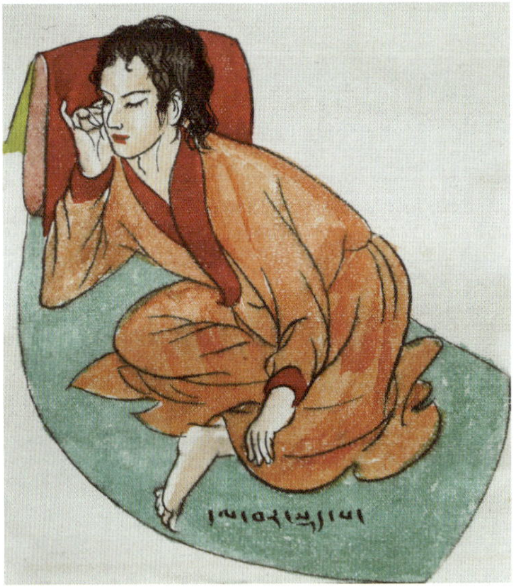

(༢) ཟས་ཀྱིས་འགྲངས་རྗེས་དལ་བར་འདུག་པ་དང་། ཉིན་གཉིད་ལོག་པ། རླན་སྟེང་དུ་ཉལ་དགས་པ་སོགས་སྤང་དགོས།

② 行为起居方面，应避免吃饱喝足后不动、白天睡觉、在潮湿的地方睡觉等。

（2） To prevent *badkan* diseases, one should relax after a heavy meal and avoid sleeping during the daytime or in a damp place.

མ་ཞུ་བའི་ནད་ཀྱི་སྔོན་འགོག
消化不良的预防
Prevention of Indigestion

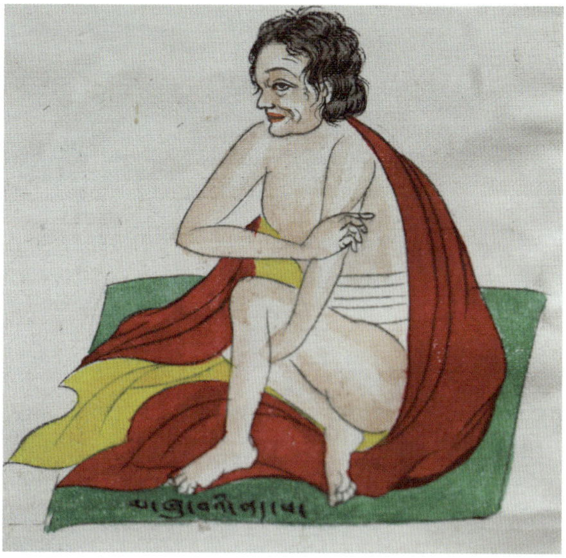

(༡) དལ་བར་འདུག་དྲགས་པ་དང་། སེམས་ལས་ཆེ་བ། ནམ་ཕྱེད་སོགས་མ་གོམས་པའི་དུས་སུ་ཟས་ཟ་བ། མི་འཕྲོད་པའི་ཟས་མཉམ་དུ་ཟ་བ་སོགས་སྤང་དགོས།

① 忌平日悠然闲居少活动、劳心过度、半夜等不适之时进食、同食不宜同吃之食物等行为。

(1) Avoid lack of exercises, thinking too much, eating at midnight or any other irregular times, eating incompatible foods together.

མ་ཞུ་བའི་ནད་ཀྱི་སྔོན་འགོག
消化不良的预防
Prevention of Indigestion

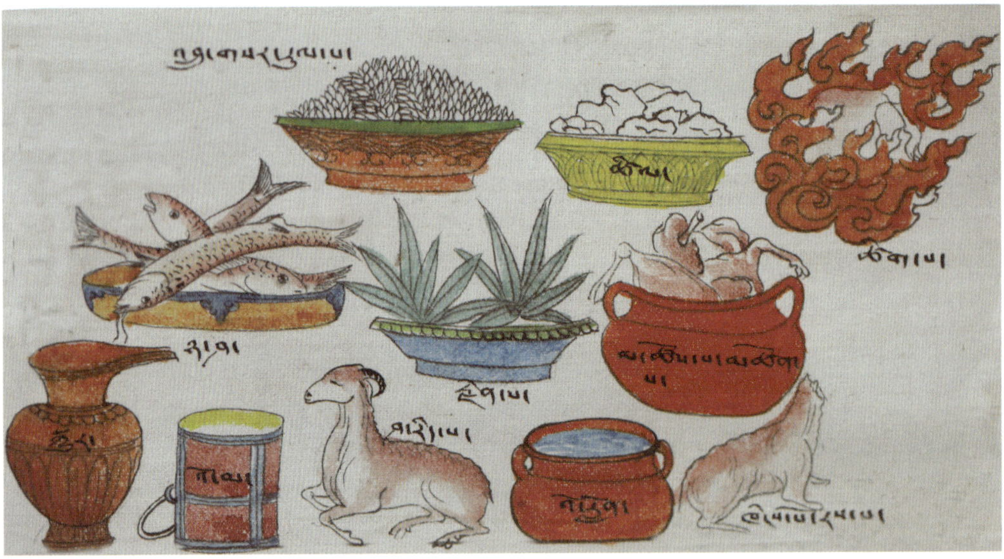

(༢) འབྲུ་རིགས་གསར་པ་དང་། མ་སྨིན་པ། རུལ་བ། ཤ་རིད། ཚིལ་བུ། འོ་རློན། རྗེན་ཟས། མ་ཚོས་པ། ཚིག་པ། སྐྱོང་པོ། སྣུམ་བཅུད་ཆེ་དྲགས་པའི་རིགས་སྤང་དགོས།

② 应避免进食新谷、未成熟作物、腐烂及枯瘦之肉、脂肪、生乳、生食、未煮熟食物、烧焦或干硬的食物、油腻等饮食，忌营养过剩。

(2) Avoid eating newly-harvested grains, immature grains, rotten food, lean meat, fat, raw milk, raw food, food that is not fully cooked, burnt food, dry and hard food, oily and excessively nutritious food.

མ་ཞུ་བའི་ནད་ཀྱི་སྔོན་འགོག

消化不良的预防

Prevention of Indigestion

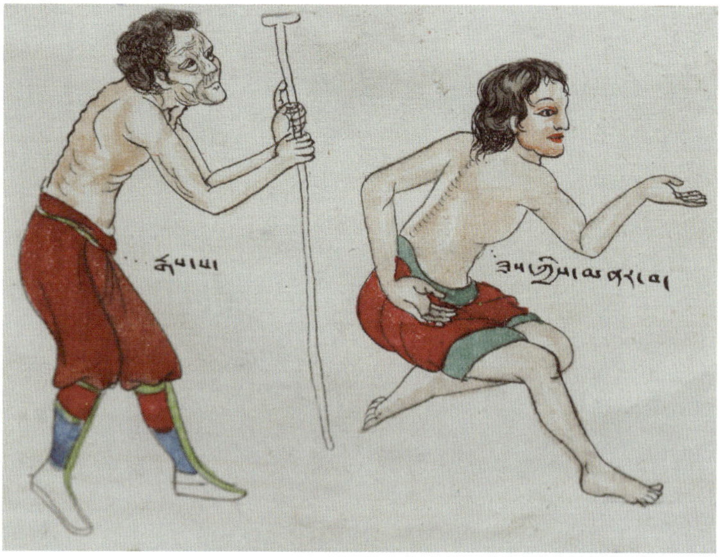

(༣) ཡུན་རིང་ལྟོགས་པའི་རྗེས་ཟས་ཚད་ལས་ཐལ་བ་ཟོས་ན་འཇུ་མ་ནུས་ནས་མ་ཞུ་བའི་ནད་སྐྱེད་པའི་རྐྱེན་བྱེད་པས་རིམ་བཞིན་ཆ་སྐྱེད་དེ་ཟ་དགོས།

③ 长时间饥饿后，突然进食过多，会引起消化不良，故宜逐渐增加食量。

(3) To prevent indigestion, one should avoid eating too much food after a long-term fasting. It is better to increase food volume gradually.

སྐྲན་ནད་ཀྱི་སྔོན་འགོག
肿瘤的预防
Prevention of Tumors

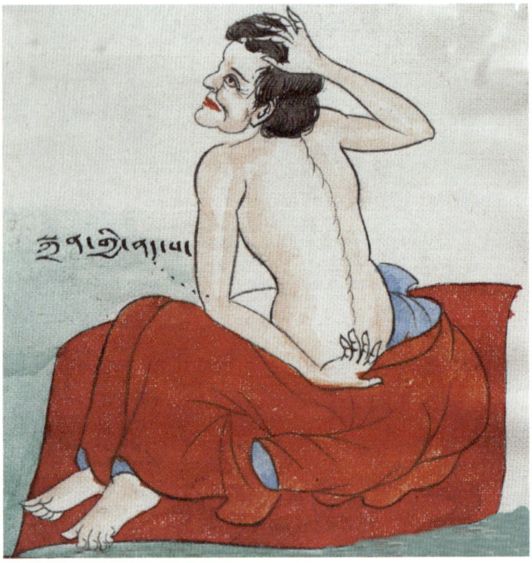

ཁ་ཟས་མི་འཕྲོད་པ་དང་འཇུ་དཀའ་བའི་རིགས་སོགས་མ་ཞུ་བའི་སློང་རྐྱེན་རྣམས་དང་། ལྷག་པར་དུ་ཁ་ཟས་རུལ་རྙིང་དང་། ཁ་ཟས་ནང་སྤུ་འདྲེས་པ་སོགས་སྤྱངས་ཏེ་གཙང་མ་བསྟེན་དགོས།

应避免食用不适应、不易消化的食物，特别要忌食腐烂陈旧的食物和参杂有毛发等不干净的食物。

Avoid taking incompatible food or food that is hard to digest, especially rotten food or filthy food such as food with animal hairs.

མངལ་སྐྲན་ནད་ཀྱི་སྔོན་འགོག
宫颈癌的预防
Prevention of Cervical Cancer

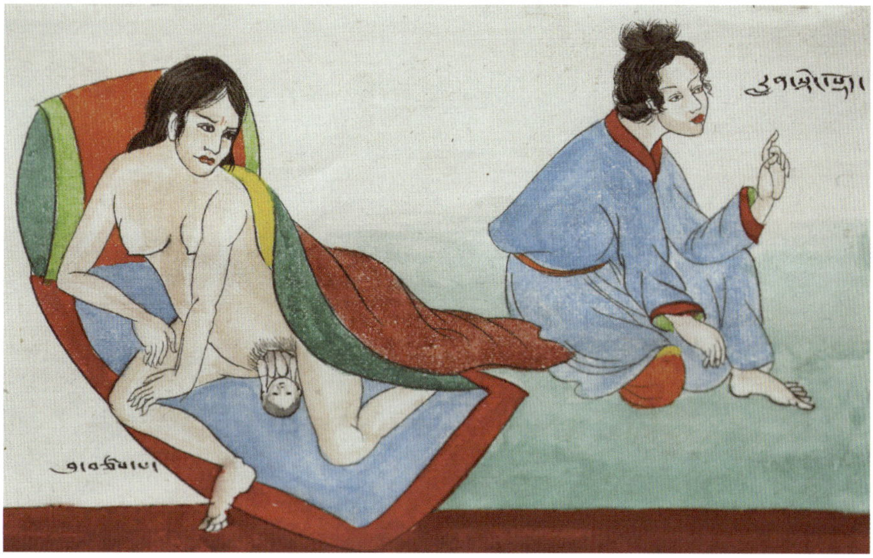

མངལ་སྐྲན་སྔོན་འགོག་བྱ་ཆེད། བུད་མེད་བུ་བཙས་རྗེས་དང་ཟླ་མཚན་ལྡན་སྐབས་སྤྱོད་ལམ་བརླན་གྲང་ཡུལ་དུ་སྡོད་པ་དང་། ཉལ་པོ་སྤྱོད་པ་སོགས་སྤང་དགོས་ཤིང་། གཙང་སྦྲ་བྱ་བ་དང་། ཟས་སྤྱོད་ཚུལ་མཐུན་བསྟེན་དགོས།

预防宫颈糜烂、宫颈癌等妇科疾病，妇女在产后和经期应避免久坐潮湿阴冷的地方和行房事；要讲究卫生，保持合理的饮食起居。

To prevent gynecological diseases such as cervical erosion and cervical cancer, women should not sit on damp and cold places during postpartum or menstruation, or have excessive sex. Keep sanitary and develop a proper diet and lifestyle.

དམུ་ཆུའི་སྔོན་འགོག

水肿的预防

Prevention of Edema of the Internal Organs

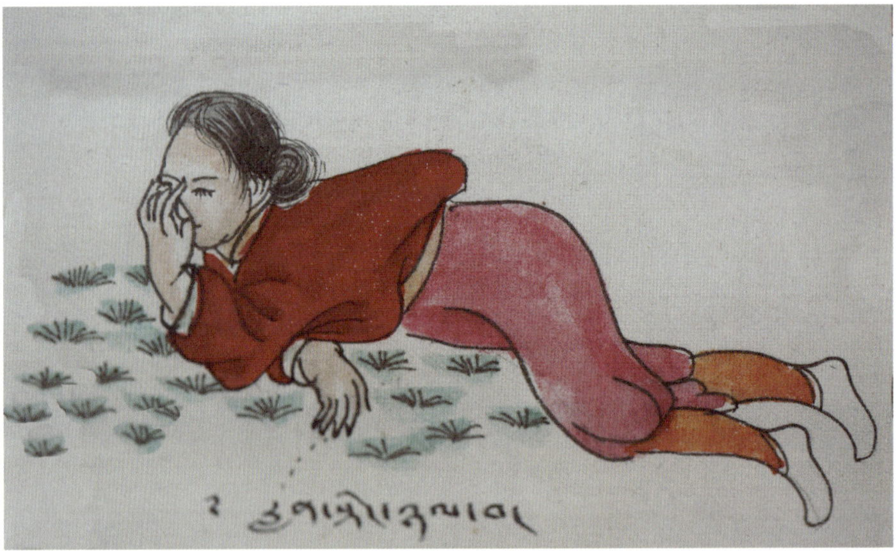

(༡) དམུ་ཆུ་སྔོན་འགོག་བྱ་ཆེད། ཐོག་མར་མ་ཞུ་བ་སྔོན་འགོག་བྱ་རྒྱུ་དང་། ཚ་བའི་ནད་ལ་གཏར་ག་སོགས་བསིལ་གྱི་གཉེན་པོ་བསྟེན་དྲགས་པ་དང་། ངལ་དུབ་རྗེས་སུ་ཆུ་མང་དུ་བཏུང་དྲགས་པ། རླན་སྟེང་དུ་ཉལ་བ་སོགས་སྤང་དགོས།

① 预防水肿，应做到以下：预防消化不良；忌在患热症时过量食用凉性药食，忌实施放血等过度治疗；忌劳累后饮水过量、久坐湿地等。

(1) To prevent edema, the primary goal is to prevent indigestion. Avoid excessive intake of food and medicine with cool nature when you have hot diseases. Avoid excessive treatments such as bloodletting and excessive intake of beverages after hard physical work. Avoid an improper diet and lifestyle such as living in damp places.

དམུ་ཆུའི་སྔོན་འགོག

水肿的预防

Prevention of Edema of the Internal Organs

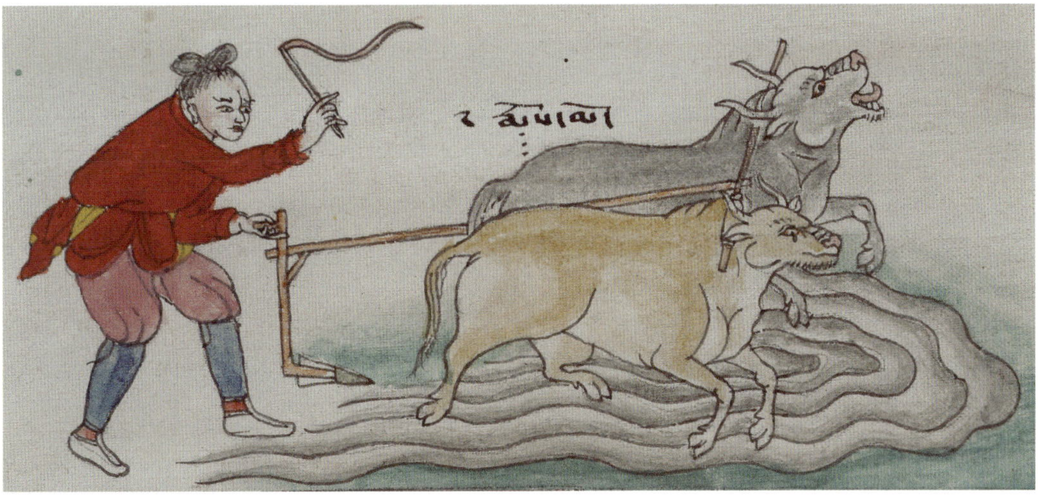

(༢) ལས་ཀ་སོགས་ཀྱིས་ངལ་དུབ་ཆེན་པོ་བྱུང་བའི་རྗེས་སུ་སྐོམ་དང་སྐྱེས་ནས་ཆུ་ཚོད་ལས་ཐལ་བ་བཏུངས་ན། དམུ་ཆུའི་ནད་སྐྱེད་པའི་རྐྱེན་བྱེད་པས་གཟབ་དགོས།

② 因劳累过度而口渴时若大量饮水，有可能引起水肿，须谨慎。

(2) Avoid an excessive intake of water after physical labor since it may cause edema of the internal organs.

ཚ་བའི་ནད་ཀྱི་སྔོན་འགོག

热症的预防

Prevention of Heat Diseases

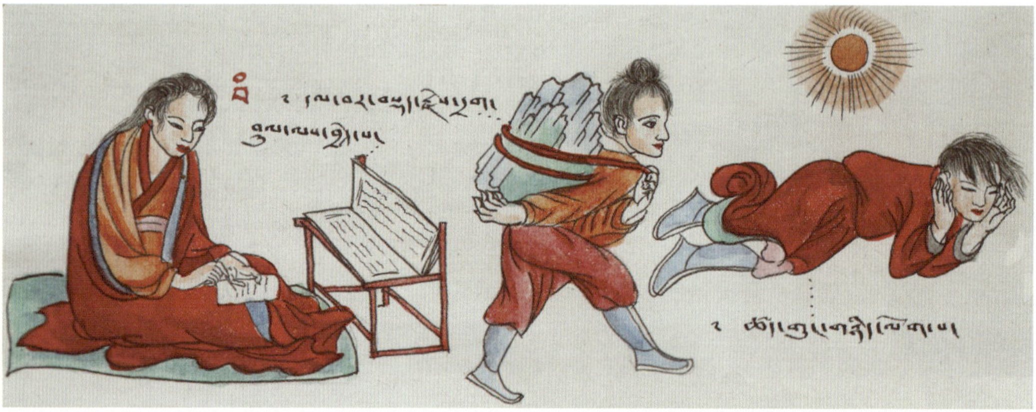

ཚ་བའི་ནད་མི་འབྱུང་བར་བྱ་ཆེད། ཁ་ཟས་རོ་ཚ་སྐྱུར་ལན་ཚ་དང་ཤ་ཆང་བུ་རམ་སོགས་ཉོད་བཅུད་བསྟེན་དྲགས་པ་དང་། འདུག་རྗེས་དྲག་ཤུལ་གྱི་ལས་བྱེད་པ། ཚད་གུང་གཉིད་ལོག་པ་སོགས་སྤྱང་བ་དང་། བརྡབ་འགྲམས་སོགས་མ་ཤོར་བ་བྱ་དགོས་ལ། ཁྱད་པར་དུ་སྟོན་ཚད་དང་དཔྱིད་ཚད་ཆེ་སྐབས་གཟབ་དགོས།

预防热症，忌过量食用酸、咸和辛等味的饮食，忌长期或过量食用酒肉、红糖等热性富含营养的饮食，避免静处后过度劳累、炎热的中午酣睡及跌打损伤等。在炎热的春季和秋季尤其要注意以上行为。

To prevent heat diseases, one should avoid excessive intake of a diet having sour, salty and acrid tastes. Avoid long-term or excessive intake of a diet having quality of hot nature, including liquor, meat and brown sugar. Avoid overstrain after rest or afternoon naps during hot days or when you have physical injuries. Pay special attention to these problems on hot days during spring and summer.

འགྲམས་ཚད་ནད་ཀྱི་སྔོན་འགོག
跌打损伤引起热症的预防
Prevention of Spreading Heat Disorder

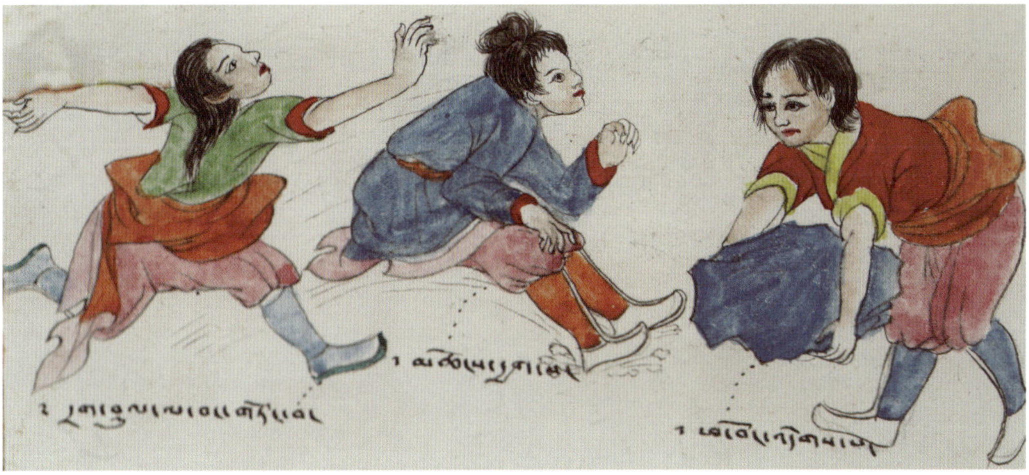

འགྲམས་ཚད་མི་འབྱུང་བ་བྱ་ཆེད། མཆོངས་རྒྱུག་འཕེན་པ་སོགས་ལུས་རྩལ་ཤུགས་ཆེ་དྲགས་པ་དང་། ལྕིད་ཆེན་པོ་འདེགས་པ་དང་ཁུར་བ། ས་རྐོ་རྡོ་སློག་སོགས་ཤུགས་ལས་ཐལ་དྲགས་པ་སྤང་དགོས།

预防跌打损伤引起的热症，应避免在参加赛跑、跳跃和投掷等运动时用力过猛；忌背负或抬举超重之物；避免在挖掘坚硬的土地和石块时用力过猛。

To prevent spreading heat disorder, one should avoid overexertion in running, jumping and throwing, or digging hard ground. Avoid carrying or lifting heavy things.

གཉན་རིམས་ནད་ཀྱི་སྔོན་འགོག

热瘟疫的预防

Prevention of Contagious Diseases

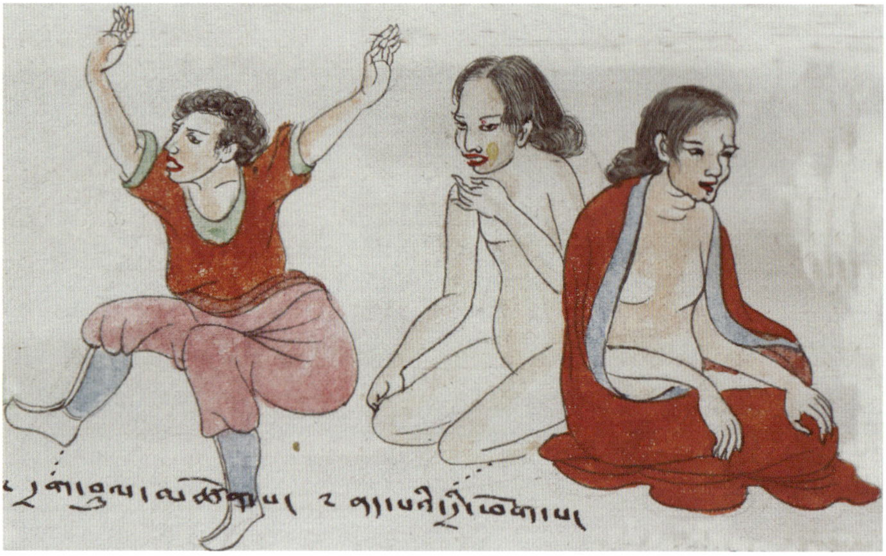

གཉན་རིམས་སྔོན་འགོག་བྱ་ཆེད། ཀུན་སྤྱོད་ཚུལ་དང་མཐུན་པ་བྱ་དགོས་ཤིང་། ཁྱད་པར་དུ་གཉན་རིམས་ནད་སོ་སོའི་འགོས་ལམ་ཁྱད་ཆོས་དང་བསྟུན་ཏེ། ཡང་དག་པའི་རིམས་འགོག་བྱ་ཐབས་མེད་པར་གཉན་རིམས་ནད་པ་དང་ཐད་ཀར་འབྲེལ་ཐུག་སྤང་དགོས།

预防热瘟疫，应保持合理的行为起居，尤其要根据各种热瘟疫的传播途径和特点及时隔离病人，避免在无防护措施下直接与患者接触。

To prevent plague of heat, one should maintain a moderate lifestyle, quarantine infected patients and avoid direct contact with them without protective measures.

ཆམ་ནད་ཀྱི་སྔོན་འགོག

感冒的预防

Prevention of Cold

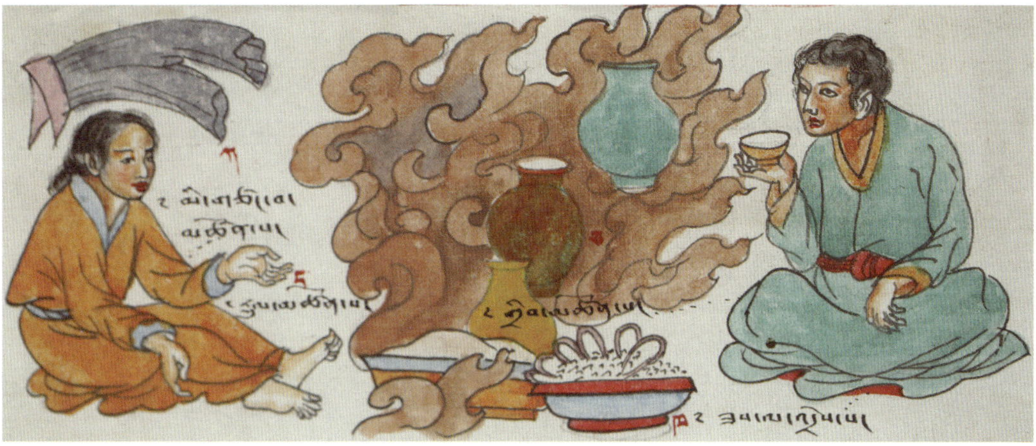

ཆམ་ནད་སྔོན་འགོག་བྱ་ཆེད། མི་གཙང་བའི་ཟས་སྤྱོད་དང་། ཆམ་ནད་ཡོག་པའི་ནད་པའི་ཁ་ཟས་དང་ཁ་མ་འདྲེས་པ་བྱ་རྒྱུ་དང་། རྒྱུན་དུ་ལག་པ་གཙང་མ་བཀྲུ་བ། ཐལ་རྡུལ་རླུང་འཚུབ་སོགས་ཁ་སྣའི་སྒོ་ནས་མ་འཛུལ་བ་བྱ་དགོས།

预防感冒，饮食起居应注意卫生，尤其要避免与流感患者直接接触；做到勤洗手，外出戴口罩等。

To prevent from catching cold, one should maintain a sanitary diet and daily life, avoid direct contact with patients with the flu, wear a mask outside and wash hands frequently.

མགོ་ནད་ཀྱི་སྔོན་འགོག
头部疾病的预防
Prevention of Head Diseases

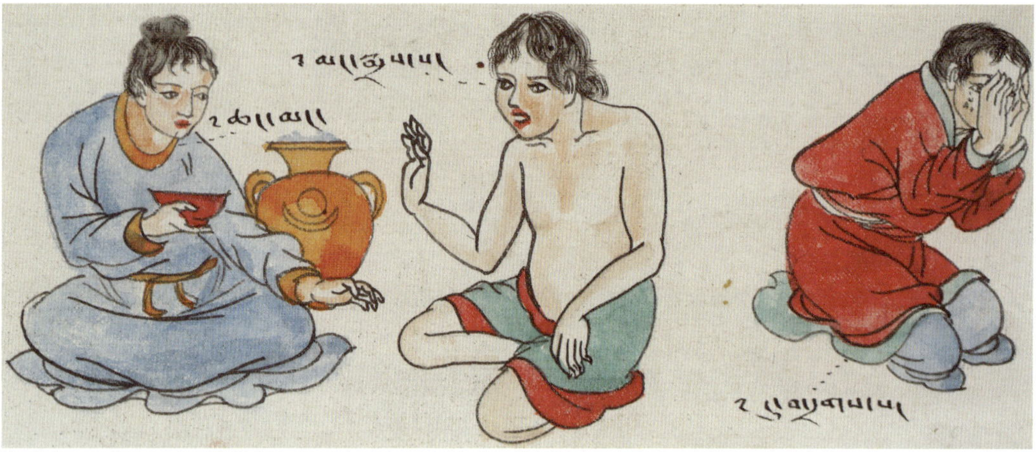

མགོ་ནད་མི་འབྱུང་བའི་ཆེད། དུ་བ་དང་། ཉི་ཚན། གཉིད་ཆག་པ། ཆང་བཏུང་དྲགས་པ། སྐད་ཆ་བཤད་དྲགས་པ། ཡུན་རིང་ངུས་པ། རླུང་འཚུབ་དང་མ་གོམས་པའི་དྲི་ལོག་པ་སོགས་གཟབ་དགོས།

预防头部疾病，应避免烟熏、日照、失眠、饮酒过度、多语、长久哭泣、飓风侵袭、吸入特殊气味等。

To prevent head diseases, one should avoid smoking, sunlight, insomnia, excessive alcohol drinking, talking too much, excessive weeping, hurricanes and abnormal smells.

སྙིང་ནད་ཀྱི་སྔོན་འགོག

心脏疾病的预防

Prevention of Heart Diseases

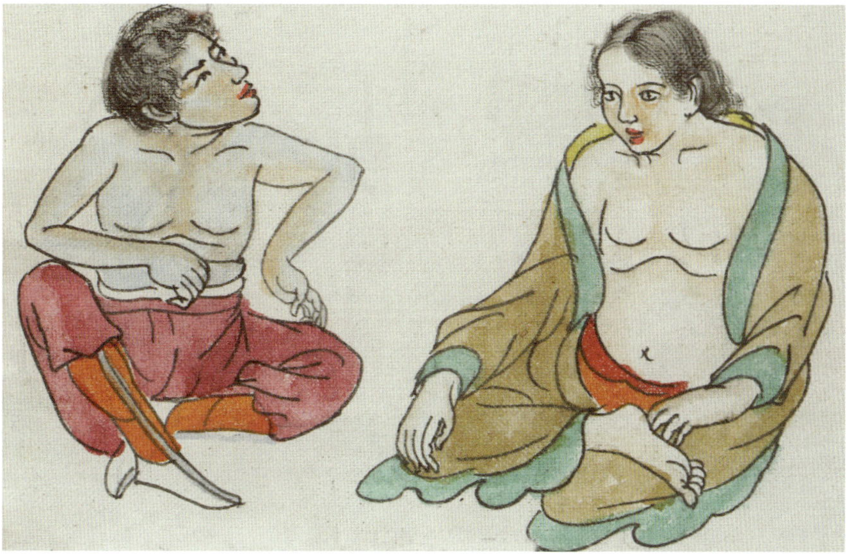

སྙིང་གི་ནད་མི་འབྱུང་བ་བྱ་ཆེད། མྱ་ངན་ཆེན་པོ་དང་། དཔལ་འབྱོར་སོགས་ཀྱི་དོན་དུ་སེམས་འཁྲུགས་པ། ཡིད་མི་བདེ་བ། ལྟོ་ཆག་པ་དང་། གཉིད་ཆག་པ། ཁོང་ཁྲོ་ཆེན་པོ་སྐྱེ་བ་སོགས་མི་འབྱུང་བའི་ཐབས་ལ་འབད་དགོས།

预防心脏疾病，应避免过度忧伤、心情烦乱、挨饿、失眠和暴怒等。

To prevent heart diseases, one should avoid suffering extreme grief, anxiety on wealth, hunger, insomnia and rage.

གློ་ནད་ཀྱི་སྔོན་འགོག
肺病的预防
Prevention of Lung Diseases

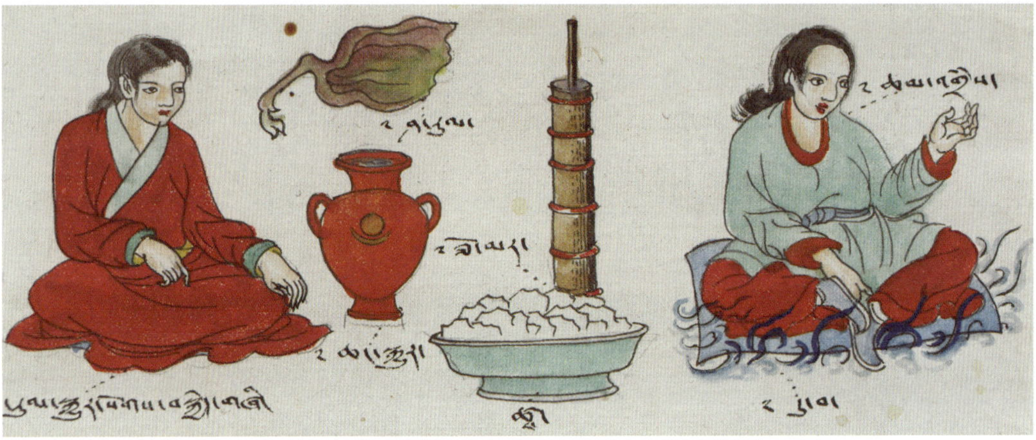

གློ་ནད་མི་འབྱུང་བ་བྱ་ཆེད། ཁ་ཟས་རུལ་སྐྱུར་དང་། ཐེ་མར། ཚྭ་སོགས་ཐལ་དྲགས་པ། སྤྱོད་ལམ་དྲག་ཤུལ་ཆེ་དྲགས་པ་རྣམས་སྤང་ཞིང་། ཆམ་པ་དང་འགྲམས་ཚད་སོགས་དུས་ཐོག་ལ་བཅོས་དགོས།

预防肺病，应避免过量食用酸腐饮食、乳桶酥和食盐等；避免过度劳累；及时治疗感冒、跌打损伤引起的热症等疾病。

To prevent lung diseases, one should avoid taking decayed and rotten food, buttery sediment formed in the milk churner, over consumption of salty food and excessive strain. Patients should treat cold immediately and avoid spreading heat diseases.

མཆིན་ནད་ཀྱི་སྔོན་འགོག

肝病的预防

Prevention of Liver Diseases

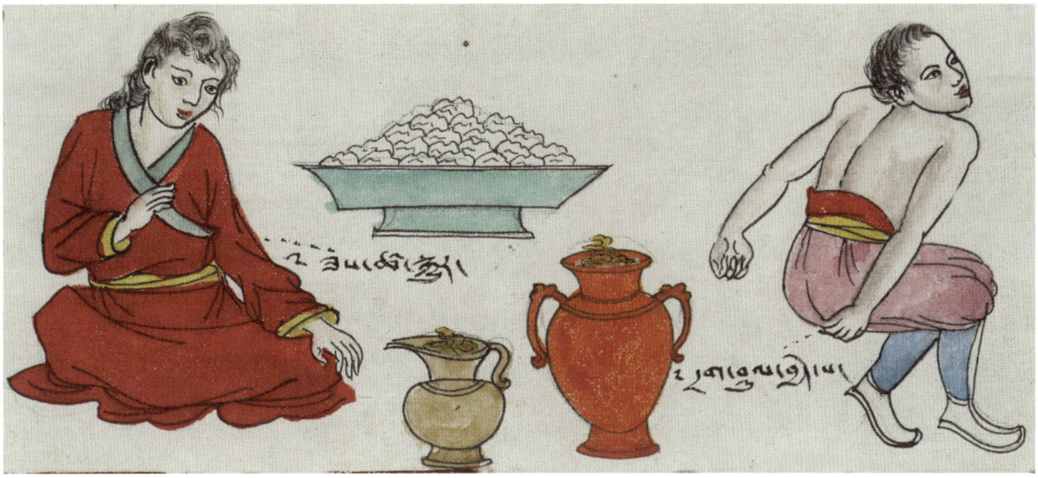

(༡) མཆིན་ནད་སྔོན་འགོག་བྱ་ཆེད། ཚ་སྐྱུར་ཟས་དང་དྲག་ཤུལ་གྱི་སྤྱོད་ལམ་སོགས་ཐལ་དྲགས་པ་སྤང་དགོས་ལ། ལྷག་པར་དུ་མཆིན་ནད་ལྡེམ་བུའི་ནད་པས་ཟས་སྤྱོད་གཟབ་ནན་བྱ་དགོས།

① 预防肝病，应避免过量食用酸性和辛辣食物，避免用力过猛。乙肝病人应特别注意平时的饮食起居。

(1) To prevent liver diseases, one should avoid excessive intakes of food having sour and acrid tastes and over exertion. Patients with hepatitis-B should pay extra attention to diet and lifestyle.

མཆིན་ནད་ཀྱི་སྔོན་འགོག

肝病的预防

Prevention of Liver Diseases

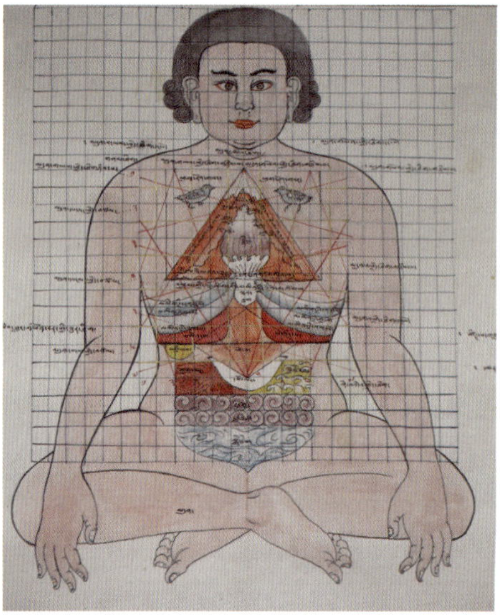

(༢) མཆིན་ནད་སྙིང་པར་གྱུར་ན་མ་གཏོགས་མི་ཚོར་བས་སྔོན་ནས་བརྟག་དཔྱད་བྱས་ཏེ་བྱ་རར་བྱ་རྒྱུ་གལ་ཤིན་ཏུ་ཆེའོ།།

② 肝脏疾病只有在严重时才会有不适和疼痛感，因此，定期做健康体检很重要。

（2） Patients with liver diseases will only feel pain and discomfort when the disease is severe. Thus, doing regular physical examinations are very important.

མཆེར་ནད་ཀྱི་སྔོན་འགོག
脾病的预防
Prevention of Spleen Diseases

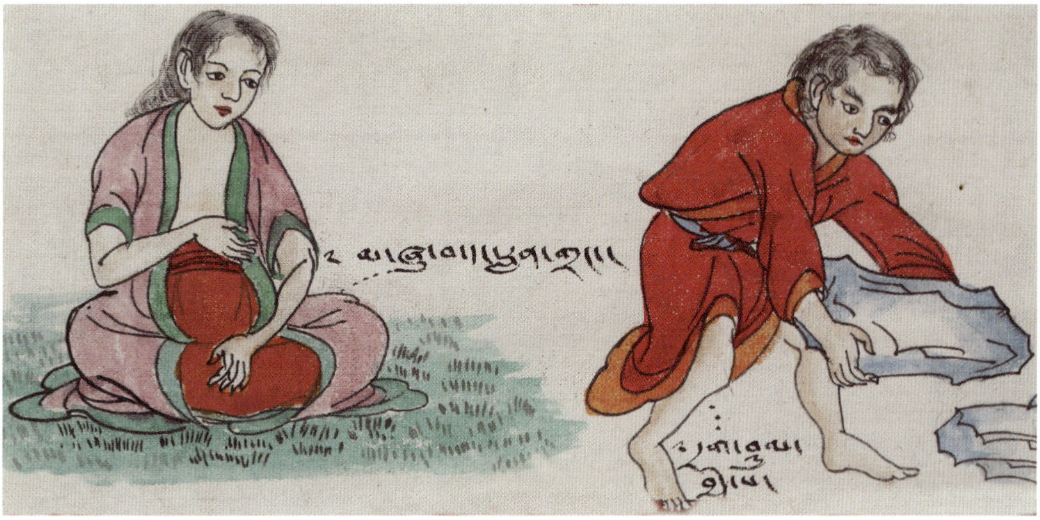

མཆེར་ནད་ཀྱི་སྔོན་འགོག་བྱ་ཐབས་ནི། མ་ཞུ་བའི་ནད་སྔོན་འགོག་བྱ་རྒྱུ་དང་། བརླན་གྲང་ཡུལ་དུ་སྡོད་པ་དང་ལས་ཀ་བྱེད་པ། ལུས་ཀྱི་བྱ་བ་དྲག་ཤུལ་ཐལ་དྲགས་པ་སོགས་སྤང་དགོས།

预防脾脏疾病，首先要预防消化不良；避免在湿寒地带长期居住和工作；避免用力过猛和剧烈活动等。

To prevent spleen diseases, one should avoid indigestion, living and working in cold and damp areas for too long, over exertion and vigorous activity.

མཁལ་ནད་ཀྱི་སྔོན་འགོག

肾病的预防

Prevention of Kidney Diseases

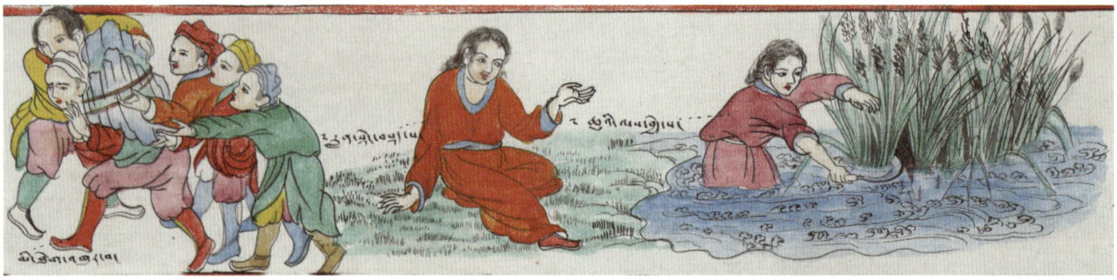

མཁལ་ནད་མི་འབྱུང་བ་བྱ་ཆེད། མཁལ་རྐེད་ཡུལ་དུ་བརྡབ་པ་དང་། ལྗིད་མི་ཐེག་པའི་ཁུར་ཆེན་པོ་ཁུར་བ་དང་བཏེགས་པ། བརླན་སྡེང་དུ་འདུག་ཡུན་རིང་བ་དང་། ཆུ་ནང་དུ་ལས་ཡུན་རིང་བྱེད་པ་སོགས་སྤང་དགོས།

预防肾病，要防止腰肾部位的跌打损伤；忌抬举和背负超重之物；忌长期身处潮湿之地等。

To prevent kidney diseases, one should avoid injuries to the waist and kidneys, lifting or carrying heavy things, and living in damp areas for too long or working under water.

ཕོ་བའི་ནད་ཀྱི་སྔོན་འགོག

胃病的预防

Prevention of Stomach Diseases

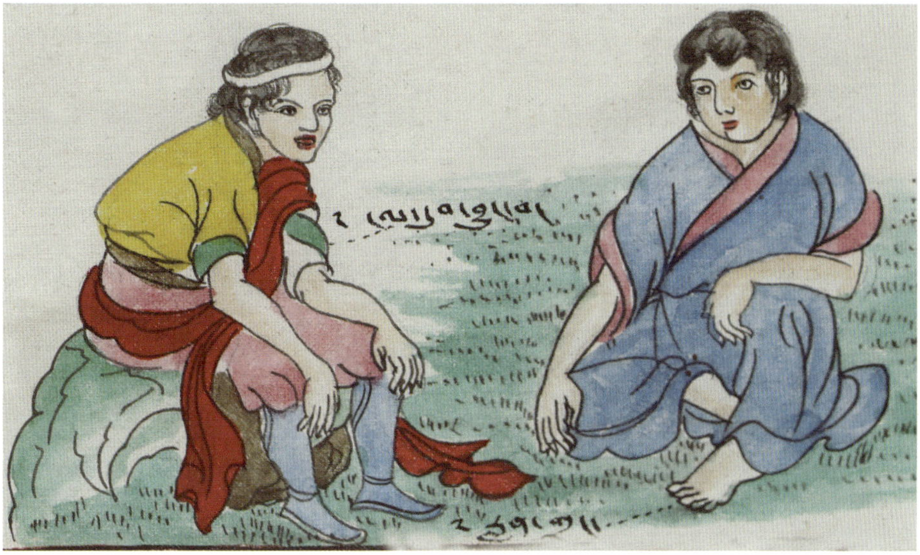

ཕོ་བའི་ནད་མི་འབྱུང་བ་བྱ་ཆེད། ངལ་དུབ་ཆེ་དྲགས་པ་དང་། རླན་གྲང་ཡུལ་དུ་བསྡད་དྲགས་པ། ཁ་ཟས་བཟའ་ཆེས་པ་དང་། ཁ་ཟས་མི་འཕྲོད་པ་སོགས་ལ་འཛེམ་དགོས།

预防胃病，应避免过度疲劳、长期身处湿冷环境、进食过量、饮食不当等。

To prevent stomach diseases, one should avoid overstrain, long-term living and working in cold and damp areas, excessive intake of food and having an incompatible diet.

ཕོ་མཚན་ནད་ཀྱི་སྔོན་འགོག
男性生殖器疾病的预防
Prevention of Male Genital Diseases

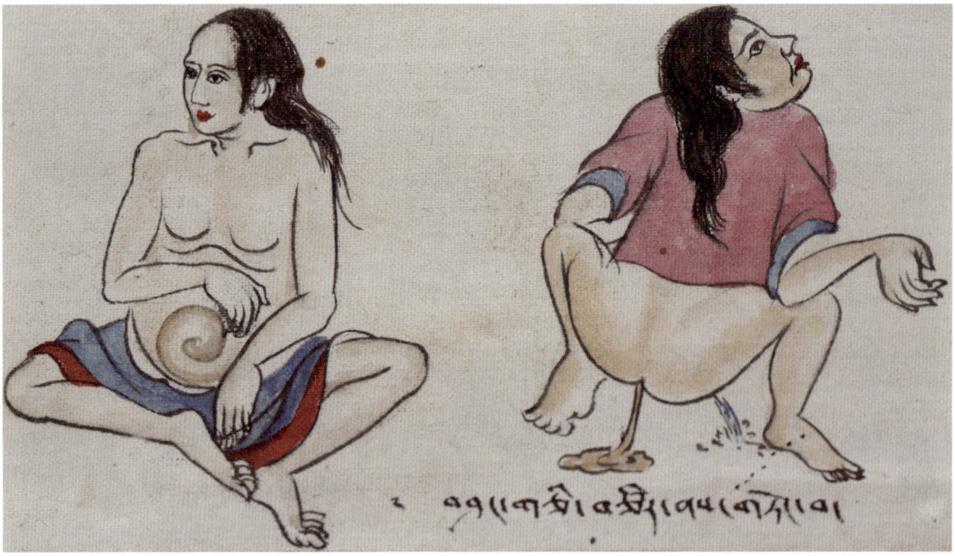

ཕོ་མཚན་ནད་སྔོན་འགོག་བྱ་ཆེད། ཆགས་པ་གང་བྱུང་དུ་སྤྱོད་པ་དང་སྤྱོད་དྲགས་པ། ཕོ་མཚན་ལ་གྲ་མས་རེག་པ། བཤང་བ་དང་གཅིན་པ། ཁུ་བ་བཅས་ཀྱི་ཤུགས་བཀག་དྲགས་པ་དང་བཙིར་དྲགས་པ་སོགས་སྤང་དགོས།

预防男性生殖器疾病，应避免房事过频、乱交、谷芒触碰生殖器、长时间憋尿粪精液、大小便时用力过猛、频繁射精等。

To prevent male genital diseases, one should avoid excessive sexual activity and promiscuous sexual relations as well as touch of grains with bristling awns to genitals. Avoid excessive inhibition of urine, defecation and ejaculation, exerting too much force during defecation and frequent ejaculations.

མོ་མཚན་ནད་ཀྱི་སྔོན་འགོག

女性生殖器疾病的预防

Prevention of Female Genital Diseases

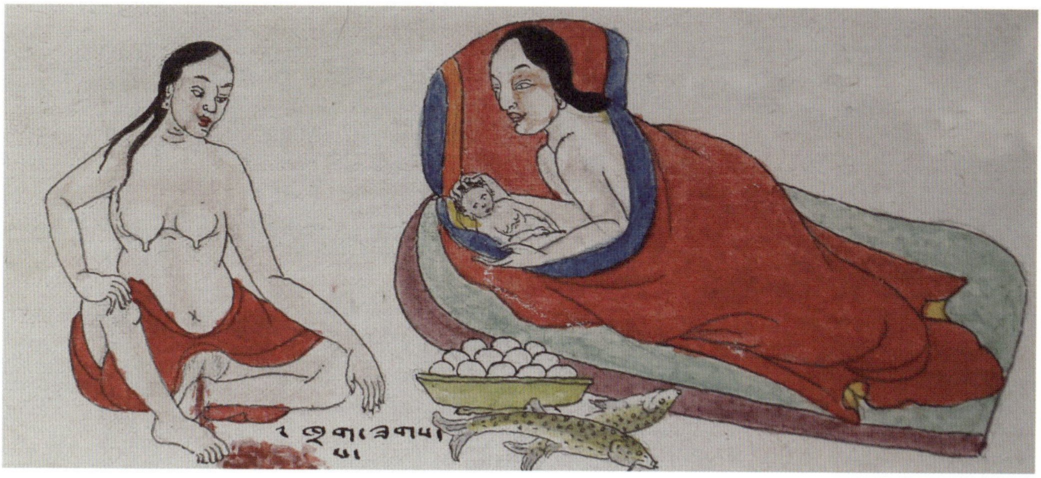

མོ་མཚན་ནད་སྔོན་འགོག་བྱ་ཆེད། ཉལ་པོ་གང་བྱུང་དུ་སྤྱོད་པ་དང་མང་དུ་སྤྱོད་པ། ཟླ་མཚན་ལྡན་དུས་ཉལ་པོ་སྤྱོད་པ། མངལ་ཁྲག་ཟགས་པ་དང་། བུ་བཙས་རྗེས་ལ་ཟས་སྤྱོད་ལོག་པ་སོགས་སྤང་དགོས།

预防女性生殖器疾病，应避免房事过频、乱交、经期行房事、出血过多、产后饮食起居不当等。

To prevent female genital diseases, one should avoid excessive sexual activity, promiscuous sexual relations, sexual activity during menstruation, excessive vaginal bleeding and an unbalanced diet and lifestyle during postpartum.

སྐོམ་དད་ནད་ཀྱི་སྔོན་འགོག
口渴症的预防
Prevention of Excessive Thirst

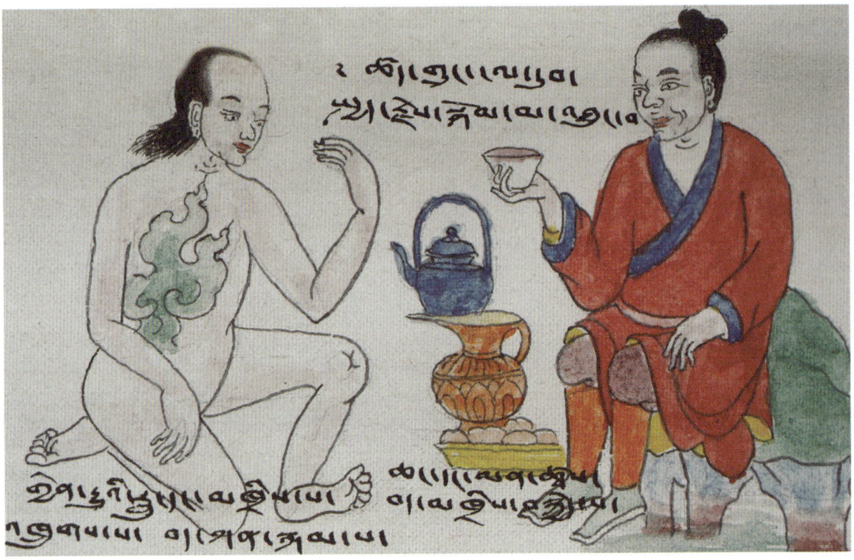

སྐོམ་དད་ནད་མི་འབྱུང་བ་བྱ་ཆེད། ཆང་མང་དུ་བཏུང་བ་དང་ཚྭ་ཆེ་དྭགས་པ། ཚད་གུང་ངལ་དུབ་སྤྱད་རྗེས་སྐོམ་ཆུ་མང་དུ་བཏུང་བ་སོགས་ཀྱིས་ཁོང་ཚད་བསྡུས་ནས་མཁྲིས་པ་བསྐྱེད་པས་གཟབ་དགོས།

预防口渴症，应避免饮酒过量、过食咸味食物、中午等炎热时段疲劳过度后大量饮水致内火聚集诱发赤巴病等。

To prevent excessive thirst, one should avoid drinking alcohol and eating salty food excessively. Drinking beverages at noon after overworking can induce accumulation of heat in the body and generate *mkhris pa*.

སྐྱིགས་བུའི་ནད་ཀྱི་སྔོན་འགོག
呃逆症（打嗝）的预防
Prevention of Hiccups

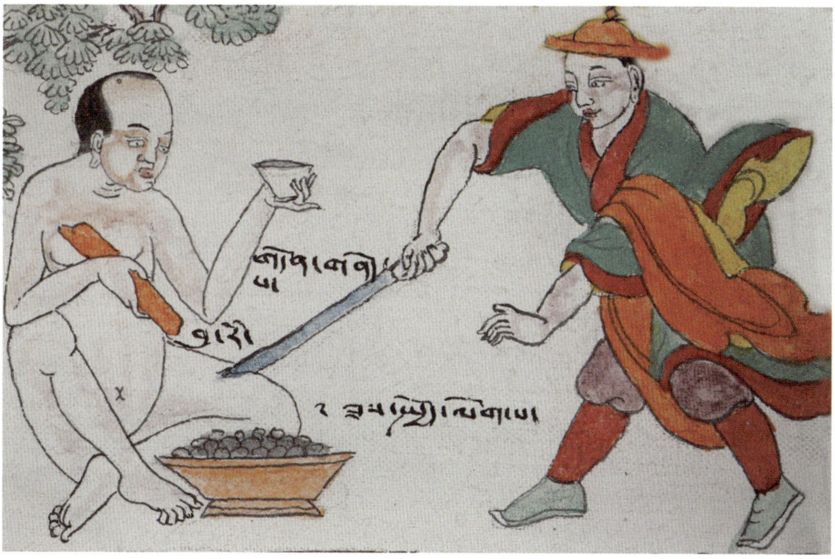

སྐྱིགས་བུ་མི་འབྱུང་བ་བྱ་ཆེད། ཁ་ཟས་རྒྱགས་དྲགས་པའམ་ཁ་ཟས་མགྱོགས་སྟབས་སུ་ཟ་བ་དང་། སྐད་ཆ་བཤད་བཞིན་ཁ་ཟས་ཟ་བ་སོགས་ལ་གཟབ་དགོས།

预防打嗝，应避免进食过量或过快、吃饭时说话等。

One should avoid eating too much or too fast, and talking during meals to prevent hiccups.

གླང་ཐབས་ནད་ཀྱི་སྔོན་འགོག

急腹症的预防

Prevention of Cramps

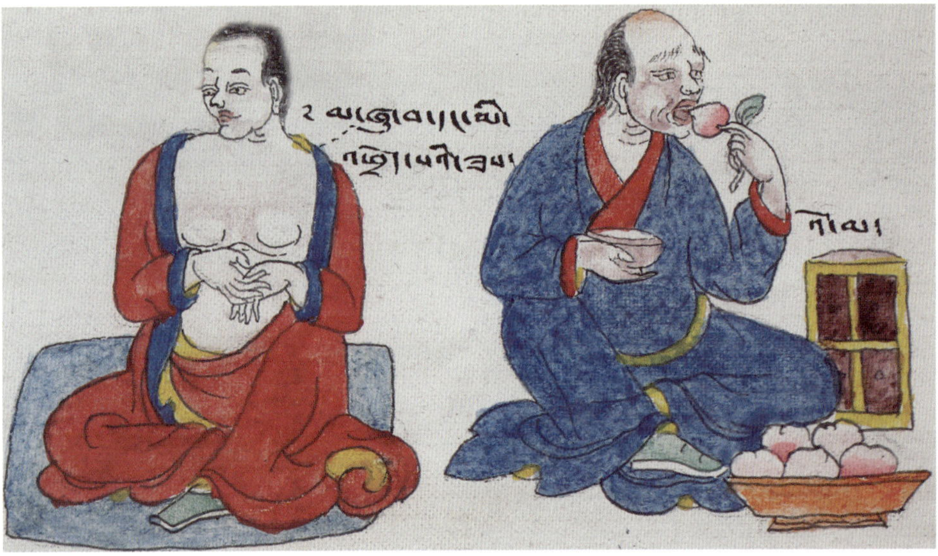

གླང་ཐབས་ནད་ཀྱི་སྔོན་འགོག་བྱ་ཐབས་ནི། མ་ཞུ་བའི་ནད་མི་འབྱུང་བ་བྱ་རྒྱུ་དང་། ཁྱད་པར་དུ་མི་འཕྲོད་པའི་ཟས་དང་མི་གཙང་བའི་ཟས་སོགས་ལ་འཛེམ། དེ་བཞིན་ལུས་རྩོལ་བའི་རྗེས་སུ་ལམ་སང་གྲང་དུ་འཛུག་པ་སོགས་མི་རུང་།

预防急腹症，要预防消化不良；应避免进食不干净和功效不相匹配的饮食；应避免出汗后突然受凉等。

To prevent cramps, the first thing to do is prevent indigestion. Avoid an unsanitary and incompatible diet particularly, and sudden cold after sweating.

འབྲུ་ནད་ཀྱི་སྔོན་འགོག
腹泻的预防
Prevention of Diarrhea

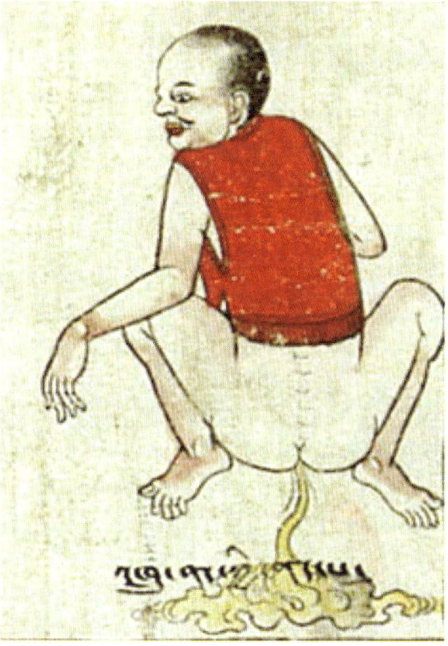

འབྲུ་ནད་སྔོན་འགོག་བྱ་ཐབས་ནི། མ་ཞུ་བའི་ནད་མི་འབྱུང་བ་བྱ་རྒྱུ་དང་། ཕོ་བའི་མེ་དྲོད་གསོ་རྒྱུ། དེ་བཞིན་ཁ་ཟས་མི་གཙང་བ་དང་། མི་འཕྲོད་པ་སོགས་ལ་འཛེམ། མཆིན་ཚད་སོགས་དུས་ཐོག་ལ་བཅོས་དགོས།

预防腹泻，应避免消化不良；避免食用不卫生的饮食或饮食不当；平时应尽量助升胃火，患肝炎等疾病时及时就医。

To prevent diarrhea, one should avoid indigestion and an unsanitary and incompatible diet. Try to generate digestive heat and get treatment in time for diseases like hepatitis.

གཅིན་སྙི་ཟ་ཁུའི་ནད་ཀྱི་སྔོན་འགོག
糖尿病的预防
Prevention of Diabetes

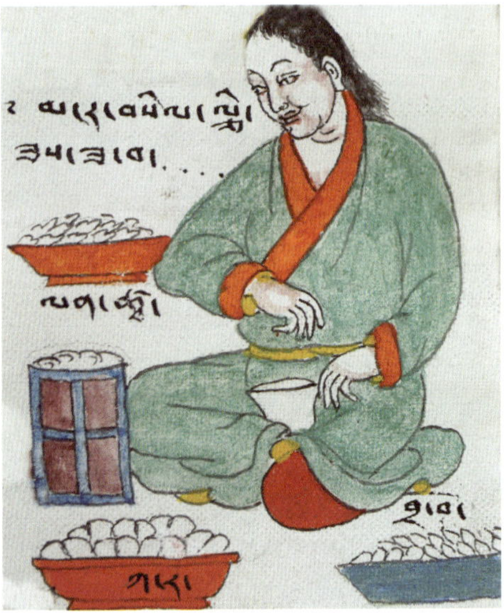

(༡) གཅིན་སྙི་ཟ་ཁུའི་ནད་སྔོན་འགོག་བྱ་ཐབས་ནི། ཁ་ཟས་རོ་ལན་ཚྭ་བ་དང་། མངར་བ། ནུས་པ་བསིལ་ལ་ལྗི་བའི་རིགས་ཏེ། ཀ་ར་དང་། བུ་རམ། གྲོ། ཤ་ཚོན་པོའི་རིགས་སོགས་རྒྱུན་རིང་དུ་ཐལ་དྲགས་པ་བསྟེན་མི་རུང་། རླན་ཅན་གྱི་ས་ལ་སར་ཡུན་རིང་ཉལ་བ་དང་འདུག་པ་སོགས་སྤང་དགོས།

① 预防糖尿病，应避免长期过量食用味咸、甘，性寒而重的饮食如蔗糖、红糖、小麦、肥肉等；避免久居潮湿之地。

(1) To prevent diabetes, one should avoid long-term and excessive intake of a diet having salty and sweet tastes or a cool and heavy quality such as white sugar, brown sugar, wheat and fatty meat. Avoid living in damp areas for too long.

གཅིན་སྙི་ཟ་ཁུའི་ནད་ཀྱི་སྔོན་འགོག
糖尿病的预防
Prevention of Diabetes

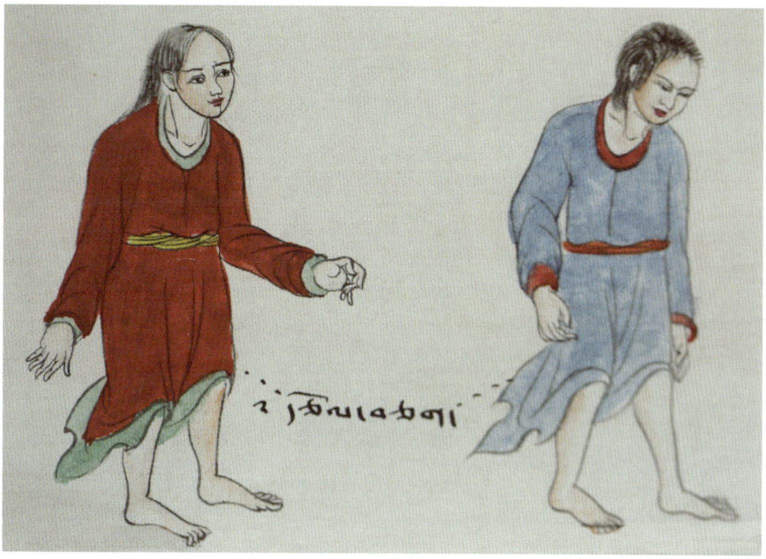

(༢) གཅིན་སྙི་ཟ་ཁུའི་ནད་སྔོན་འགོག་བྱ་ཐབས་ནི། མདོར་ན་བད་ཀན་དང་ཚིལ་འཕེལ་བའི་ཟས་སྤྱོད་སྤང་ཞིང་། སྐམ་སའི་ནས་ཀྱི་རྩམ་པ་དང་ལུས་སྦྱོང་རྩོལ་བཅག་རྒྱུན་འཁྱོངས་བྱ་དགོས།

② 预防糖尿病，应避免进食增长培根与脂肪的饮食，应食用旱地青稞制作的糌粑；居住在比较干燥的地方，每天坚持适量运动。

(2) To prevent diabetes, one should avoid having diet that can increase *badkan* and fat, instead, eating *tsampa* made from highland barley planted in dry land, living in dry areas and doing moderate exercises every day.

དྲེག་ནད་ཀྱི་སྔོན་འགོག
痛风的预防
Prevention of Gout

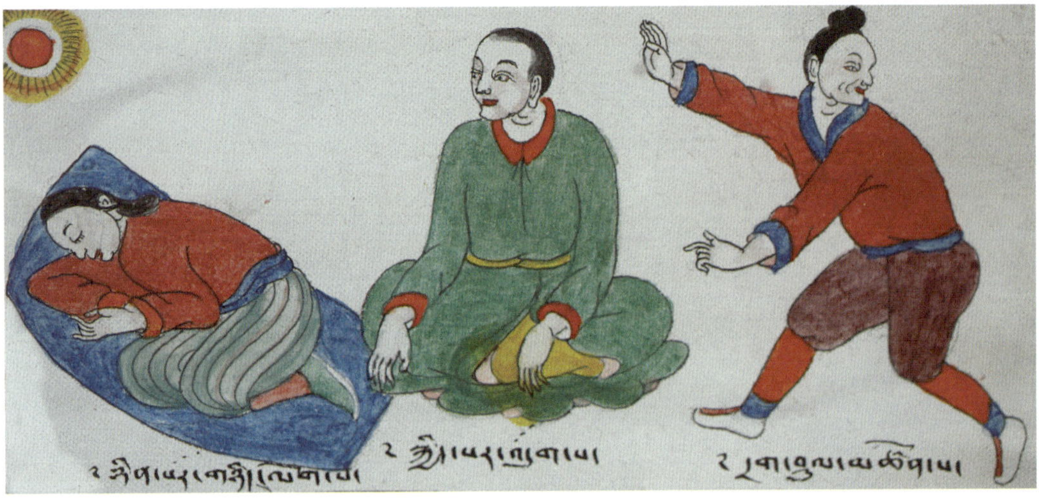

དྲེག་ནད་སྔོན་འགོག་བྱ་ཐབས་ནི། ཉི་མར་གཉིད་ལོག་དྲགས་པ་དང་། རྒྱུན་དུ་ལས་ཀ་མ་བྱས་པར་སྐྱིད་པར་འདུག་དྲགས་པ། ཡང་ན་དྲག་ཤུལ་གྱི་ལས་བྱས་པ་དང་། ལུག་ཤ་དང་། ཞག་ཆེལ། ཇ་དྭངས་གར་མོ་སོགས་རླུང་ཁྲག་འཁྲུགས་པའི་རྐྱེན་རྣམས་སྤང་དགོས།

预防痛风，应避免白昼睡眠过多、过于安逸、剧烈活动、过量食用羊肉和油脂类食物以及饮用浓茶等，以上行为起居可引起气血紊乱从而致病。

To prevent gout, one should avoid sleeping too long during daytime, excessive comfort, rigorous activity, excessive intake of mutton or other oily food and strong tea. This type of lifestyle can cause the disorder of *rlung* and abnormal blood circulation that leads to gout.

གྲུམ་བུའི་ནད་ཀྱི་སྔོན་འགོག
风湿性关节炎的预防
Prevention of Rheumatoid Arthritis

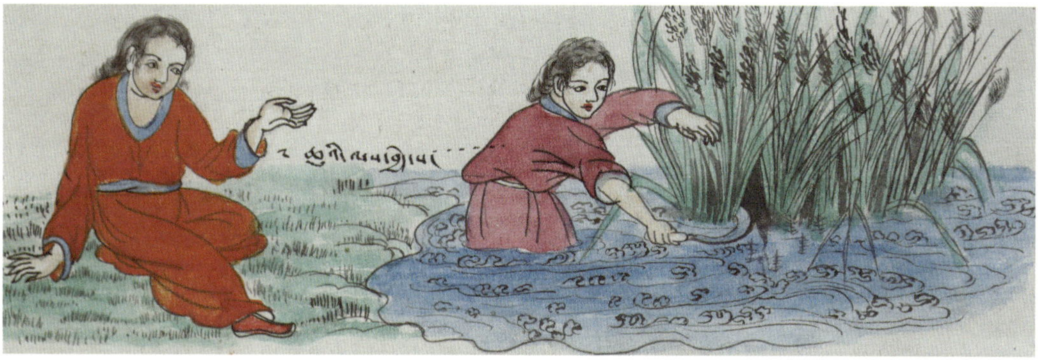

གྲུམ་བུའི་ནད་སྔོན་འགོག་བྱ་ཆེད། བརླན་སྣུམ་ཆེ་བའི་ཡུལ་དང་ཁྱད་པར་ཆར་ཆུའི་བརླན་ཤས་ཆེ་བའི་དུས་སུ་གནས་དེ་རིགས་སུ་ཡུན་རིང་སྡོད་པ་དང་། སྣུམ་བཅུད་ཀྱི་ཟས་ཐལ་དྲགས་པ་བསྟེན་མི་ཉན།

预防风湿性关节炎，应避免在雨季等时节久居潮湿之地；避免过量食用油脂类等营养丰富的饮食。

To prevent rheumatoid arthritis, one should avoid living in humid places for a long time during rainy season or other seasons. Avoid excessive consumption of a nutritious diet of oils and fats.

གཞང་འབྲུམ་ནད་ཀྱི་སྔོན་འགོག

痔疮的预防

Prevention of Hemorrhoids

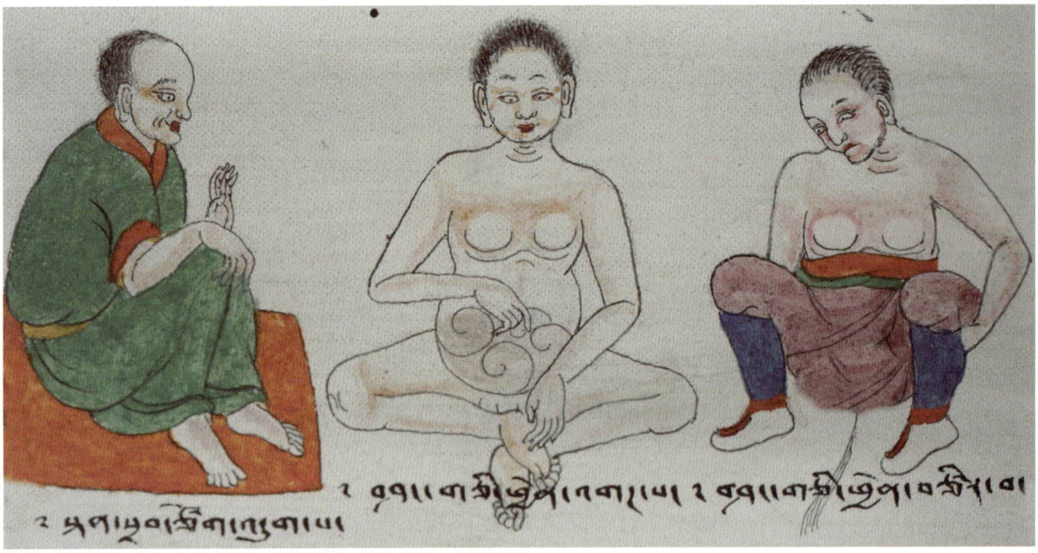

(༡) གཞང་འབྲུམ་ནད་སྔོན་འགོག་བྱ་ཆེད། རྒྱུན་དུ་སྟན་སྲབ་པོའི་ཐོག་ཅོག་པུར་འདུག་ཡུན་རིང་བ་དང་། བཤང་བ་དང་། གཅིན་པ། ཕྱིན་བཅས་བཀག་པ་དང་བཙིར་ཆེ་དྲགས་པ་སོགས་བྱེད་མི་རུང་།

① 应避免久坐薄席、长期憋大小便、大小便时用力过猛等。

（1） To prevent hemorrhoids, one should avoid sitting on a thin cushion for a long time, inhibiting urine and defecation for a long time, and exerting too much force during defecation.

གཞང་འབྲུམ་ནད་ཀྱི་སྔོན་འགོག

痔疮的预防

Prevention of Hemorrhoids

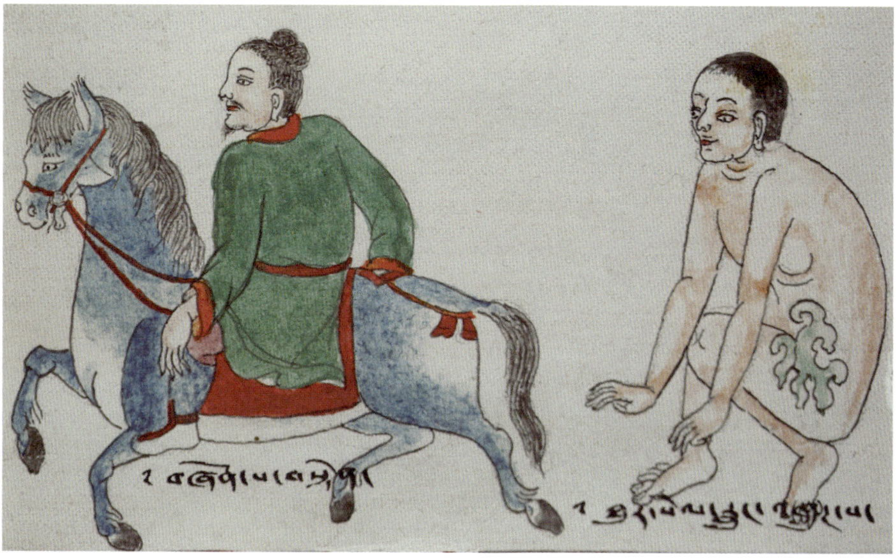

(༢) རྟ་དང་འཕྲུལ་རྟ། རྐང་འཁོར་སོགས་བཞོན་ཆེ་དྲགས་པ། དེ་མིན་བཤལ་གཏོང་བ་ཐལ་དྲགས་པ་སོགས་སྤང་དགོས་ཤིང་། ནད་གཞན་བརྟག་བཅོས་སོགས་ཀྱི་སྐབས་གཞང་ལ་སྣད་སྐྱོན་མི་འབྱུང་བར་གཟབ་དགོས།

② 应避免长时间骑马、骑自行车等；要警惕过度实施下泻和灌肠疗法时引起的痔疮。

(2) To prevent hemorrhoids, one should avoid riding horses and bicycles for too long, and should pay attention to hemorrhoids caused by excessive diarrhea and enema.

མོ་ནད་ཀྱི་སྔོན་འགོག
妇科病的预防
Prevention of Gynecological Diseases

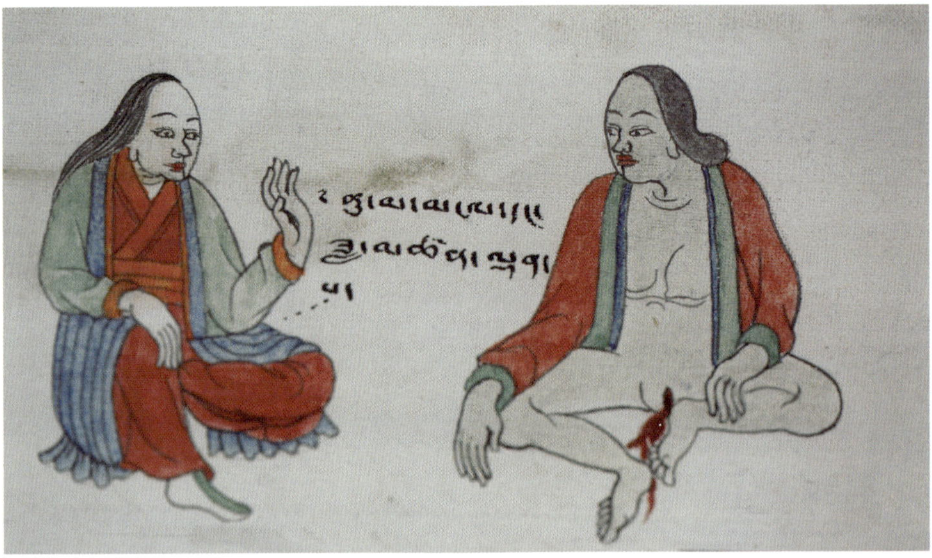

（༡） ཟླ་མཚན་འབབ་སྐབས་གཙང་སྦྲ་ལ་གཟབ་ནན་བྱེད་པ་དང་། ལུས་གྲང་དུ་མི་བཅུག་པ། ཁྱད་པར་དུ་སྐབས་དེར་ཉལ་པོ་འཛེམ་པ་དང་། རྒྱུན་དུ་ཉལ་པོ་གང་བྱུང་དུ་མི་སྤྱོད་པ། ཉལ་པོ་སྤྱོད་སྐབས་གཙང་སྦྲར་དོ་སྣང་བྱ་དགོས།

① 经期讲究卫生，避免受寒，禁止房事。平时行房事时要讲究卫生，切忌乱交。

(1) Women should be sanitary, avoid being cold and having sex during menstruation. Be sanitary in sexual activities and avoid promiscuous sexual relations.

མོ་ནད་ཀྱི་སྔོན་འགོག
妇科病的预防
Prevention of Gynecological Diseases

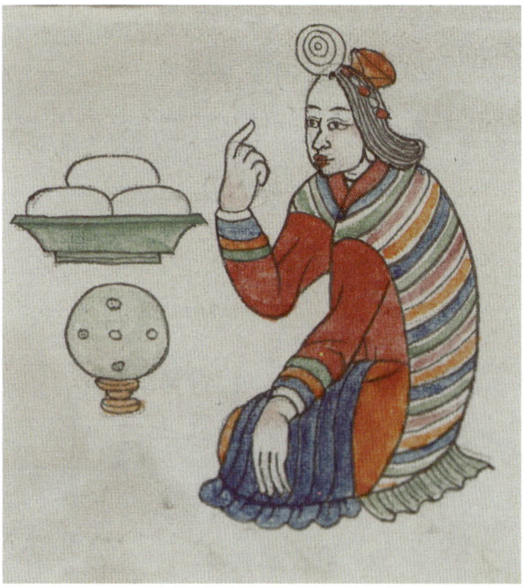

(༢) རྒྱུན་དུ་ལན་ཚྭ་ཆུར་སྦྱངས་པའི་ཆུས་མོ་མཚན་གྱི་ཕྱི་ནང་ལེགས་པར་བཀྲུས་ན་མོ་ནད་སྔོན་འགོག་བྱེད་པར་ཕན།

② 经常用盐水冲洗下体。

（2） In order to prevent gynecological diseases, women should wash genitals inside out with salt water frequently.

འབྱུང་གདོན་གྱི་སྔོན་འགོག
精神疾病的预防
Prevention of Mental Disorders

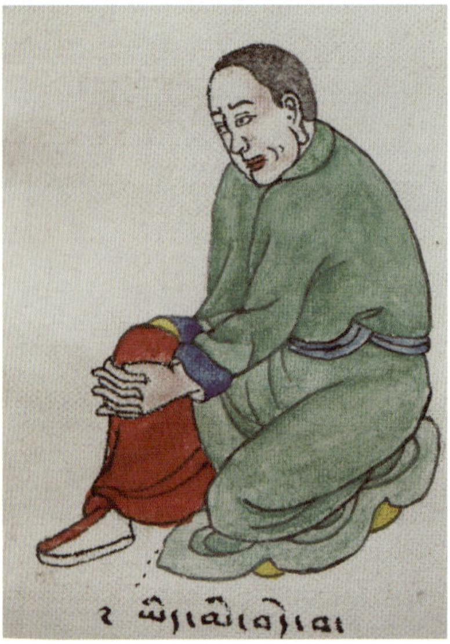

(༡) སྡིག་པ་མི་དགེའི་ལས་ལ་འཛེམ་པ་དང་། གྲོགས་མེད་ཡ་ང་གཅིག་པུར་བསྡད་པ། སྨྱ་ངན་ཆེན་པོས་སེམས་གདུང་བ་སོགས་སྤྱོད་ལམ་ཚུལ་དང་མི་མཐུན་པའི་རིགས་སྤང་དགོས།

① 多行善事，避免孤独、过度悲伤等。

(1) People should do more good deeds and avoid living alone with no company and suffering from extreme grief.

སྨྱོ་ནད་ཀྱི་སྔོན་འགོག
精神疾病的预防
Prevention of Mental Disorders

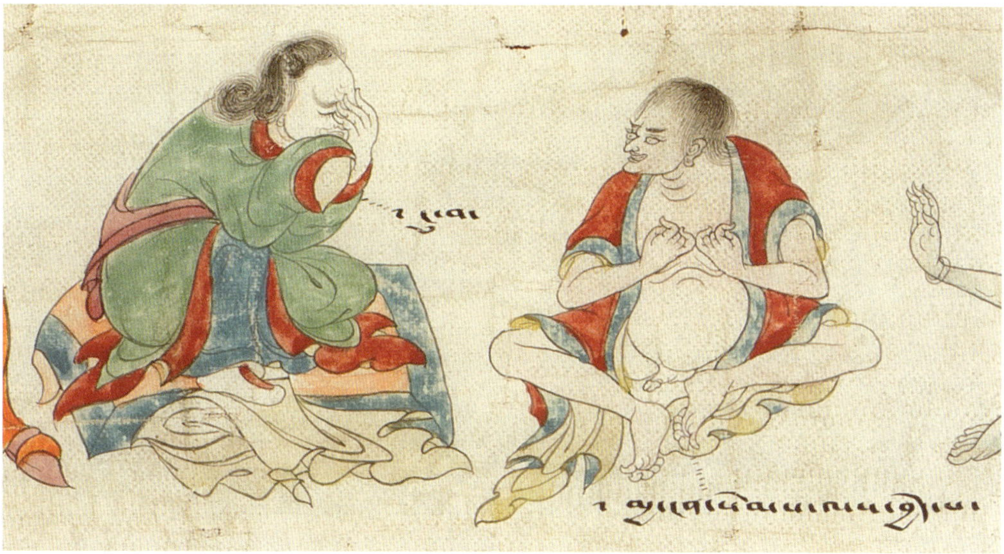

(༢) སྨྱོ་ནད་མི་འབྱུང་བ་བྱ་ཆེད། སྙིང་སྟོབས་ཞན་པ་དང་། མྱ་ངན་ཆེན་པོ། ཡིད་མི་བདེ་བ་དང་སེམས་ལས་ཆེ་བ་སོགས་ཀྱིས་སྨྱོ་ནད་བསྐྱེད་པར་བྱེད་པས་དེ་དག་བྱུང་བའི་སྐབས་སུ་གཟབ་ནན་གྱིས་སེམས་གུ་ཡངས་ཐབས་སོགས་ལ་འབད་དགོས།

② 应避免神衰怯懦、忧伤焦虑过度、心事过重、长期情绪低落等。以上因素可能会导致神经错乱等精神疾病，一旦出现这些情形，应及时引起注意并进行心理疏导。

（2） To prevent mental disorders, one should avoid cowardice, extreme grief, excessive anxiety and long-term depression. People around them should do their best to enlighten the patients and help them to get phycological treatment, ease the mind and relax.

གཟའ་ནད་ཀྱི་སྔོན་འགོག
中风的预防
Prevention of Stroke

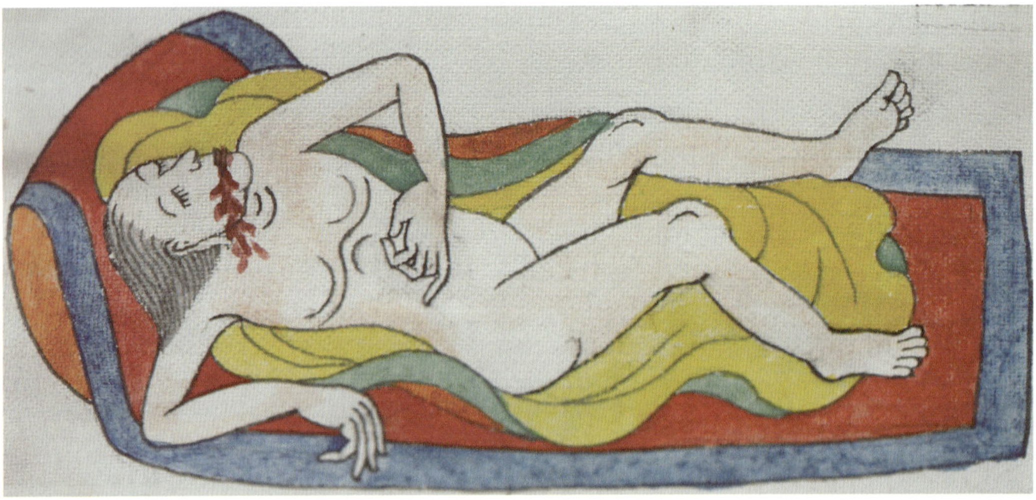

བོད་ཟླ་རེའི་ཚེས་བཞི་དང་། བརྒྱད། བཅུ་གཅིག བཅོ་ལྔ། བཅོ་བརྒྱད། ཉེར་གཉིས། ཉེར་ལྔ། ཉེར་དགུ་བཅས་གཟའ་ཡིས་ཕོག་ཉེན་ཆེ་བའི་དུས་ཡིན་པས། ཉིན་དེ་དག་རིང་གཙང་སྦྲ་འཕྲོད་བསྟེན་དང་དགེ་སྦྱོར་བྱེད་པ། སྤྱོད་པ་འདོགས་པ་སོགས་གཟའ་ནད་མི་འབྱུང་བའི་ཐབས་ལ་འབད་དགོས།

藏历每月初四、初八、十一、十五、十八、二十二、二十五和二十九等八天是中风发病率最高的日子，这些天应格外注意卫生和饮食起居，预防中风发生。

The incidences of stroke are often during the following eight days of each month of the Tibetan Calendar: the 4th, 8th, 11th, 15th, 18th, 22nd, 25th and 29th. One can pay special attention to sanitation, diet and daily life during these days to prevent stroke.

མཛེ་ནད་ཀྱི་སྔོན་འགོག

麻风病的预防

Prevention of Leprosy

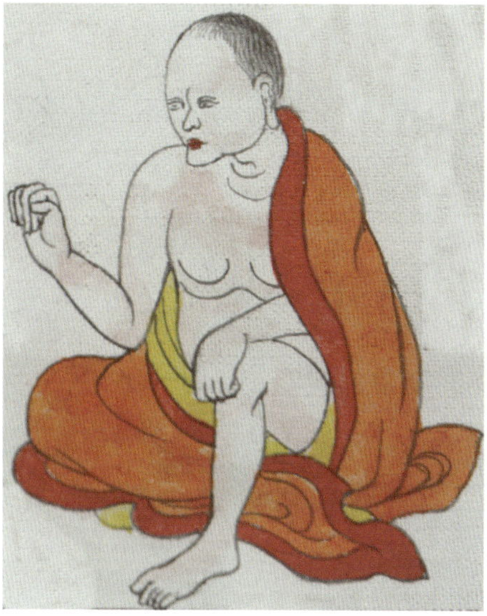

ས་གཞན་སློག་པ་དང་ཆུ་གཞན་དཀྲུགས་པ། ཤིང་གཞན་གཅོད་པ་སོགས་རང་བྱུང་ཁོར་ཡུག་ལ་གནོད་སྐྱོན་གཏོང་བ་དང་། མཛེ་ནད་ཡོག་པའི་ནད་པ་དང་འཚོ་བ་མཉམ་དུ་སྐྱེལ་བ། ཁྱད་པར་དུ་མཛེ་ནད་གསར་དུ་ཡོག་པའི་ནད་པར་འཛེམ་དགོས།

应避免破坏生态环境的行为；避免与麻风病患者特别是新近传染者直接接触。

To prevent leprosy, it is necessary to avoid destroying natural resources and the environment. Avoid making direct contact with or living with leprosy patients, especially those who are newly infected.

གྱུར་དུག་གི་སྔོན་འགོག
转化性食物中毒症的预防
Prevention of Food Poisoning

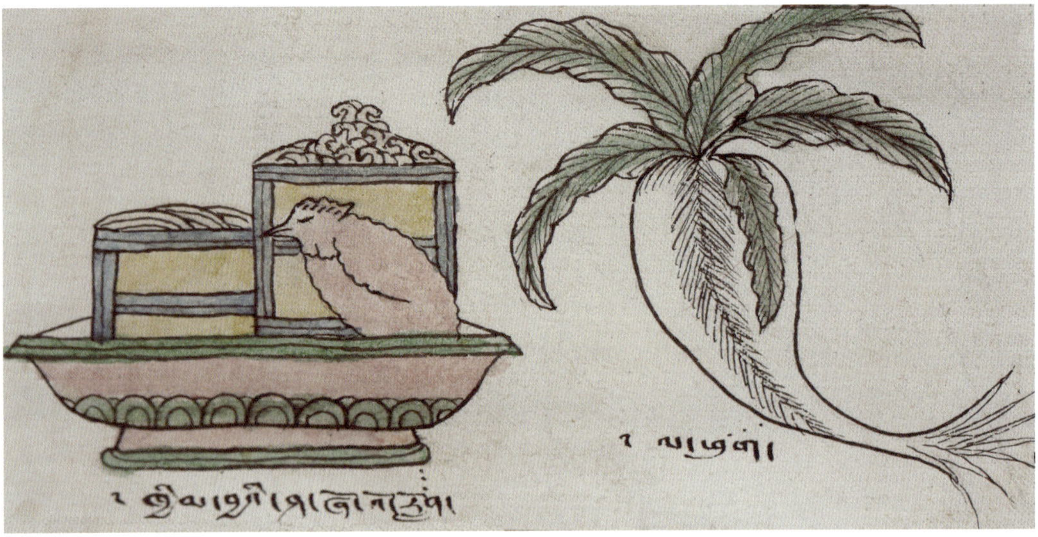

(༡) ཆང་གསར་དང་ཞོ་མ་ལངས་པ། སེར་ཤ་ཡུངས་ཀར་མར་ལ་བརྔོས་པ་དང་། ཁྱིམ་བྱའི་ཤ་དང་ཞོ། འོ་སྣོན་དང་ལ་ཕུག སྒོག་སྐྱ། ཡུངས་ཀར་ལོ་མ་རྣམས་བསྲེས་ཏེ་ཟ་བའམ་ལྷན་ཅིག་ཟ་བ། ཡང་ན་སྔ་མ་མ་ཞུ་བར་ཕྱི་མ་ཟ་བ་སོགས་སྤང་བར་བྱའོ།།

① 新酿青稞酒与未发酵的酸奶、白芥油炒黄蘑菇、家禽肉与酸奶、生乳与萝卜大蒜白芥菜叶等同食会中毒。前者尚未消化又进食后者也可能导致转化性中毒症，因些要避免以上饮食行为。

(1) To prevent food poisoning, one should avoid eating the following combinations: freshly made highland barley wine and unfermented yogurt; yellow mushrooms fried with whie mustard oil; poultry meat and yogurt; raw milk with radishes or garlic and white leaf of mustard. Eating any food before the previous meal is digested can lead to food poisoning too.

སྦྱོར་དུག་གི་སྔོན་འགོག
转化性食物中毒症的预防
Prevention of Food Poisoning

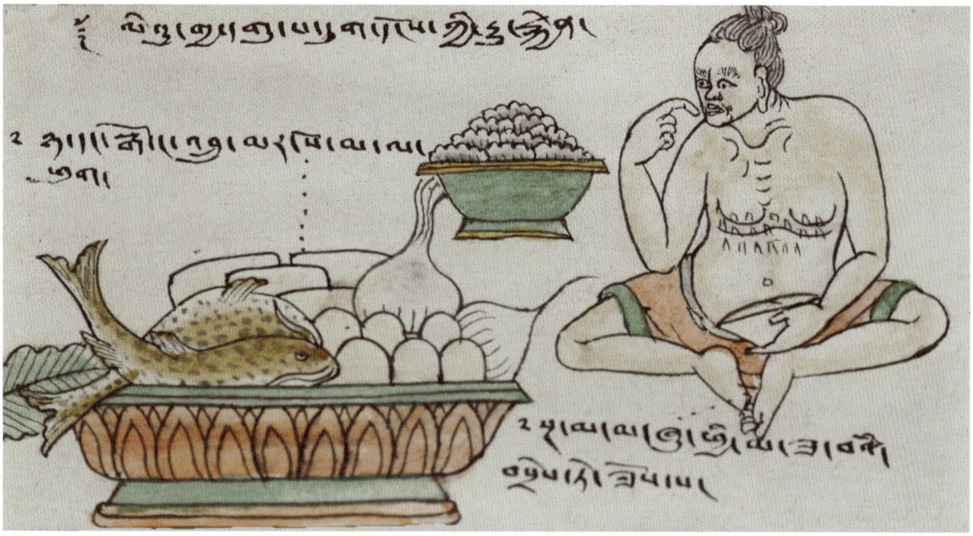

(༢) སྦྱོར་དུག་སྔོན་འགོག་བྱ་ཆེད། ཉ་དང་སྒོང་། འབྲུ་མར་སོ་མ་དང་ལ་ཕུག་སོགས་མི་འཕྲོད་པའི་ཟས་རྣམས་བསྲེས་ཏེ་ཟ་བའམ་ལྷན་ཅིག་ཟ་བ། ཡང་ན་སྔ་མ་མ་ཞུ་བར་ཕྱི་མ་ཟ་བ་སོགས་སྤང་བར་བྱའོ།།

② 鱼与蛋、新榨植物油与萝卜等不可同食。前者尚未消化又进食后或者同时混合食用都是不适宜的。

（2） To prevent food poisoning, one should avoid eating the following combinations: fish and eggs or newly extracted vegetable oil and turnips. Moreover, avoid eating any food before the previous meal is digested.

ཤ་དུག་ནད་ཀྱི་སྔོན་འགོག
肉食中毒的预防
Prevention of Meat Poisoning

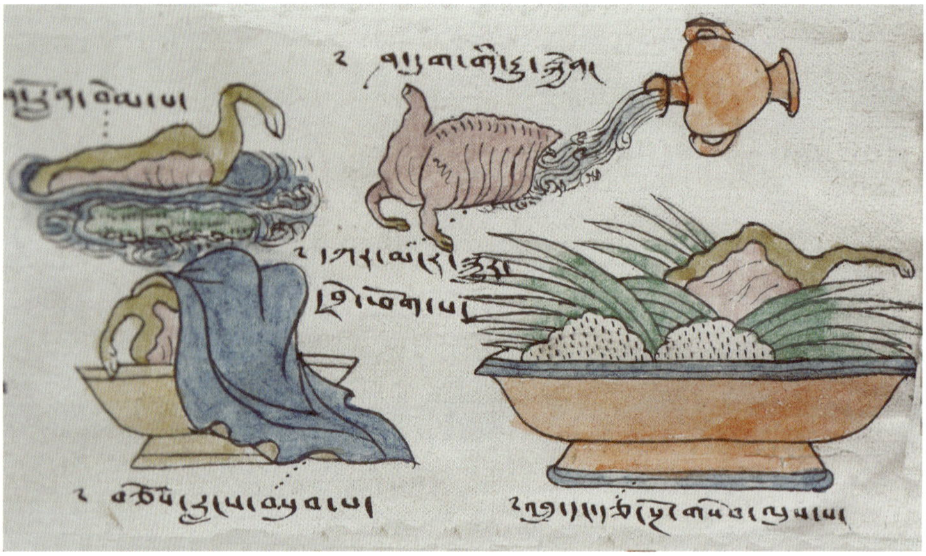

(༡) ཤ་རློན་གང་ས་བརླན་སྟེང་དུ་བཞག་པ་དང་། བཙོས་པའི་ཤ་རྡོན་མོ་རླངས་བསུབས་བྱས་པ། དཀར་སྐྱུར་དབྱེ་དང་ཉི་ཞུར་ཐོག་པ། འབྲུ་དང་རྩམ་པ། སྔོ་གསེབ་ཏུ་ལས་པ། བེ་ལོག་ཤན་པའི་ཁྲག་གིས་ཐོག་པ་སོགས་ཀྱི་རྐྱེན་ལས་ཡུན་རིང་འདས་ན་ཤ་དུག་ཏུ་འགྱུར་བས་ཤ་དེ་རིགས་སྤང་དགོས།

① 食用以下肉会引起中毒：放置于潮湿之地的生肉、蒸气尚未散发便焖在锅中的熟肉、与牛奶和酸青稞酒放在一起的肉、黄鼬尿污染的肉、被久晒的肉、长时间放置于青稞和糌粑以及草丛中的肉。

(1) To prevent meat poisoning, one should avoid taking raw meat that is placed on humid ground, cooked meat that is stored in a pot before the steam has fully evaporated, meat that is soaked in milk and sour highland barley wine, meat polluted by weasel urine, meat that is exposed to sunlight for a long time, and meat stored in highland barley, *tsampa* and grass for a long time.

ཤ་དུག་ནད་ཀྱི་སྔོན་འགོག
肉食中毒的预防
Prevention of Meat Poisoning

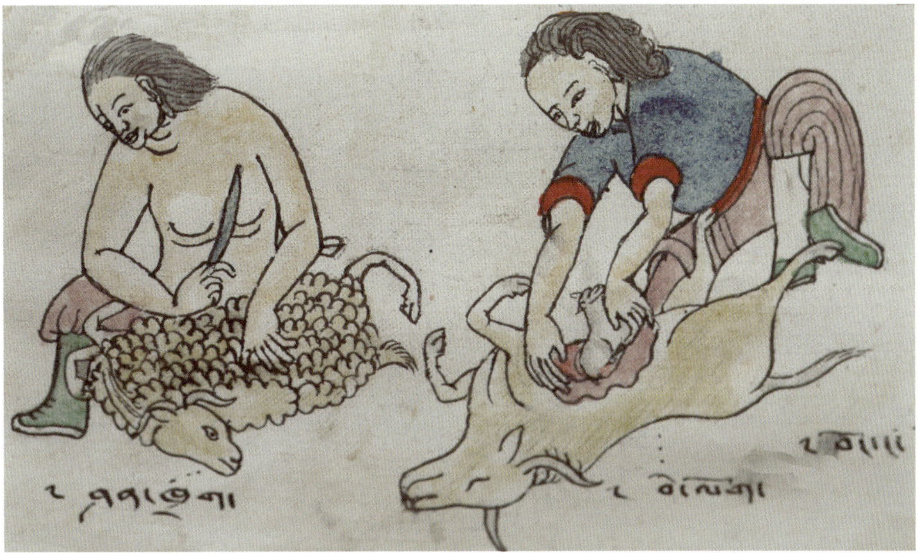

（༢） ཤ་དུག་ཡོད་པའི་ཤ་ནི། མདོག་ལྷག་པར་དམར་ལ་གྲི་ལྕ་བུ་ལྕགས་ལ་མི་འབྱར་བ། ཅུང་ཟད་སྐྲོས་པ་སོགས་ཀྱི་རྟགས་ཡོད་པས། དོགས་པ་ཡོད་ཚེ་མི་ཟ་བའམ་འོམ་བུའི་ལོ་མ་བཏབ་སྟེ་བཙོས་ནའང་ཤ་དུག་མི་འབྱུང་བར་ཕན།

② 有毒的肉，其颜色呈鲜红色，不沾刀等铁器。怀疑肉有毒时，尽量不要吃，若必须吃时，与水柏枝一起煮可以起到解毒的效果。

（2） Toxic meat is normally a fresh red color, slightly swollen and does not stick to iron. It is better to avoid eating the meat if you think it is toxic. If you have to eat it, you can detoxify it by boiling it with myricaria leaves.

ཁྱི་སྨྱོན་ནད་ཀྱི་སྔོན་འགོག

狂犬病的预防

Prevention of Rabies

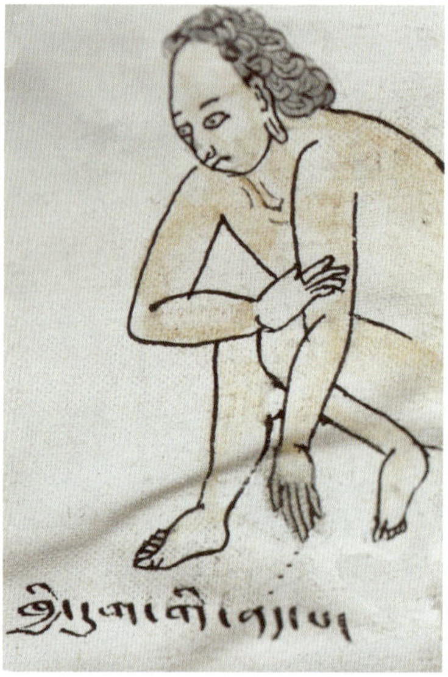

(༡) ཁྱི་སྨྱོན་ནད་སྔོན་འགོག་བྱ་ཚེད། ཁྱི་དུག་ཡོག་པའི་ཁྱི་དེ་འོན་པའམ་ལོང་བ་ལྟར་གར་འགྲོ་མེད་ཅིང་། ཁ་ཆུ་འཛག་པ། ཁ་གདངས་པ། མགོ་བོ་སྨད་ཅིང་མཇུག་མ་ཕབ་པ། འཁྱམ་ཞིང་ཕྱོགས་ངེས་མེད་དུ་རྒྱུ་བ་ཡིན་པས་དེ་དག་དང་མ་འཕྲད་པ་དང་སོས་མ་ཐེབས་པ་བྱ་དགོས།

① 狂犬病狗有以下症状：流口水、张嘴、低头拖尾和到处游荡等。应避免与有以上症状的狗接触，更要防止被其咬伤。

(1) To prevent rabies, one should avoid contacting with the dogs whose saliva is visibly flowing out of the mouth, who are constantly opening the mouth or wandering around in a trance, including deaf and blind dogs. One must avoid being touched or bitten by these dogs.

ཁྱི་སྨྱོན་ནད་ཀྱི་སྔོན་འགོག

狂犬病的预防

Prevention of Rabies

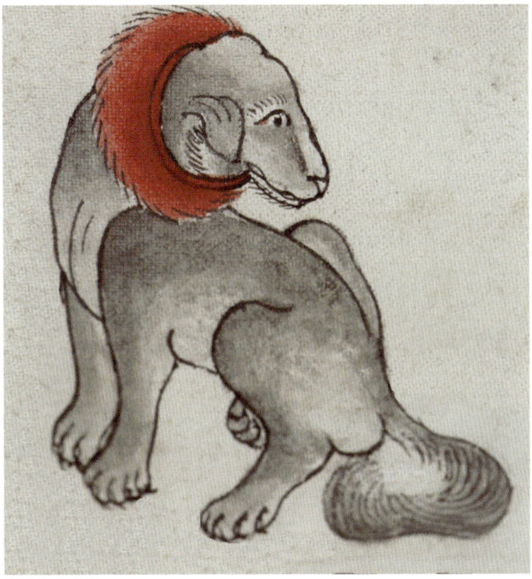

(༢) གལ་ཏེ་ཁྱིས་སོ་བརྒྱབ་ན་དེ་འཕྲལ་སྨན་ཁང་དུ་ཕྱིན་ནས་ཁྱི་སྨྱོན་གྱི་དུག་ཐོག་ཡོད་མེད་བརྟག་དཔྱད་དང་སྨ་བཅོས་བྱེད་པ་ལས་སྣང་མེད་དུ་འདོར་མི་ཉན།

② 如果不幸被狗咬伤，应及时就医，不可忽视。

(2) When bitten by a rabid dog, one must go to the hospital for treatment in time.

བཅོ་ལྔ་པ། ལུས་བརྟ་བ་དང་སྐྱུང་བར་བྱ་བའི་སྐོར།

十五、滋补强健与节食

XV Nourishing and Fasting Treatment

ལུས་བརྟ་བར་བྱ་བའི་ཡུལ།

适宜滋补的人群

People that Need Nourishing Treatment

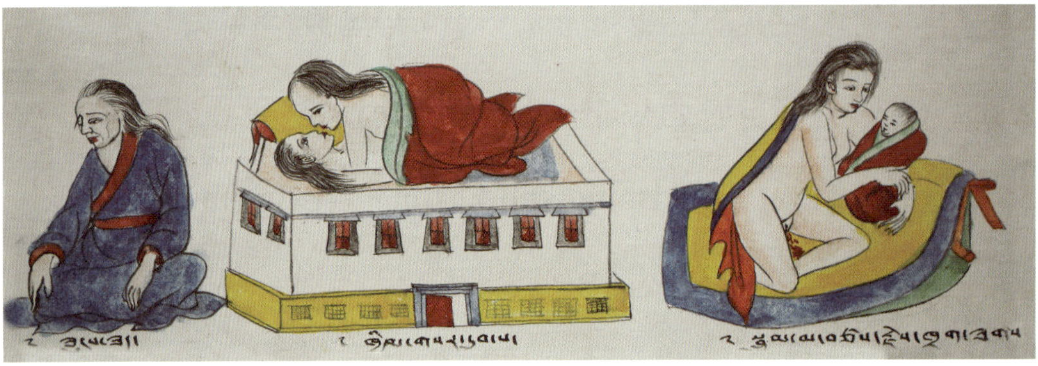

(༡) རླུང་ཤས་ཆེ་བ་དང་ཟུངས་ཟད་པ། ཁྱིམ་གསར་སྐབས་ཉལ་པོ་མང་པོ་སྤྱད་པས་དུབ་པ། སྦྲུམ་མ་དང་། བྱིས་པ་བཙས་པའི་རྗེས་སོགས་ལ་ལུས་བརྟ་བའམ་ཉམས་སྟོབས་རྒྱས་པར་བྱ་དགོས་སོ།།

① 隆偏盛者、体质虚弱者、新婚房事过度者、孕产妇等人群，须滋补身体。

(1) People with more *rlung*, weak physique, excessive sexual intercourse due to new marriage, and pregnant and postpartum women should get nourishing treatment.

ལུས་བཙ་བར་བྱ་བའི་ཡུལ།

适宜滋补的人群

People that Need Nourishing Treatment

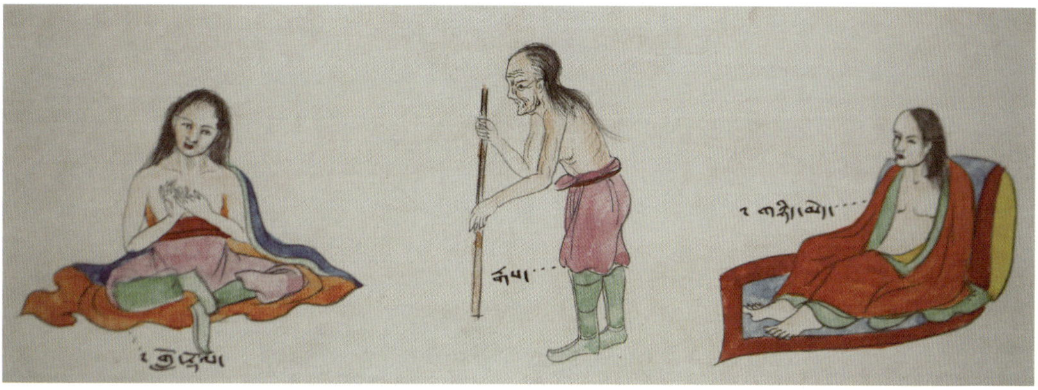

(༢) ཁྲག་མང་དུ་ཟགས་པ་དང་། གློ་རྡོལ། རྒས་པ། གཉིད་མེད་པ། མྱ་ངན་གྱིས་གདུང་པ། རྩོལ་བས་དུབ་པ། ནམ་ཟླ་སོ་གའི་དུས་རྣམས་ལ་ལུས་བཙ་བར་བྱ་དགོས་སོ།།

② 失血过多、肺穿孔、年老、失眠、忧苦过盛和劳累过度等人群，适宜滋补身体。其他人可在季春时节适量进行滋补。

（2） Nourishing treatment can apply to a person who has lung perforation and excessive bleeding, elderly, insomnia, overstrain and excessive anxiety. It can also apply in late spring.

ལུས་བརྟ་བའི་ཟས་སྐོམ།

滋补饮食

Diet as Nutritional Supplement

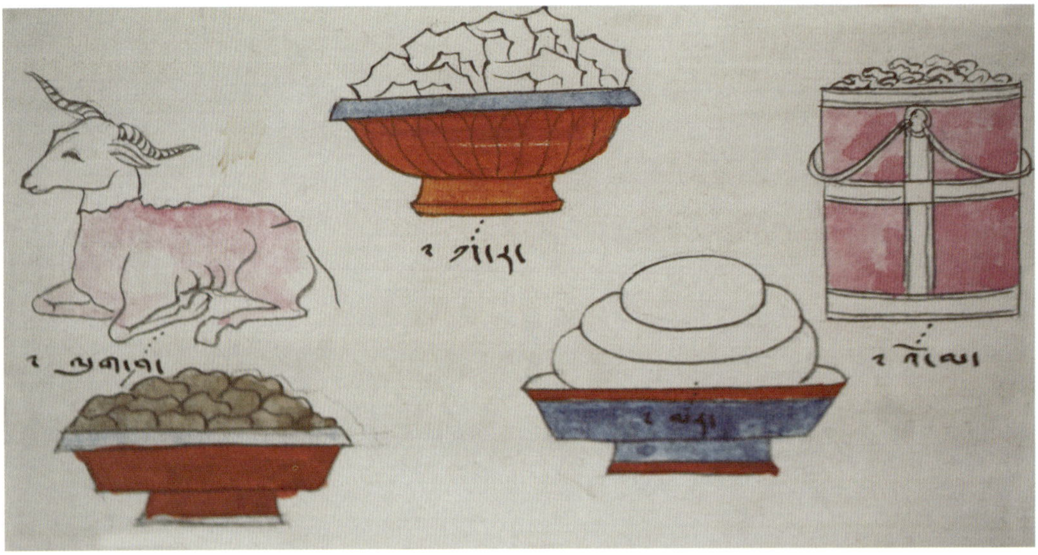

ལུས་བརྟ་བཙམ་ཉམས་སྟོབས་རྒྱས་པར་བྱེད་པའི་ཁ་ཟས་ནི། ལུག་ཤ་དང་། བུ་རམ། ཀ་ར། མར། འོ་མ། ཞོ། ཆང་ལ་སོགས་པའི་བཅུད་ཆེན་པོ་རྣམས་བསྟེན་དགོས།

滋补身体，须食用羊肉、红糖、冰糖、酥油、奶、酸奶及青稞酒等富含营养的食物。

It is good to eat nutrients such as mutton, brown sugar, white sugar, butter, dairy products, yogurt and highland barley wine for nourishing body.

ལུས་བརྟ་བའི་སྨན།

滋补药物

Medication as Nutritional Supplement

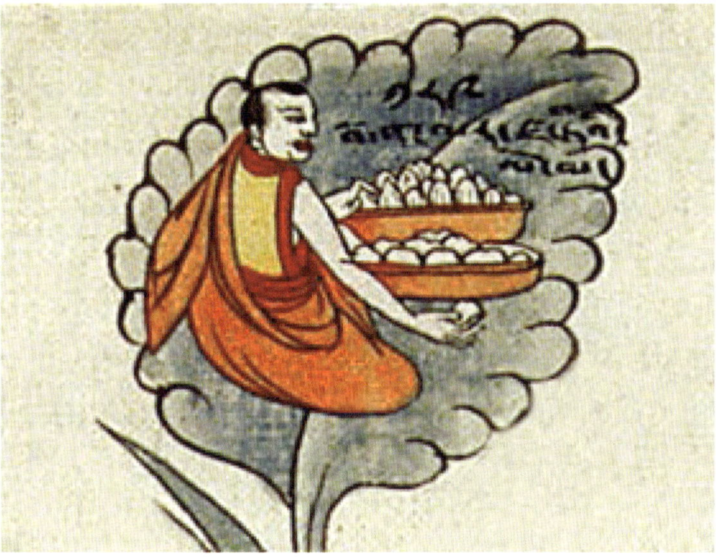

ལུས་བརྟ་བའམ་ཉམས་སྟོབས་རྒྱས་པར་བྱེད་པའི་སྨན་ནི། འབའ་སམ་སྨན་མར་སོགས་གང་འཕྲོད་པའི་སྨན་མར་བསྟེན་དགོས།

滋补药物有服用巴桑母酥油丸等相适宜的酥油丸。

It is good to take proper medicinal butter pills such as *bha sam* medicinal butter pills for nourishing the body.

ལུས་བརྟ་བའི་དཔྱད།

滋补身体的外治法

External Therapies for Nourishing the Body

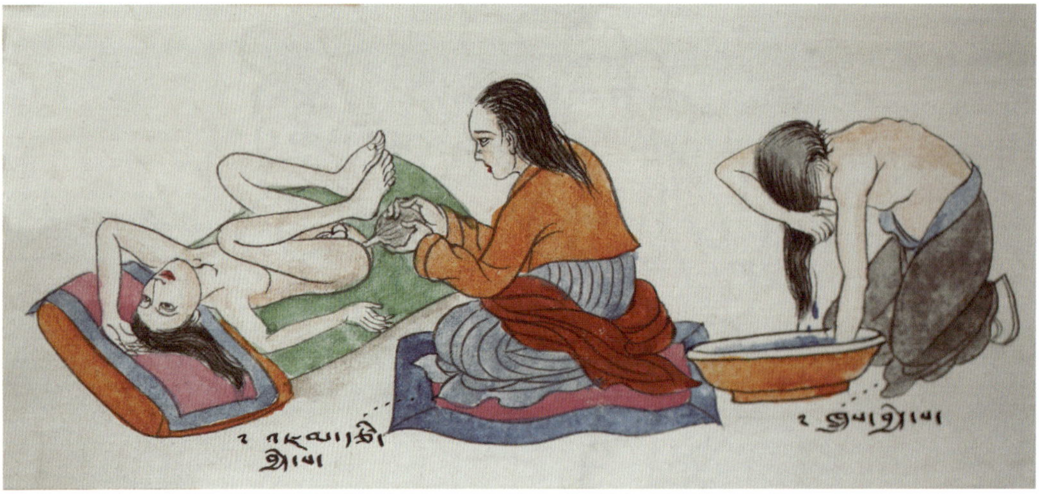

ལུས་བརྟ་བའམ་ཉམས་སྟོབས་རྒྱས་པར་བྱེད་པའི་དཔྱད་དུ། འཇམ་རྩི་དང་། བྲུས། བསྐུ་མཉེ་སོགས་བྱའོ།།

缓导剂、泻下法及涂抹按摩法均可以起到滋补身体的作用。

It is good to apply medicinal enema with oil, catharsis and doing massages for nourishing the body.

ལུས་བརྟ་བའི་སྤྱོད་ལམ།

滋补身体的起居

Lifestyle for Nourishing the Body

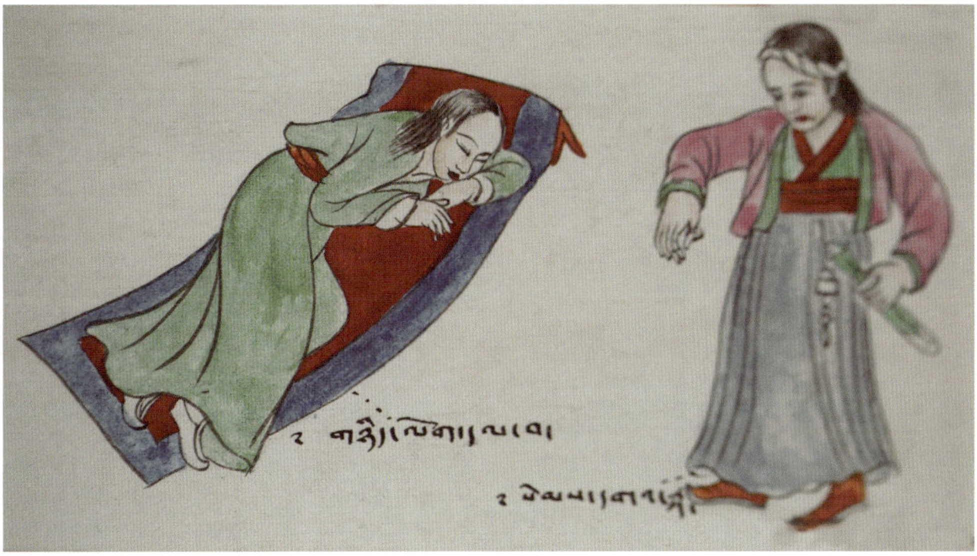

ལུས་བརྟ་བའམ་ཉམས་སྟོབས་རྒྱས་པའི་སྤྱོད་ལམ་ལ། བདེ་བར་གཉིད་ལོག་ཅིང་། ངལ་བ་དང་གཙོ་བོར་སེམས་དགའ་བར་བྱེད་པའོ།།

滋补身体需要充足的睡眠、静休，最关键是保持舒畅的心情。

It is good to have enough sleep, good rest and especially to be in a good mood for nourishing the body and enhancing the physical strength.

ལུས་བརྟས་པའི་ཕན་ཡོན།

滋补身体的益处

Benefits of Nourishing the Body

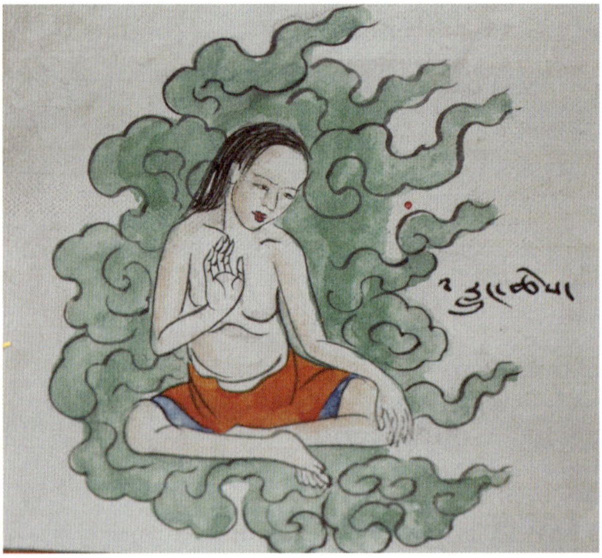

ལུས་བརྟ་བའི་ཆོ་ག་རྣམས་རྟག་ཏུ་བསྟེན་ན། དེས་ལུས་ཀྱི་སྟོབས་རབ་ཏུ་འཕེལ་ཞིང་། རླུང་ལ་སོགས་པའི་ནད་ཀུན་ཀྱང་ཟིལ་གྱིས་གནོན་པར་བྱེད་དོ།།

经常滋补身体，能强健体魄，祛除隆等疾病。

Applying methods of nourishing the body often increase the physical strength and remove all diseases including *rlung* diseases.

བརྟེན་པ་ཐལ་དྲགས་པའི་སྐྱོན།

滋补过盛的危害

Disadvantages of Excessive Nourishing

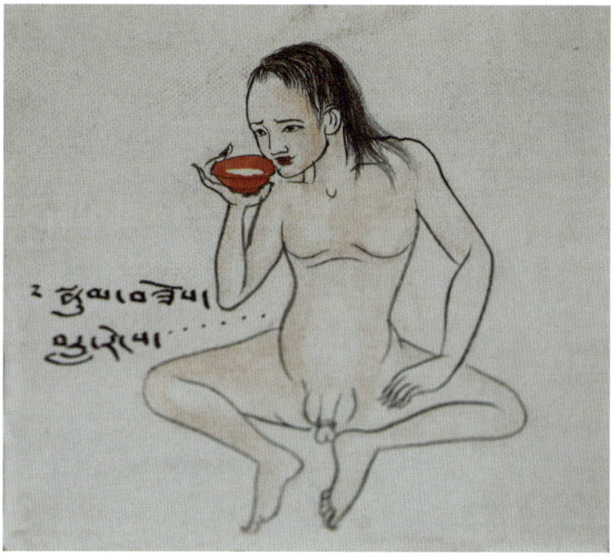

གལ་ཏེ་ལུས་བརྟེན་པ་ཐལ་དྲགས་ན། ཚོ་ཆེ་བ་དང་། འབྲས་དང་རྨེན་བུ། ཁམས་རྨོངས་བག་ཅན་དུ་འགྱུར་བ། གཅིན་སྙི། ལུད་པ་དང་བད་ཀན་འཕེལ་བ་ལ་སོགས་པའི་སྐྱོན་འབྱུང་ངོ་།།

滋补过盛，易导致肥胖、肿瘤、淋巴、精神萎靡、糖尿病、多痰及培根增升等病症。

Excessive nourishing can lead to obesity, tumors, lymphopathy, grogginess, diabetes, and excessive phlegm and *badkan*.

ལུས་སྨྱུང་བར་བྱ་བ།

禁食或节食

Fasting and Food Reduction

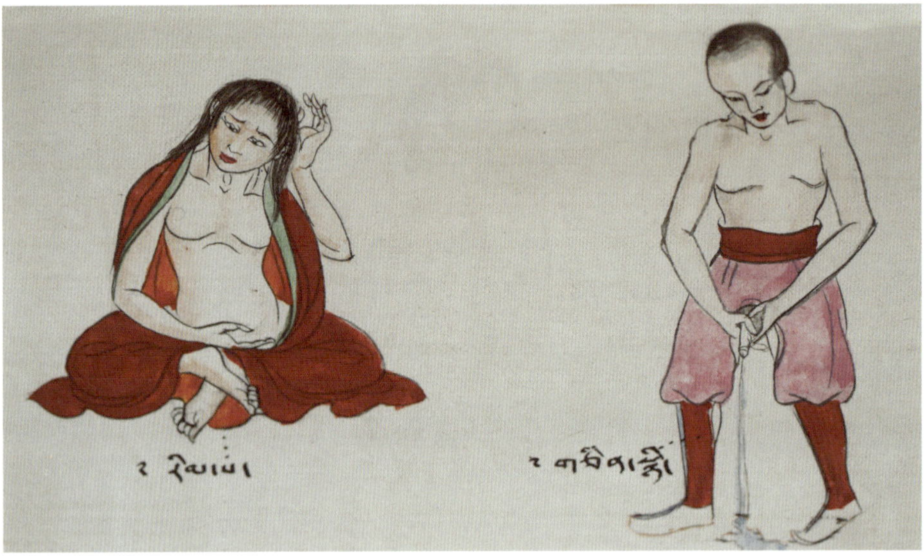

ཁ་ཟས་མ་ཞུ་བ་དང་། སྣུམ་བག་ཆེར་ཟོས་པ། བརླ་རེངས་ཀྱི་ནད། རིམས་ནད། གཅིན་སྙི། ཁོང་འབྲས། དྲེག་དང་གྲུམ་བུའི་ནད་སོགས་སྐྱེས་བུ་སྟོབས་དང་ལྡན་ཞིང་དར་ལ་བབས་པ། དགུན་སྟོད་ཀྱི་དུས་རྣམས་སུ་སྨྱུང་བའི་ཚོ་ག་ཞག་གསུམ་ཚུན་བསྟེན་ཏེ་བཅོས་པར་བྱའོ།།

消化不良、常食油腻、隆病引起的腿僵症、疫病、糖尿病、内腔瘤症、痛风、风湿性关节炎等人群，只要年壮体健，可在初冬季节实施三日的禁食或节食疗法。

Patients with indigestion and frequent intake of greasy food, leg stiffness caused by *rlung* diseases, epidemic, diabetes, intracavitary tumors, gout and rheumatism can implement a three-day fast or food reduction therapy in the early winter as long as they are young and strong.

བཅུ་དྲུག་པ། ཕྲན་བུའི་ནད་འགའི་བཅོས་ཐབས་སྐོར།

十六、轻微疾病的治疗

XVI Treating Methods for Regular Diseases

གཉིད་ཡེར་བ་བཅོས་ཐབས།

失眠疗法

Treating Methods for Insomnia

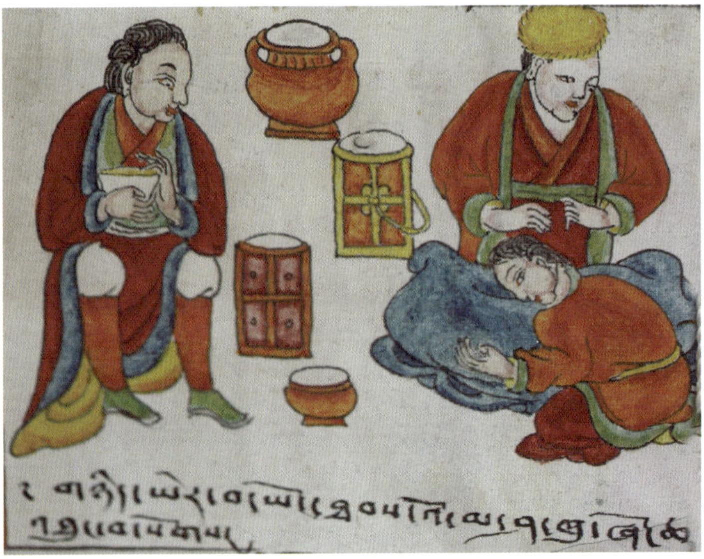

གཉིད་མི་འབྱུང་ན། འོ་མ་དྲོན་མོ་དང་། ཞོ་དང་ཆང་དང་ཤ་ཁུ་ལ་སོགས་པ་དྲོ་ཞིང་བཅུད་པའི་བཟའ་བཏུང་དང་། ཏིལ་མར་ལ་སོགས་པ་མགོ་བོར་བསྐུ་ཞིང་རྣ་བའང་སྣུམ་ཅུང་ཟད་བསྲོས་པས་དགང་བར་བྱས་ན་གཉིད་ལེགས་པར་འབྱུང་།

失眠时，可选用热奶、酸奶、青稞酒、肉汤等热性营养的饮食；用芝麻油等涂抹头部；耳中滴入少许油也可起到助眠的效果。

Having a nourishing diet of hot quality, such as hot milk, yogurt, highland barley wine and meat broth work on people with insomnia. Rubbing the head with sesame oil and using oil drops in the ear can help to treat insomnia.

གཉིད་མི་ཡོང་བའི་ཐབས།

减少睡眠法

Treating Methods for Reducing Sleep

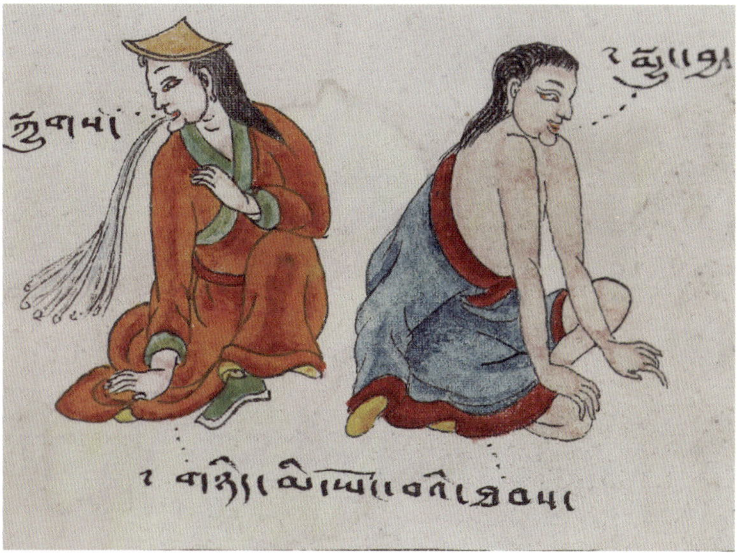

གཉིད་འཕེལ་ན་དེའི་ཚེ་སྐྱུགས་གཏོང་བ་དང་། ཟས་མ་ཟོས་པར་སྨྱུང་བར་བྱ་ཞིང་། འཁྲིག་པ་སོགས་བྱས་ན་ཕན་ཏེ་གཉིད་སྲབ་པར་འགྱུར་རོ།།

嗜睡者，可采用催吐疗法、禁食或者行房事等方法来对治。

Excessive drowsiness can be treated with emetic, fasting or sexual intercourse.

ཆམ་པའི་དབྱེ་བ།
感冒的分类
Types of Cold

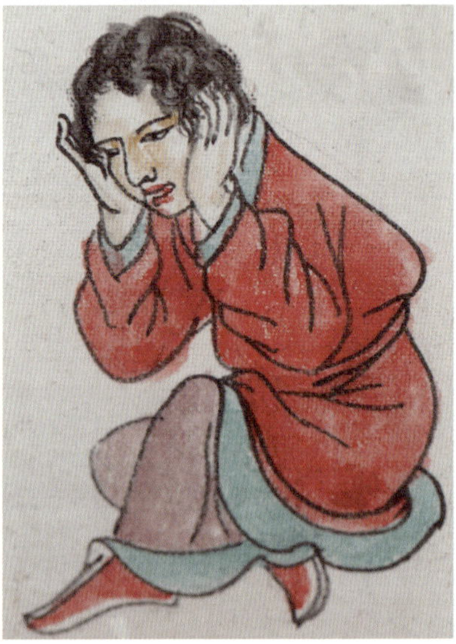

བོད་ལུགས་གསོ་རིག་གཞུང་ལུགས་ལྟར་ན། ཆམ་པར་དབྱེ་བ་གྲེ་ཆམ་དང་། གློ་ཆམ། རིམས་ཆམ། སྣ་ཆམ་བཅས་བཞི་རུ་བསྟན་ནོ།།

藏医中将感冒分为喉感、肺感、时感（流感）和鼻感等四种。

According to Tibetan medicine theories, cold can be categorized into four types: throat cold, lung cold, the flu and nasal cold.

གྲེ་ཚམ་གྱི་ནད་རྟགས།
喉感的症状
Symptoms of Throat Cold

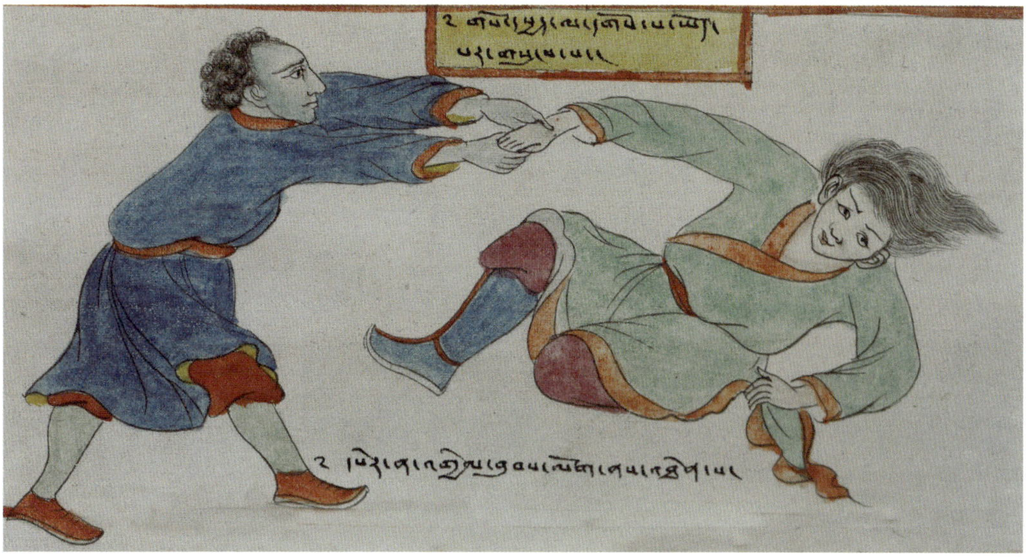

གྲེ་ཚམ་གྱི་ནད་རྟགས་ནི། ཐོག་མར་གྲེ་བ་དང་རྐན་མཚུལ་ཚ། བར་དུ་སྣ་ཆུ་འཛག་ཅིང་མཚུལ་པ་འགག ཐ་མར་སྦྲིད་པ་མང་པོ་བསྟུད་ཅིང་འོང་བའོ།།

喉感的症状：初期咽喉、上腭、鼻腔有灼痛，中期流鼻涕、鼻腔阻塞，后期连续打喷嚏。

In the initial stage of throat cold, one can feel burning pain in the throat, palate and nasal cavity. In the course of middle stage, one feels runny nose and nasal obstruction. In the final stage, frequent sneezing appears.

གློ་ཆམ་གྱི་ནད་རྟགས།

肺感的症状

Symptoms of Lung Cold

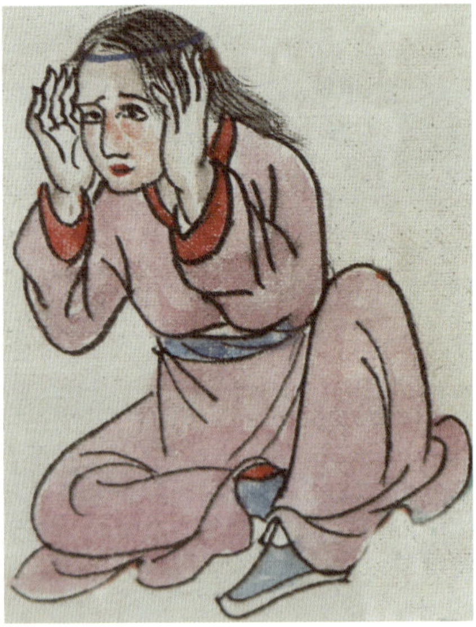

གློ་ཆམ་གྱི་ནད་རྟགས་ནི། ཐོག་མར་གྲེ་བ་ཚ་ཞིང་སྐད་འཛེར། བར་དུ་གློ་མང་དུ་ལུ་བ་དང་མགོ་དང་བྲང་རྒྱབ་ན། ཐ་མ་ལུད་པ་རྣག་ཏུ་ལུ་ཞིང་བཅོས་མ་ཐུབ་ན་གློ་གཅོང་དུ་འགྱུར་ཉེན་ཡོད།

肺感的症状：初期咽喉发干、声音嘶哑。中期多咳嗽，头部和胸背酸痛；后期痰带脓液，如不及时治疗将会导致肺结核。

In the early stage of lung cold, the throat is dry and the voice is hoarse. In the middle stage, there is more coughing and pain in the head, chest and back, while in the later stage, there is sputum with pus. It may lead to tuberculosis, if not treated in time.

རིམས་ཆམ་གྱི་ནད་རྟགས།

流感的症状

Symptoms of the Flu

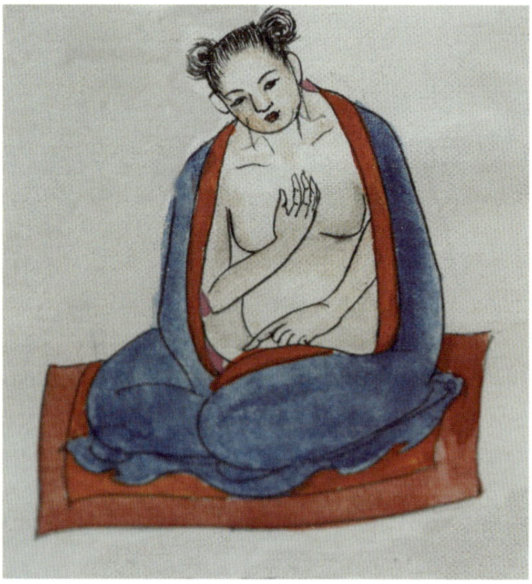

རིམས་ཆམ་ནི། རིམས་ཆམ་ཡོག་པའི་ནད་པར་འབྲེལ་ཐུག་བྱས་པ་ལས་ན་ཞིང་། མགོ་དང་ཚིགས་གཞི། རོ་སྟོད། བརླ་རྐེད་སོགས་བརྡུངས་པ་ལྟར་ན། ཁ་ཁ། གྲང་ཤུམ་བྱེད། དང་ག་མི་བདེ། རྨི་ལམ་ཟ་ཟི་མང་བ་སོགས་ཀྱི་ནད་རྟགས་འབྱུང་།

流感是一种传染性疾病，患者头部、关节、背部及腰腿有被痛打般的疼痛，伴有口苦、寒颤、食欲不振、多梦等症状。

The flu is infectious. Symptoms include pain that feels like being punched in the head, joints, lower back and legs, accompanied with a bitter taste in the mouth, chills, loss of appetite and drowsiness.

སྣ་ཆམ་གྱི་ནད་རྟགས།

鼻感的症状

Symptoms of Nasal Cold

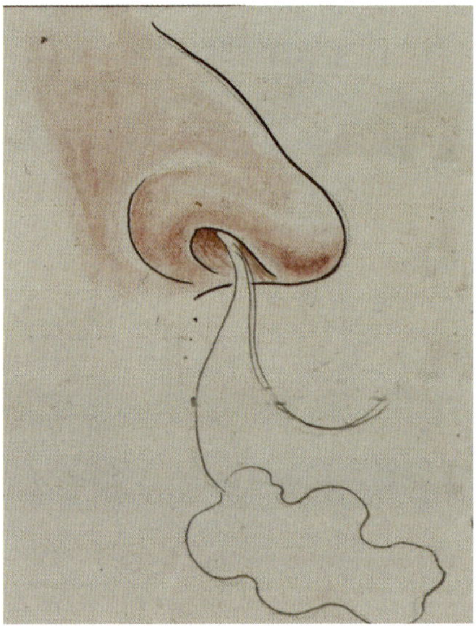

སྣ་ཆམ་གྱི་ནད་རྟགས་ནི། སྣ་དང་མཚུལ་པ་ཚ་ཞིང་གཡའ་བ་དང་། སྣ་ཆུ་ཡང་ཡང་འབྱུང་བ་སོགས་ཀྱི་ནད་རྟགས་འབྱུང་།

鼻感的症状有鼻腔发干、灼痛且痒，鼻涕增多等。

Symptoms of nasal cold include dry, burning pain, itchy nose and more nasal mucus.

གྲེ་ཆམ་གྱི་བཅོས་ཐབས།

喉感的治疗

Treatment for Throat Cold

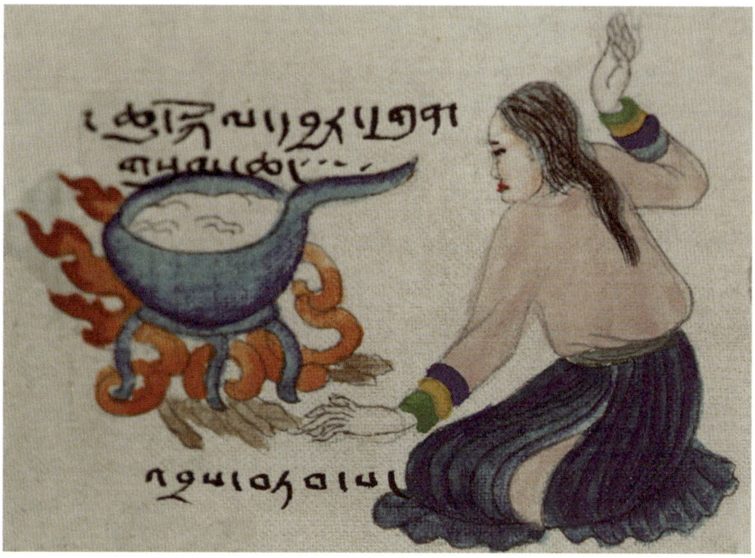

གྲེ་ཆམ་ལ་ཁ་ཟས་རྙིང་པ་དང་རུལ་བ། སྤྱོད་ལམ་མེ་ཉི་སོགས་དྲོད་ཚད་ཆེ་བ་དང་དྲག་ཤུལ་གྱི་ལས་སོགས་སྤང་རྒྱུ་དང་། ཆུ་སྐོལ་མང་དུ་བསྟེན་དགོས།

喉感患者，忌陈旧、腐烂的饮食，远离火和阳光等高温，不宜劳累过度，应多喝开水。

To treat throat cold, one should avoid taking stored and decayed food. Don't stay by a fire or under strong sunlight for too long or overwork. Drink more boiled water.

གློ་ཆམ་གྱི་བཅོས་ཐབས།

肺感的治疗

Treatment for Lung Cold

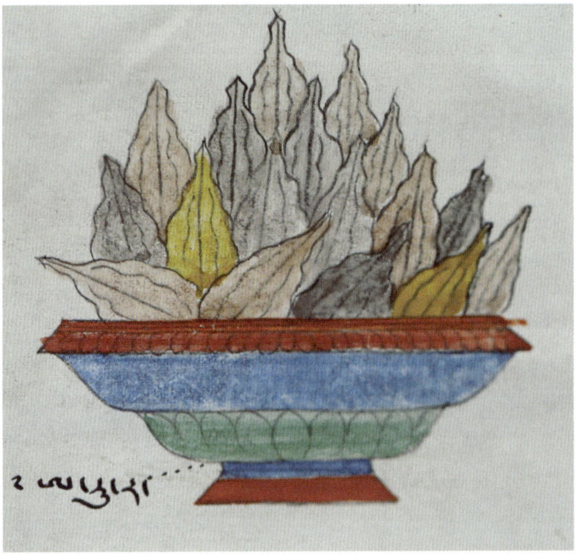

གློ་ཆམ་གྱི་བཅོས་ཐབས་སུ། ཨ་རུ་རྡོག་གཅིག་ཁ་རུ་སྲུར་བ་དང་། སྒོ་ལོ་སུམ་ཐང་དང་། ལི་ཤི་དྲུག་པ་སོགས་བསྟེན། མཇུག་ཏུ་ཆམ་རྐྱན་དུ་གྱུར་ནས་ལུད་པ་མ་ཆོད་ན། ག་བུར་ཉེར་ལྔ་བསྟེན་ནས་ཚ་བ་གཉིད་ནས་བཏོན་རྗེས། བུར་དཀར་སོགས་ཀྱིས་གློ་རླུང་གསོ་དགོས།

可口含藏青果，服用三味高山辣根菜汤、六味丁香丸等药物。若感冒持续时间长咳痰不止时，可服用二十五味冰片丸消除热疾，最后食用蔗糖等用以补肺。

For treating lung cold, one can keep terminalia chebula in mouth, or take drugs such as so *lo sum thang* and *lee shee druk pa*. In case of continuous phlegm, patients can take drugs such as *ka bhur nyer nga* to eliminate heat diseases first and adopt a diet such as cane sugar to supplement lung deficiency afterwards.

རིམས་ཚམ་གྱི་བཅོས་ཐབས།

流感的治疗

Treatment for Flu

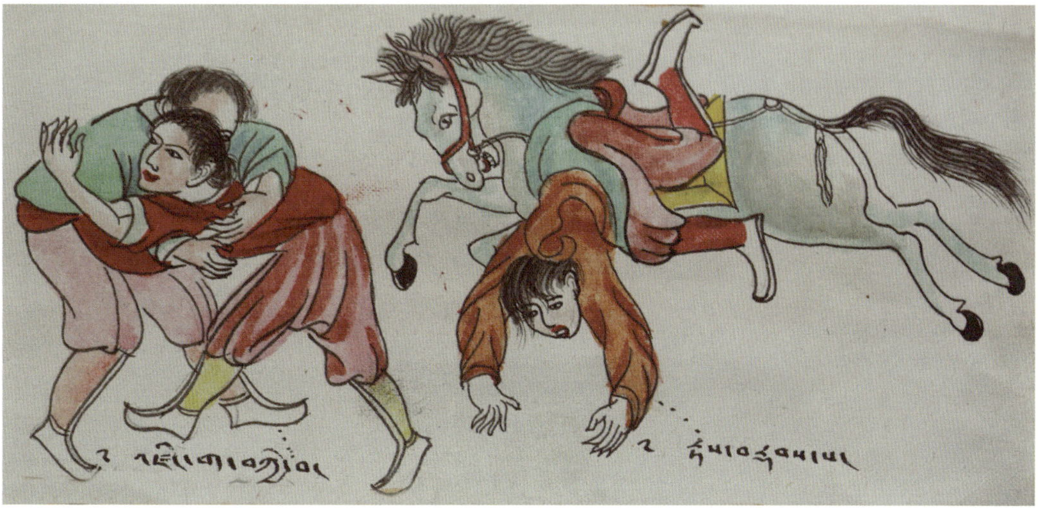

རིམས་ཚམ་མམ་ཚམ་རིམས་བཅོས་ཐབས་ནི། ཁ་ཟས་སྐྱུང་བར་བྱ་ཞིང་ཆུ་སྐོལ་མང་དུ་བཏུང་། ནོར་བུ་བདུན་ཐང་དང་འཕྲུལ་ཐང་སོགས་བཏང་ནས་རྔུལ་དབྱུང་། ཚ་བ་སྨིན་ནས་རིམས་ཚམ་གྱི་གཉེན་པོ་དངོས་བསྟེན་དགོས། དྲག་ཤུལ་གྱི་ལས་དང་ཟས་བཅུད་ཅན་ཐལ་དྲགས་མི་ཉན་པའོ།།

适当禁食或节食，多喝开水，服用七味珍汤散、催汤等用以发汗，待热疾成型后实施针对流感的治疗。不宜劳累和营养过剩。

Treating flu should properly implement fast or food reduction. Drinking more boiled water and take drugs such as *nor bu dhun thang* and *chul thang* to generate sweat. Apply proper treatment on flu after the heat disease is formed. Avoid fatigue and excessive nutrition.

སྣ་ཆམ་གྱི་བཅོས་ཐབས།

鼻感的治疗

Treatment for Nasal Cold

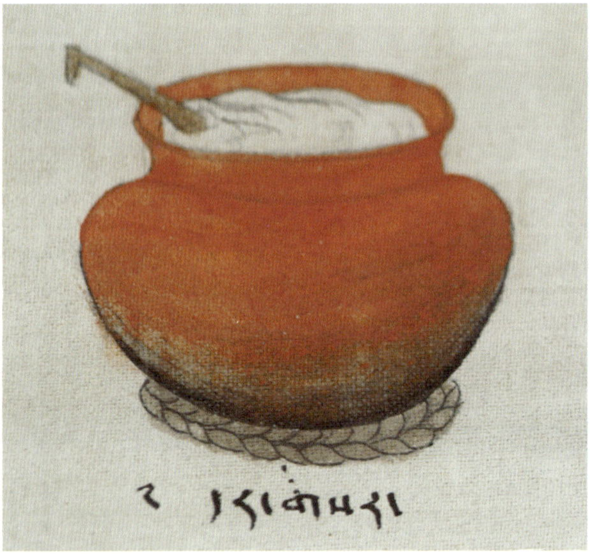

སྣ་ཆམ་གྱི་བཅོས་ཐབས་སུ། ཡོས་བརྔོས་པའི་རླངས་པ་སྣ་ནས་བདུག་དགོས་པ་དང་། ཆུ་སྐོལ་དང་། ཕྱེ་ཚོད། ཞོ་དར་སོགས་བསྟེན་ཞིང་། ངག་ཤུལ་དང་ཉིན་གཉིད། ཁ་ཟས་དྲོད་བཅུད་བཅས་སྤང་བར་བྱའོ།།

可用烘炒青稞的蒸气熏；饮食方面应多喝开水，食用面糊、酸奶和酪浆等；避免用力过猛、白天睡觉、食用热性和富含营养的食物等。

For treating nasal cold, vaporize the nose with steam generated from roasting highland barley. Drink boiled water, eat wheat powder paste, yogurt and buttermilk. Avoid over exertion, sleeping during the daytime and a diet with a hot nature and rich nutrition.

མ་སྨིན་ཚ་བའི་བཅོས་ཚུལ།

热症初期的治疗

Treatment on Unripe Fever

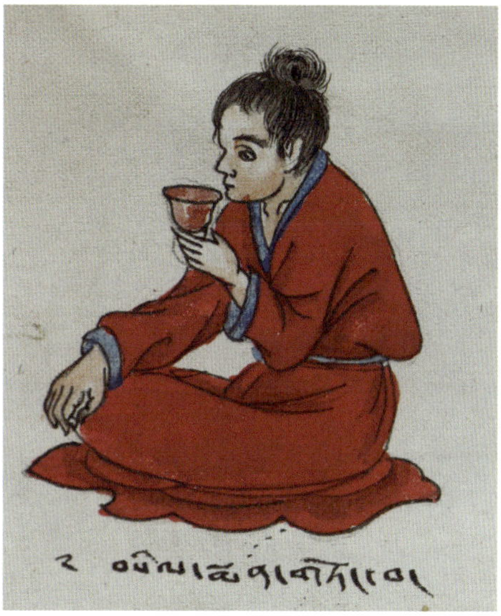

རིམས་ཚད་སོགས་ཐོག་མར་ན་ནས་གྲང་ཤུམ་བྱེད་པ་དང་ཚིགས་གཞི་ན་བ་སོགས་ཚ་བ་མ་སྨིན་པའི་སྐབས། གཉེན་པོ་བསིལ་བ་དང་གཉན་སྨན་རིགས་བསྟེན་སྔ་དྲགས་མི་ཉན་པར། ཐོག་མར་ནོར་བུ་བདུན་ཐང་དང་། འཕྲུལ་ཐང་སོགས་བསྟེན་ནས་ཚ་བ་སྨིན་དུ་བཅུག་རྗེས། གཉེན་པོའི་སྨན་རྣམས་བསྟེན་ན་བཅོས་སླ་བ་དང་། ནད་རྩ་མི་ལུས་པའི་དགེ་མཚན་ཆེའོ།།

初染流感时，会出现发冷、关节疼痛等症状，此时热症尚未成型，不可急着服用凉性、抗菌药，要先服用七味珍汤散、催汤丸等药促使热症成型后再治疗，这样有利于根治而不留后遗症。

For epidemic diseases like flu, patients will feel cold and painful joints when being infected at the very beginning. At this time, the heat disease is not formed, it is not necessary to take antibacterial drugs or medicine in cool quality. Taking drugs such as *nor bu dhun thang* and *chul thang* to help the formation of the heat disease and carry out treatment afterwards. It will leave no sequelae.

སྐྱོངས་ཚད་ཀྱི་བཅོས་ཐབས།

隆偏盛的治疗

Treatment on Excessive *rLung*

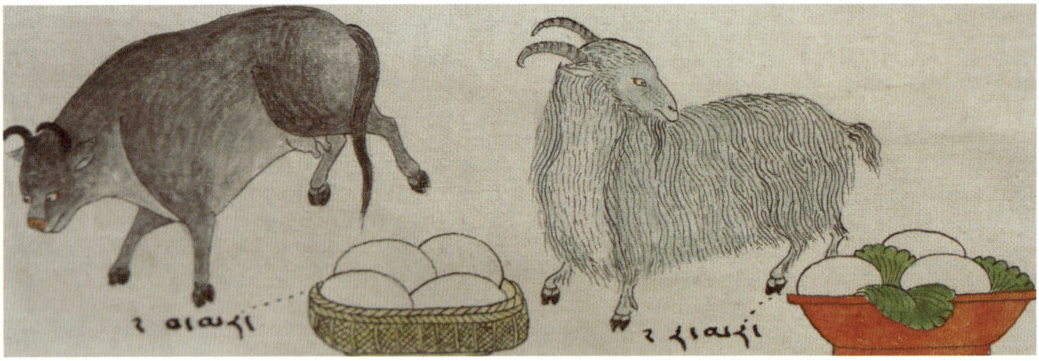

རླུང་ཤས་ཆེ་བའི་ནད་པར་ཚད་ནད་ན་སྐབས། ཟས་སྤྱོད་སྨན་དཔྱད་བསིལ་བ་ཤས་ཆེ་དྲགས་པས་ཚ་བ་ཆོག་ནས་རླུང་སྐྱེས་ཏེ་ཚད་གཞུག་འབུད་པས་སྐྱོངས་ཚད་དུ་འགྱུར་བས། དེ་རིགས་ལ་གཉེན་པོ་བསིལ་ཐལ་དྲགས་མི་རུང་།

隆偏盛者热症发作时，若过量食用凉性饮食，退热后可诱发隆病引起虚热症，故不宜过量食用凉性药食。

For patients with excessive *rlung*, when the heat diseases strike, excessive intake of a diet in cool quality can remove the heat but cause *rlung* diseases and heat deficiency afterwards. Therefore, treating such diseases should avoid excessive consumption of food and medicine in cool quality.

ཚ་བ་ཕྲན་བུ་བཅོས་ཚུལ།

轻度热症的治疗

Treatment on Mild Heat Diseases

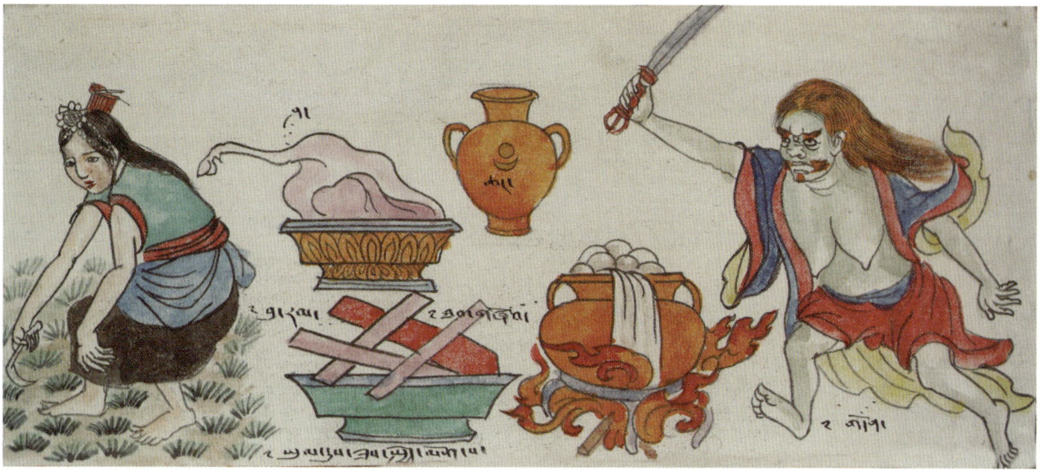

ཚ་བ་ཕྲན་བུ་ན་སྐབས་ཟས་སྤྱོད་མ་གཟབ་པར་གང་བྱུང་དུ་བསྟེན་པ་དང་། ཚ་བ་མ་སྨིན་པ་བཅོས་སྔ་དྲགས་པ། སྨན་དཔྱད་སོགས་གཉེན་པོ་ཤུགས་ཆུང་དྲགས་པས་བཅོས་མ་ཐུབ་པར་ཡུན་རིང་དུ་ལུས་ནས་རྙིང་ཚད་དུ་གྱུར་བས་ན། ཚ་བ་ཕྲན་བུ་བྱུང་ཡང་མཐོང་ཆུང་མི་བྱེད་པར་ཚུལ་བཞིན་དུས་ཐོག་ཏུ་བཅོས་དགོས།

轻度热症出现时若不注意饮食起居、热症尚未成型便治疗或者治疗不及时都会引发陈旧热症，因此出现轻度热症时应引起重视及时进行适度治疗。

When mild heat diseases strike, a neglection on treatment and diet adjustment or excessive treatment will make the symptoms more severe. Timely and moderate treatment is necessary for treating mild heat diseases.

སྐྱིགས་བུ་ཆུང་ངུའི་བཅོས་ཐབས།

轻度打嗝的治疗

Treatment of Mild Hiccups

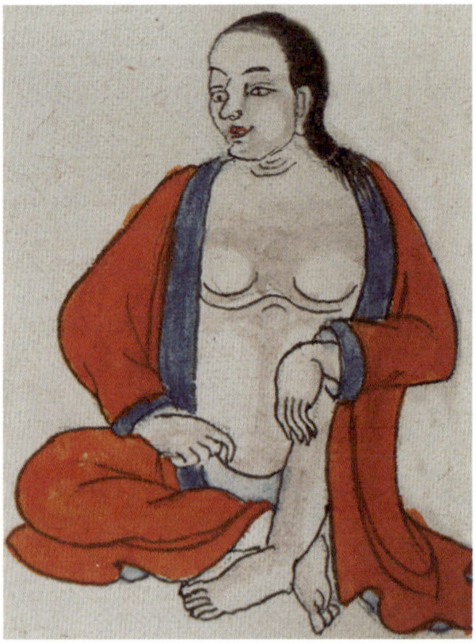

སྐྱིགས་བུ་ཚབས་ཆུང་བར་དབུགས་བསྡམས་པ་དང་། ནད་པས་མ་ཚོར་བར་ཞེད་སྣང་བསྐྱལ་བའམ་རྐུ་འཛུགས་པ་སོགས་སེམས་ཡེང་དུ་འཇུག་པའི་ཐབས་ཀྱིས་བཅོས་དགོས།

打嗝不严重时，可用憋气、病人不知情的情况下进行吓唬、冤枉等转移注意力的方式对治。

Mild hiccups can be treated by holding the breath or distracting the patients by scaring or wronging them.

ཁབ་སོགས་ཁོང་དུ་ཤོར་བའི་བཅོས་ཐབས།

针等进入体内时的对治法

Treatment for Needles Accidentally Put in the Body

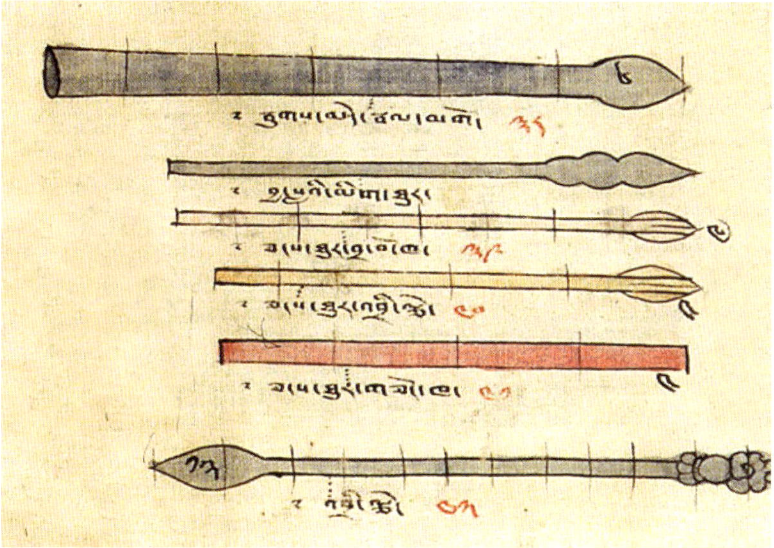

ཁབ་སོགས་ཁོང་དུ་ཤོར་ན་འབྲས་བུ་གསུམ་དང་། ཁབ་ལེན་ཕྱེ་མ་བཅས་སྲིན་བལ་གྱིས་དྲིལ་ཏེ་ཆུ་ལ་སྦྱར་ནས། ཁོང་དུ་བཏང་རྗེས་མི་འགུལ་བར་གན་རྐྱལ་དུ་ཉལ་བས་བཤང་ལམ་ནས་ཐོན།

若不慎针等进入体内时，可将三果和磁铁粉包在棉花中掺水服用后仰卧不动，稍后可通过便道排出。

When needles are accidentally put into the body, wrap the three chief fruits and magnetic powder in cotton, swallow it with water and lie down and be still. This can help to expel needles from the body.

ཟས་ཀྱིས་བརྣངས་པ་བཅོས་ཐབས།

噎食的对治法

Treatment for Choking While Eating

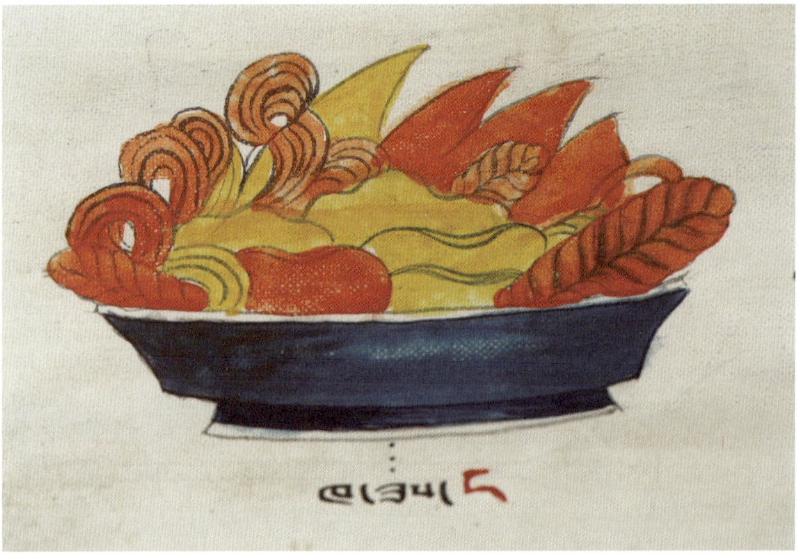

ཟས་ཀྱིས་བརྣངས་ན། ནད་པའི་རྐང་པའི་མཁྲིག་མ་གཉིས་ནས་ལག་པས་བཟུང་ལ་རྒྱབ་ཏུ་ཁ་བུབ་ཏུ་ཁུར་ལ་ཅུང་ཟད་སྒུར། སྐྱི་རགས་གྲུ་གུ་བྱས་པ་རྡོ་ལྷ་བུས་རྐང་མཐིལ་གཉིས་སུ་བརྡེགས། དེ་ནས་རོ་སྟོད་ལ་ཅུང་བརྒྱབ་པས་ཕན་པའོ།།

进食时不慎被噎住，可抓住病人的双脚踝，面朝下背在身上，稍微弯腰，慢慢捶击病人的脚掌心，而后拍打病人的后背即可解救。

For people choking while eating, hold the patients' ankles, lift them upside down and carry them on the back, slightly bent over, beat the patients' foot slowly and pat their back to rescue them.

ཚིགས་ཤོར་བའི་རྟགས།

关节脱位的症状

Symptoms of Joint Dislocation

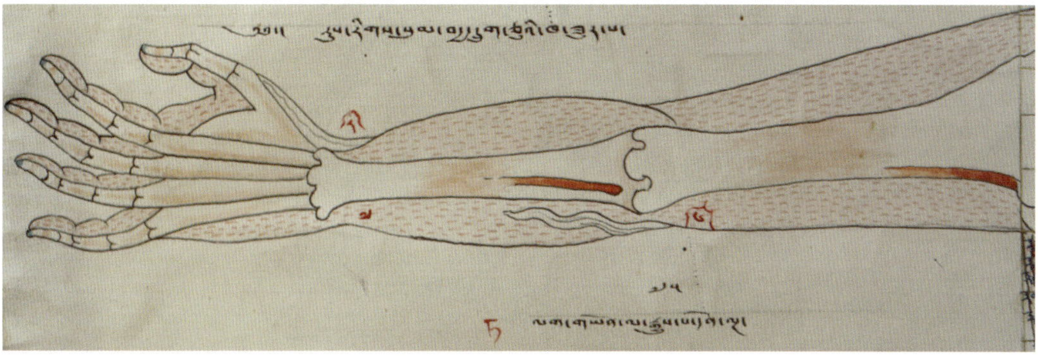

ཚིགས་ཤོར་བའི་རྟགས་སུ། ཟུག་གཟེར་ཙུང་ཟད་ཙམ་ལ་ལྡང་བ་དང་། དེའི་མོད་དུ་སྐྲངས་ཤིང་བརྐྱང་བསྐུམ་གྱི་བྱ་བ་ཉམས་པ། གང་ཤོར་བའི་ཚིགས་དེར་འབུར་ཀྱོང་དང་། གཞོགས་གཞན་དོས་ལས་རིང་བའམ་ཐུང་བ་སོགས་ཀྱི་རྟགས་འབྱུང་བའོ།།

关节脱位的主要症状有微有刺痛、立刻肿胀、屈伸功能减弱、脱位部位高低不平、与未脱位的躯肢长短有别等。

The main symptoms of joint dislocation include slight tingling, immediate swelling, a decline of flexing and extending functions, unevenness of the dislocated part and a difference in length compared to limbs with no dislocation.

དུག་ཡོག་མིན་བརྟག་པ།

中毒诊断法

Diagnosis of Intoxication

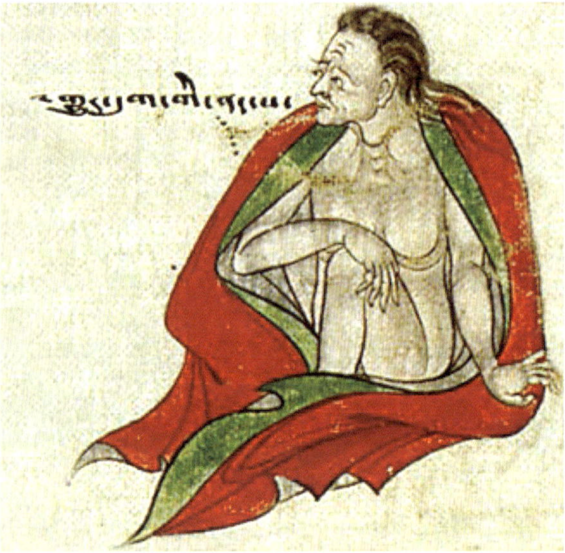

ནམ་ལངས་སྐབས་སྐད་ཆ་མ་ལབ་པ་དང་ཟས་མ་ཟོས་པ། མ་དཀྲུགས་པར་བྱུང་བའི་མཆིལ་མ་དེ། ཕོར་པའི་ནང་ཆུ་གཙང་བླུགས་ཏེ། དེའི་ནང་བླུགས་པས། ཁར་ལྡིང་ན་དུག་མེད་ལ་ཞབས་སུ་སོང་ན་དུག་ཡོད་པའི་རྟགས་སོ།།

天明时，空腹未语时将未经翻搅的唾液吐入盛有干净水的杯中，若唾液浮于水面说明未中毒，直沉水底则为中毒。

To determine intoxication, before speaking or eating, spit unstimulated saliva into a bowl containing clean water at daybreak. If the saliva floats on water's surface, means no intoxication; if the saliva sinks down to the bottom, it means there is intoxication.

མ་ཞུ་ཆུང་ངུའི་བཅོས་ཐབས།

轻微消化不良的治疗

Treatment for Indigestion

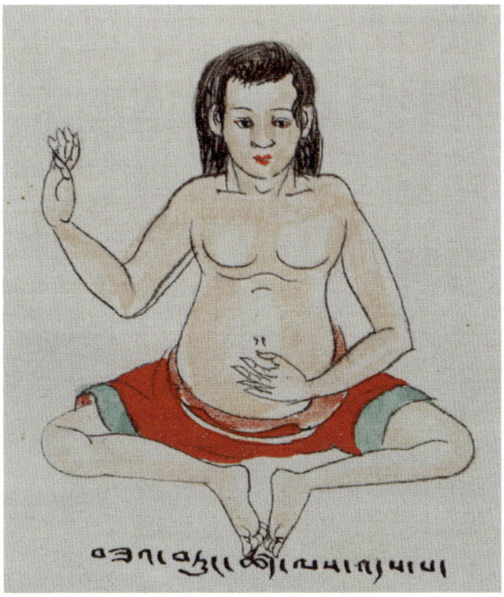

མ་ཞུ་ཆུང་ངུ་བྱུང་སྐབས་ཟས་སྐོམ་མ་བསྟེན་པར་སྐྱུང་བར་བྱ་བ་དང་། ནངས་ནུབ་ཏུ་རྒྱམ་ཚྭ་བཏབ་པའི་ཆུ་ཁོལ་བཏུང་། ཁ་ཟས་འཇུ་དཀའ་བ་དང་གྲང་མོ་སོགས་སྤང་། ཅུང་བདེ་རུ་ཕྱིན་སྐབས་ཕྱེ་ཐུག་ལ་སྨན་སྒ་བཏབ་པ་དང་། ཟན་དྲོན་སོགས་ཡང་དྲོ་འཇུ་སླ་བ་ཅུང་ཟད་བསྟེན།

轻微的消化不良，可用饥饿疗法施治，早晚喝光明盐水；忌食难消化和寒性的饮食。稍好转时，可食用加高良姜粉的糌粑糊和茶煮的酥油糌粑团等易消化的热食。

Minor indigestion can be treated with a fast therapy. Drink boiled water with dissolved mineral salt in the morning and evening. Avoid having a diet of cool in quality that is hard to digest. When there is a slight improvement, eat food of a warm nature that is easy to digest such as paste made from fried highland barley mixed with galangal powder and warm *tsampa* dough.

བཅུ་བདུན་པ། བྱིས་པའི་ཉེར་སྤྱོད་སྐོར།

十七、婴幼儿的护理

XVII Infant Care

བྱིས་པ་བཙས་རྗེས་བཀྲ་ཤིས་བརྗོད་པ།

婴儿出生后的祈愿辞

Prayers for Newborn Babies

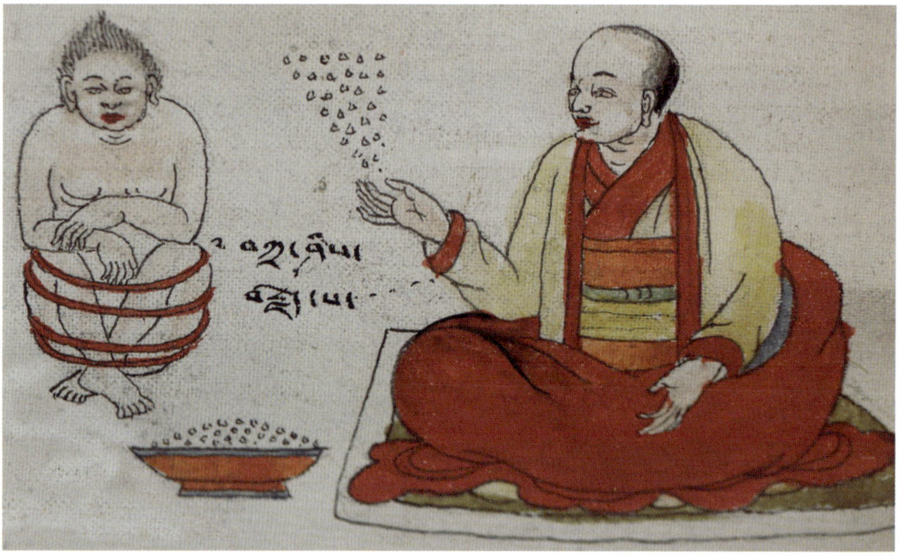

བདག་གི་བུ་ཚོད་སྙིང་ནས་སྐྱེས་པ་ཡིན། །ལོ་བརྒྱ་འཚོ་ཞིང་སྟོན་བརྒྱ་མཐོང་གྱུར་ཅིག །ཚེ་རིང་དཔལ་ཐོབ་ནད་དགུ་ཞུབ་པ་དང་། །མི་ནོར་བཀྲ་ཤིས་བདེ་སྐྱིད་ཕུན་ཚོགས་ཤོག །ཅེས་སོ།།

我的宝贝，心肝所生，长命百岁，眼观百秋，高寿荣华，灾病消除，积善招福，人财两旺，幸福安泰，吉祥如意。

Prayers for newborn babies are: my baby, my beloved, I wish you a long decent life with glory, where diseases are removed and fortune follows you throughout life. I wish you a happy and wealthy life with health and auspiciousness.

བྱིས་པའི་ཉེར་སྐྱོང་།

婴幼儿的护理

Infant Nursing

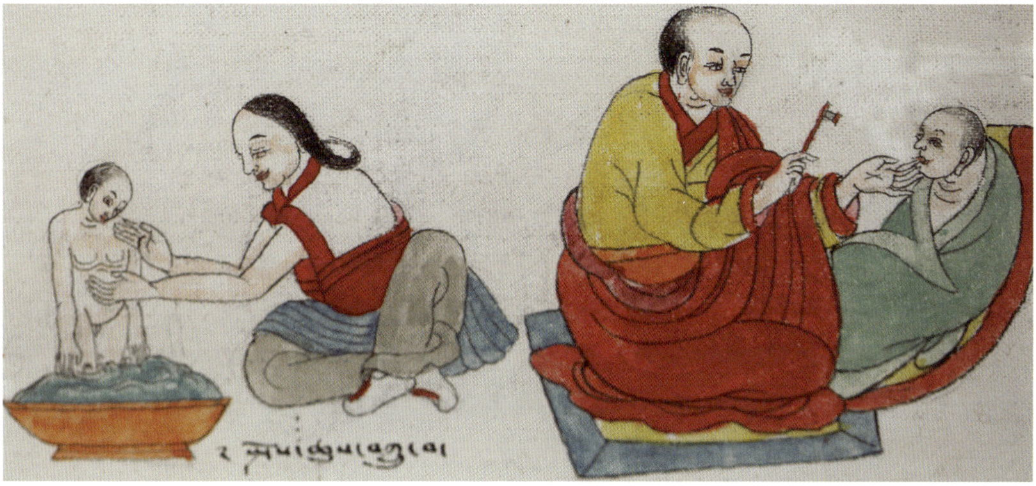

(༡) བཙས་མ་ཐག་བྱིས་པའི་ལྟེ་བ་བཅད་རྗེས་མདོག་གསལ་བ་དང་རིག་པ་འཕེལ་ཆེད། སྤོས་ཆུ་དྲོད་འཇམ་གྱིས་ལུས་བཀྲུ་བ་དང་། ལྕེ་ཡི་ཐོག་ཏུ་གུར་གུམ་གྱིས་ཧྲཱིཿཡིག་འབྲི་བའམ་པར་འདེབས་པར་བྱ་དགོས།

① 婴儿出生剪断脐带后，为了润泽肌肤可用温香药水洗浴，用藏红花汁在舌面书写或印上 ཧྲཱིཿ 字，以增长智慧。

（1） After a baby is born and the umbilical cord is cut, bathe the baby with warm herbal water in order to clear complexion. People can use saffron juice to write or print the character ཧྲཱིཿ on the baby’s tongue to increase its wisdom.

བྱིས་པའི་ཉེར་སྤྱོད།

婴幼儿的护理

Infant Nursing

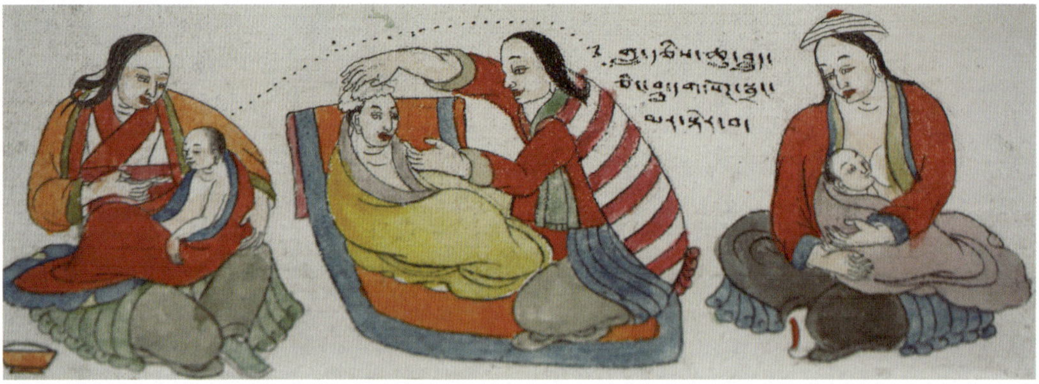

(༢) བྱིས་པ་བཙས་མ་ཐག་གླ་རྩི་ཆུང་ཟད་བཏབ་པའི་ཆུ་ལྡུད་པ་དང་། སྦྲང་དང་མར་སྦྱར་བ་བྱིན་ཞིང་། དེ་ནས་མའི་ནུ་མ་བསྣུན་དགོས། སྐབས་སུ་རུ་རྟ་མར་དང་སྦྱར་བ་ལྟེ་བར་བསྐུ་བར་བྱའོ།།

② 婴儿出生后先用微量麝香水、酥油加蜂蜜喂服，然后喂服母乳，需要时可将木香酥油剂涂抹于肚脐眼。

（2） After birth, a baby can be fed a little water with musk, butter and honey, and then breastfed the mother's milk. Rub butter with saussurea lappa onto the baby's navel.

བྱིས་པའི་ཉེར་སྤྱོད།

婴幼儿的护理

Infant Nursing

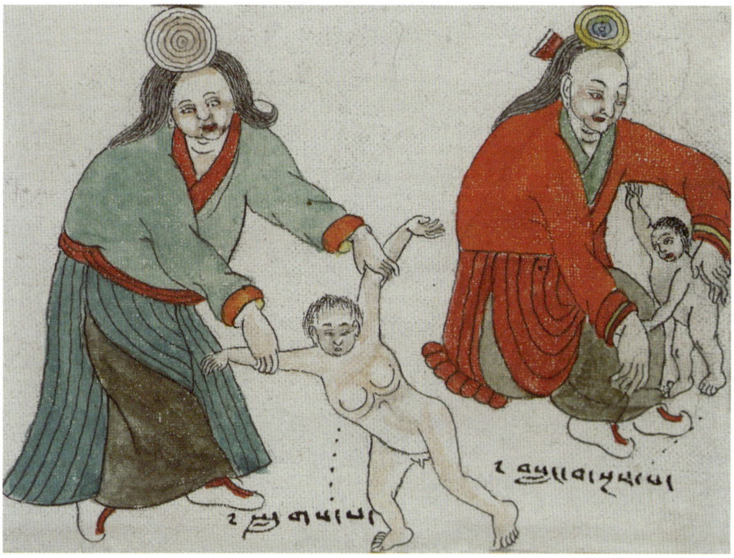

（༣） བྱིས་པ་ཆུང་ཆུང་གི་མིག་ལ་ཉི་ཟེར་ཐད་ཀར་ཕོག་མི་བཅུག་པ་དང་། རྐང་མཐིལ་དང་མཆོག་མ་རྣམས་མི་བསྲེག་ཅིང་། གྲང་དུ་འང་མི་འཇུག ཡོན་པོར་བཟུང་མི་རུང་ལ། སླང་བ་སྔ་མི་རུང་།

③ 婴幼儿应避免强光照射眼睛，不可让火和太阳久照婴儿的脚心与颅会，不可让婴儿受冷、过早坐立，不可歪斜着抱。

（3） Avoid direct sunlight in the baby’s eyes. Avoid exposure of the baby's arch and cranium to fire and sunlight for too long. The baby should not get cold or sit up too early. Avoid holding the baby in the wrong position.

བྱིས་པའི་ཉེར་སྤྱོད།

婴幼儿的护理

Infant Nursing

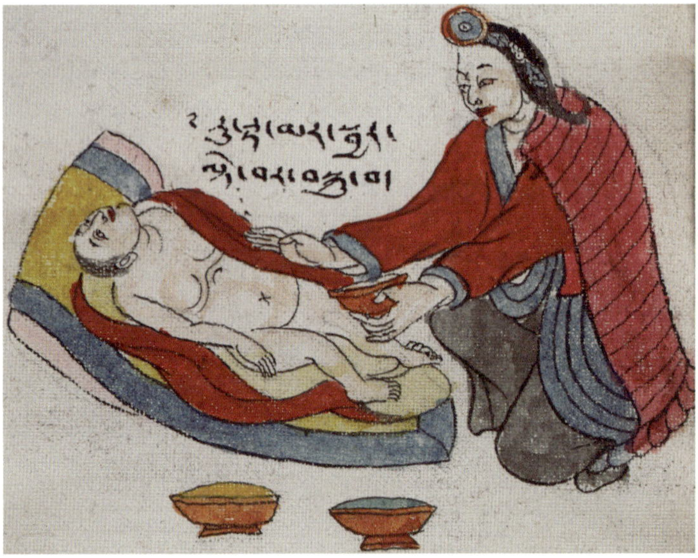

(༤) བྱིས་པ་གཉེར་སྐྱོང་བྱེད་སྐབས། མེ་དང་བྱ་གཅན། འགོ་ནད། འཇིགས་སྐྲག་ཆེན་པོ་སོགས་མི་འབྱུང་བ་བྱ་དགོས་པ་དང་། སྐབས་སུ་སྣུམ་གྱིས་བསྐུ་མཉེས་བྱ་ཞིང་ཉི་མར་རན་པར་བསྲོ་དགོས།

④ 照看婴幼儿时，须警惕婴幼儿与火接触，预防传染性疾病，避免受到外部惊吓。可适当涂油按摩并晒太阳。

（4） Keep the baby away from fire, birds and predators. Avoid infectious diseases and external fright and harm. Sometimes it is good to massage the baby with oil and have it basked in sunlight properly.

བྱིས་པའི་ཉེར་སྤྱོད།

婴幼儿的护理

Infant Nursing

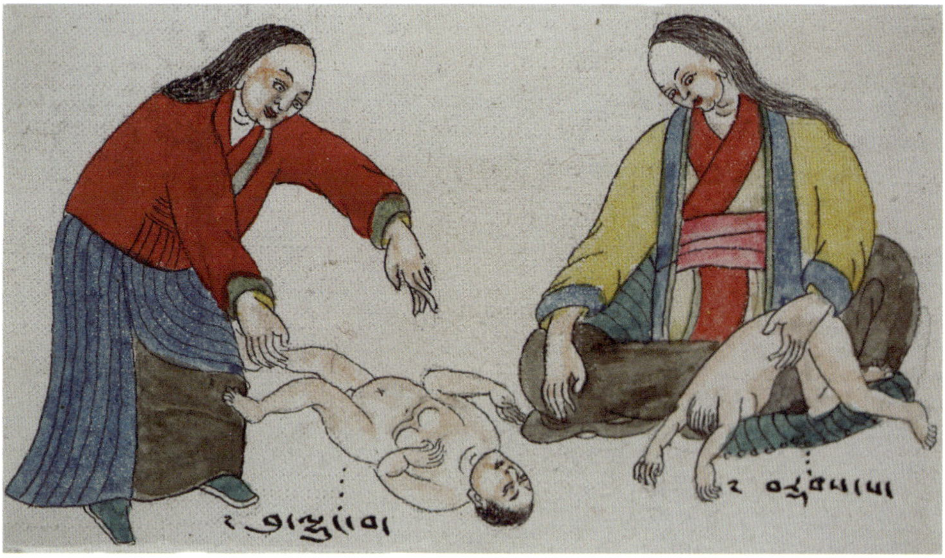

(༥) མ་དང་བུ་རྫི་མ་བཟོ་བས། ཕྲུ་གུ་སར་ལྷུང་བ་དང་བརྡབས་པ། སྤྲུགས་པ། བསློང་སྡོ་དྲགས་པ། ལྟེ་བ་འཐེན་པ་དང་། ངུས་དྲགས་པ། བརྟན་ཅན་ཡུལ་དུ་བསྡད་དྲགས་པ། ཟས་སྐོམ་ཚ་ཆེ་བ་དང་གྲང་ཆེ་བ་སོགས་ཀྱིས་བྱིས་པའི་ནད་འབྱུང་བས་གཟབ་དགོས།

⑤ 照看婴幼儿者须避免婴儿被摔伤、摇振、过早坐立、拉扯脐带、过度哭泣、久坐潮湿地等；避免饮食过热或过冷。若照看不周可能诱发小儿疾病。

（5） Mothers and babysitters should pay special attention to the following points: infants should avoid improper activities such as falling down, being shaken vigorously, sitting up too early, pulling umbilical cord, crying excessively and sitting in wet areas for too long. Avoid diet that is too hot or too cold. Otherwise, the infant may get children's diseases.

བྱིས་གདོན་སྲུང་ཐབས།

婴幼儿疾病的预防

Prevention of Infant Diseases

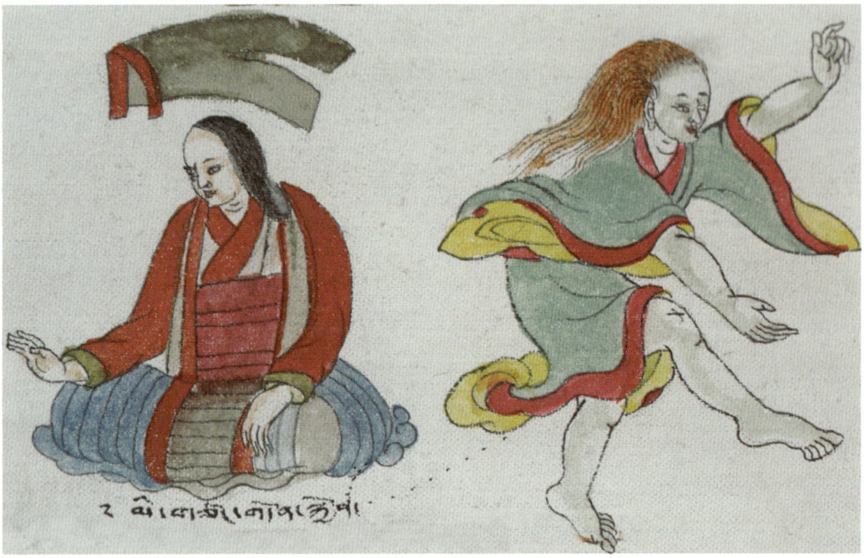

བྱིས་པའི་ནད་གདོན་སྲུང་ཐབས་ནི། གོས་གཙང་མར་ཤུ་དག་དང་གུ་གུལ། ཡུངས་ཀར་བཅས་རིགས་སྔགས་གྲུབ་པས་བདུགས་ལ་བསྐོན། ལག་པ་གཉིས་དང་མགུལ་དུ་ཤུ་དག་གདགས་དགོས།

用密咒加持过的藏菖蒲、墨香和白芥子等熏婴儿的新衣后再穿，或在婴儿的手腕和颈项佩戴藏菖蒲，可以起到预防疾病的效果。

To prevent infant from evil spirit that causes disorders, one should put Tibetan calamus, Indian bedellium and white mustard blessed with mantra on the baby's new clothes, or wear Tibetan calamus on the baby's arms and neck.

བྱིས་པར་མིང་འདོགས་སྟངས།

婴儿取名

Choosing A Name for the Baby

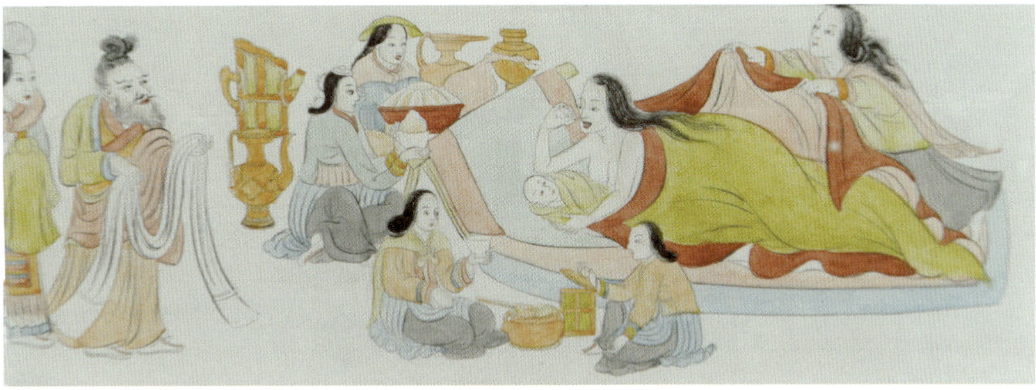

(༡) བྱིས་པར་མིང་འདོགས་སྟངས་ནི། བཙས་པའི་དུས་ཀྱི་གཟའ་སྐར་དང་། ལྷ་དང་བླ་མ། དེ་བཞིན་ཕ་མ་སོགས་ཉེ་དུའི་མིང་གི་ཆ་ཤས་ལས་དྲས་པའི་མིང་སྙན་ཞིང་བཀྲ་ཤིས་པ་ཕ་མ་སོགས་འབྲེལ་ཡོད་ཉེ་དུ་རྣམས་ཁ་འཆམས་ནས་དངོས་སུ་གདགས་དགོས།

① 根据婴儿的生辰以及上师及父母等亲属的名字给婴儿取个既美雅吉祥又让亲属喜欢的名字。

（1） Naming a baby should be based on its birth time, deity, guru, parents' name and relatives' name. Choose an auspicious, lovely name for the baby that all family members love.

བྱིས་པར་མིང་འདོགས་སྟངས།

婴儿取名

Choosing A Name for the Baby

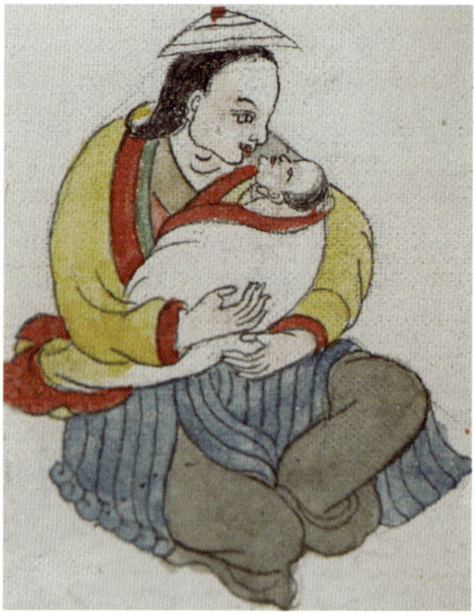

(༢) བྱིས་པར་མིང་འདོགས་སྐབས། གལ་ཏེ་བྱིས་པ་དེའི་གཅེན་པོའམ་གཅེན་མོ་གང་རུང་ཤི་བའི་སྲིའུ་ཡིན་ན། སྲི་ཐར་ལྟ་བུ་མིང་མཇུག་ཏུ་ཐར་ཞེས་འདོགས་དགོས།

② 给婴儿取名时，若有前胎夭折的情况，取名时名字后一般加“塔”(意解脱)，比如“斯塔”。

（2） If a baby is born after the elderly brother or sister died, then need to add the word “*tar*” (meaning be free from something)to the end of the name, for instance “*si tar*”.

བྱིས་པ་ན་བའི་རྟགས།

婴幼儿生病的症状

Symptoms of Children Having a Disease

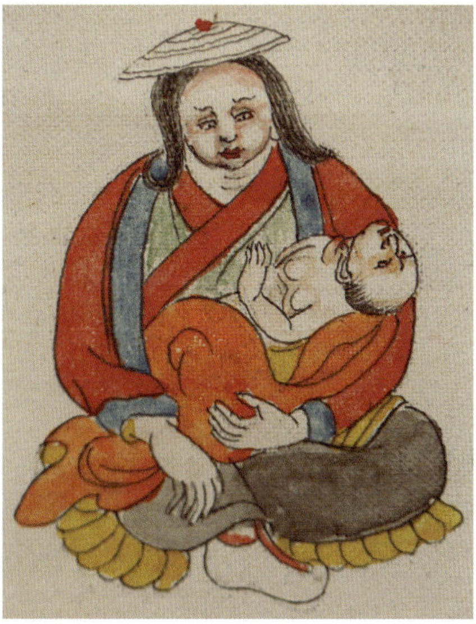

བྱིས་པ་རྟག་ཏུ་ངུ་བ་དང་ཁྱད་པར་དུ་ན་སར་འཇུ་བས་དེར་གནན་ན་ན་ནས་ངུ་བ། མིག་འབྱེད་དཀའ་བ། ངོ་ནག་པ། དང་ག་འགག་པ། རྩེད་མོ་མི་རྩེ་བ། དབུགས་མི་བདེ་བ། སྐད་གཉུའ་ཞིང་འཁུན་པ། སེན་མོ་རྣོ་བ་སོགས་ལས་སྤྱིར་བྱིས་པ་དེ་ན་བ་རྟོགས་ཐུབ།

遇到婴幼儿反常哭闹、手按痛处时哭闹更为厉害、不睁眼、面色呈黑色、食欲不振、不爱玩耍、呼吸不畅、声音低微、呻吟、指甲变尖锐等情况时，可断定小儿生病。

When infants cry abnormally and severely where painful areas are touched, keep their eyes closed, don't like to play, or have a dark facial complexion, loss of appetite, difficulty in breathing, low voice or groans and pointed nails means the child get diseases.

བྱིས་པའི་གདོན་ནད་ཀྱི་རྟགས།

小儿精神疾病的症状

Symptoms of Mental Illness in Children

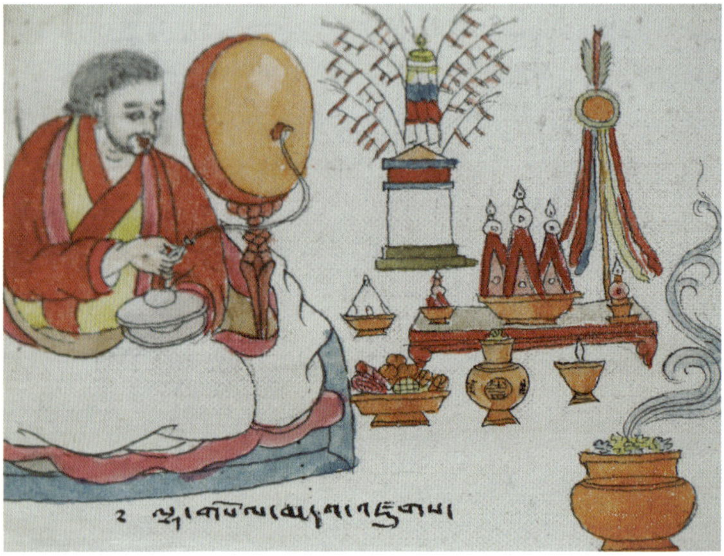

བྱིས་པའི་གདོན་ནད་ཀྱི་རྟགས་སུ། རྟག་ཏུ་ངུ་བ་དང་། དོན་མེད་དུ་དངངས་སྐྲག་སྐྱེ་ཞིང་འཁུན་པ། གཉིད་ཆུང་བ། གཡལ་མང་བ། མ་མཆུ་ལ་སོ་ཡིས་འདེབས་པ། མ་ལ་འབྲད་ཅིང་ནུ་མ་མི་ནུ་བ། མིག་གྱེན་ལ་ལྡོག་པ། ལྦུ་སོབ་སྐྱུག་པ་སོགས་འབྱུང་།

若婴儿出现经常哭闹、无故惊恐、呻吟、睡眠减少、多哈欠、牙咬下嘴唇、抓撕母体、喂奶时不吸乳头、眼上翻、口吐泡沫等情况时，可以断定婴儿患有精神疾病。

The main symptoms of mental illness in children are frequent crying, abnormal fear, a decrease in sleep, along with excessive yawning, groaning, biting the lower lip, scratching mom, refusing to breastfeed, rolling eyes upward, or having foam in the mouth.

བོད་ཀྱི་གསོ་བ་རིག་པའི་བདེ་ཐང་ཤེས་བྱ་ཀུན་བཏུས།

རྩོམ་སྒྲིག་པ།	བོད་རང་སྐྱོང་ལྗོངས་སྨན་རྩིས་ཁང་།
རྩོམ་སྒྲིག་འགན་འཁུར་བ།	སྐལ་བཟང་མཚོ། མཚོ་སྐྱིད།
ཁ་ཤོག་རྟུས་འགོད།	སྐལ་ཚེ།
པར་འདེབས་འགན་འཁུར་བ།	ལྷ་མོ་ཆོས་སྒྲོན།
དཔེ་སྐྲུན་འགྲེམས་སྤེལ་ཚན་པ།	བོད་ལྗོངས་མི་དམངས་དཔེ་སྐྲུན་ཁང་། (ལྷ་ས་གླིང་སྐོར་བྱང་ལམ་སྒོ་ཨང་20པ།)
པར་འདེབས་ཚན་པ།	བོད་ལྗོངས་ཕན་བདེ་པར་འདེབས་བཟོ་གྲྭ།
རིབ་ཚད།	787×1092 1/16
དཔར་ཤོག	24.25
ཡིག་གྲངས།	ཁྲི་15
པར་གཞི་སྒྲིག་ཐེངས།	2024ལོའི་ཟླ་6པར་པར་གཞི་1བསྒྲིགས།
དཔར་ཐེངས།	2024ལོའི་ཟླ་6པར་དཔར་ཐེངས་1བཏབ།
དཔར་གྲངས།	01-4,500
དཔེ་རྟགས།	ISBN 978-7-223-07606-7
བཅད་གོང་།	སྒོར་218.00